Matthias Frank

Komplementärmedizin in der Arztpraxis

Für meine Mutter Brigitte Frank (1937-2013)
für die es immer nur eine Heilkraft gab – die der Natur

Matthias Frank

Komplementärmedizin in der Arztpraxis

Akupunktur, Homöopathie und Naturheilverfahren erfolgreich anwenden

Schattauer

Dr. med. Matthias Frank
Facharzt für Allgemeinmedizin
– Akupunktur, Naturheilverfahren, Rehabilitationswesen –
Am Brurain 12
76187 Karlsruhe
E-Mail: mb.frank@t-online.de

Bibliografische Information der Deutschen Nationalbibliothek
Die Deutsche Nationalbibliothek verzeichnet diese Publikation in der Deutschen Nationalbibliografie; detaillierte bibliografische Daten sind im Internet über http://dnb.d-nb.de abrufbar.

Besonderer Hinweis:
Die Medizin unterliegt einem fortwährenden Entwicklungsprozess, sodass alle Angaben, insbesondere zu diagnostischen und therapeutischen Verfahren, immer nur dem Wissensstand zum Zeitpunkt der Drucklegung des Buches entsprechen können. Hinsichtlich der angegebenen Empfehlungen zur Therapie und der Auswahl sowie Dosierung von Medikamenten wurde die größtmögliche Sorgfalt beachtet. Gleichwohl werden die Benutzer aufgefordert, die Beipackzettel und Fachinformationen der Hersteller zur Kontrolle heranzuziehen und im Zweifelsfall einen Spezialisten zu konsultieren. Fragliche Unstimmigkeiten sollten bitte im allgemeinen Interesse dem Verlag mitgeteilt werden. Der Benutzer selbst bleibt verantwortlich für jede diagnostische oder therapeutische Applikation, Medikation und Dosierung.
In diesem Buch sind eingetragene Warenzeichen (geschützte Warennamen) nicht besonders kenntlich gemacht. Es kann also aus dem Fehlen eines entsprechenden Hinweises nicht geschlossen werden, dass es sich um einen freien Warennamen handelt.

E-Mail: info@schattauer.de
Internet: www.schattauer.de
Printed in Germany

Lektorat: Sonja Steinert
Projektleitung: Dr. Sandra Schmidt
Umschlagabbildung: © PhotoSG – Fotolia.com; © apops – Fotolia.com
Satz: am-productions GmbH, Wiesloch
Druck und Einband: AZ Druck und Datentechnik GmbH, Kempten/Allgäu

Auch als E-Book erhältlich:
ISBN 978-3-7945-6886-4

ISBN 978-3-7945-3079-3

Vorwort

Dies ist der größte Fehler bei der Behandlung von Krankheiten, dass es Ärzte für den Körper und Ärzte für die Seele gibt, wo doch beides nicht voneinander getrennt werden kann.

Platon, griechischer Philosoph (427–347 v. Chr.)

Eine der eher schwierigeren Fragen ist, wie man sich das Verhältnis von Geist und Körper vorstellen sollte. Ausgangspunkt dieser philosophischen Überlegungen ist Descartes' Dualismus, der eine strikte Trennung vorsieht.

Zweifellos ist der Dualismus auch heute noch die vorherrschende Art, in der etliche Ärzte sich selbst und ihre Patienten sehen. Sie bemühen sich, rein naturwissenschaftlich zu denken, zu diagnostizieren und den bestehenden körperlichen „Schaden" zu beheben.

Besonders für die moderne Medizin ist der Dualismus fatal, weil er zur Isolierung von Körper und Geist – oder um es mit den Worten Thure von Uexküll zutreffender zu formulieren – zu einer Medizin für „Körper ohne Seele und für Seelen ohne Körper" führt.

Im Gegensatz zur wissenschaftlichen Medizin ist der Patient für die Komplementärmedizin als Ganzes krank. Sie ist Heilkunde für den ganzen Menschen – für den Körper und die Seele.

In den folgenden Kapiteln begleite ich Sie auf einer Reise zu den die wichtigsten Stationen der komplementären Medizin. Einer Medizin, die über eine Vielzahl von therapeutischen Methoden und diagnostischen Verfahren verfügt, welche die Schulmedizin sinnvoll ergänzen und das Spektrum einer Arztpraxis enorm bereichern.

Mit der Komplementärmedizin lässt sich therapeutisch viel erreichen. Wie, das erläutere ich in diesem Buch anhand zahlreicher Beispiele aus dem Alltag meiner eigenen Arztpraxis.

Das Ziel ist, Ihnen wichtige Informationen zu vermitteln, damit Sie besser entscheiden können, welche der komplementärmedizinischen Methoden für Ihre Praxis am besten geeignet ist.

Sie erkennen, wie die verschiedenen Methoden funktionieren, was der Unterschied zwischen Homöopathie und Anthroposophischer Medizin ist, weshalb die chinesische Philosophie bei der Akupunktur eine so große Rolle spielt und warum Naturheilverfahren und Phytotherapie manchmal eine Alternative zur Pharmakotherapie sind.

Sie erfahren, wie Komplementärmedizin und Onkologie zusammen wirken, wie Sie Patienten mit chronischen Schmerzen in Ihrer Praxis besser betreuen können, wie Sie Ihren nikotinabhängigen Patienten zur „letzen" Zigarette verhelfen und wie Ihr ärztliches Engagement – nach GOÄ, EBM und als analoge Leistung – schließlich honoriert wird.

Und weil an erster Stelle immer eine gute Aus- und Weiterbildung steht, finden Sie auch umfassende Hinweise zum Erwerb von Zusatzbezeichnungen, die Ihre Qualifikationen für die Komplementärmedizin auch nach außen hin sichtbar werden lässt.

Ich wünsche Ihnen, dass Sie einen eigenen Zugang zur Komplementärmedizin finden und diese mit viel Freude und erfolgreich in Ihrer Praxis einsetzen. Wenn dieses Buch Sie dabei unterstützt, Ihr Engagement auf eine sichere Basis zu stellen, dann hat es seinen Zweck erfüllt.

Karlsruhe, im Oktober 2014 **Matthias Frank**

Inhalt

1 Der besondere Therapieansatz in der Medizin – eine Einführung

Wenn wir die moderne medizinische Welt betrachten, sehen wir sie in ständiger Bewegung. Medizin ist nicht statisch, sondern in stetiger Entwicklung begriffen. Neues Wissen führt zu neuen Fragen und vielleicht auch zu neuen Antworten. Doch trotz großer Fortschritte und Evidenz findet sich in der Akutmedizin häufig auch eine überraschend willkürliche und regionale Variabilität der medizinischen Behandlung, nicht nur innerhalb der Krankenhäuser ein und derselben Stadt, sondern auch in der ambulanten Medizin – und das, obwohl die evidenzbasierte Medizin gleichsam als Synonym für eine auf statistischen Signifikanzen beruhende „objektive" Wahrheit steht. Geografie wird bisweilen zum Schicksal des Patienten (Gigerenzer et al. 2013).

Ohne die Erfolge der wissenschaftlichen Medizin in Abrede stellen zu wollen, unterscheiden sich Forschungssituation an einer Universitätsklinik und Behandlungssituation in einer Arztpraxis oder einem regionalen Krankenhaus ganz wesentlich. Wissenschaftliche Studien werden an einer nicht repräsentativen Stichprobenauswahl durchgeführt und die erzielten Ergebnisse sind immer besser, als es im ärztlichen Alltag der ambulanten Medizin möglich wäre. Denn die definierte Auswahl der Patienten für eine Studie bedeutet generell nur eine vorgetäuschte Verlässlichkeit. Krankheit umfasst aber immer weit mehr und lässt sich nicht auf ein Faktum reduzieren, denn zahlreiche Aspekte des menschlichen Lebens und des Körpers, der Seele und der Umwelt lassen sich gerade nicht verallgemeinern – ärztliche Heilkunst ist eben etwas anderes als nur wissenschaftliche Medizin.

Die grundlegende Spannung besteht also in der Frage: Können wir die wissenschaftliche Medizin mit der medizinischen Heilkunst in Einklang bringen?

Eine Antwort darauf gibt uns die Komplementärmedizin. Sie ist ein Haus mit vielen Fenstern und orientiert ihr Handeln nicht nur an den wissenschaftlichen Erkenntnissen der evidenzbasierten Medizin. Komplementärmedizin ist viel mehr; sie ist medizinisches Fachwissen, sie ist Erfahrung und ärztliche Kunst, sie ist Hinsehen und Zuhören, sie ist Wahrnehmung des kranken Menschen und nicht nur der Krankheit, partizipative Entscheidungsfindung, holistische Betrachtungsweise und sie ist – Teil der wissenschaftliche Medizin.

Die Komplementärmedizin passt die Ergebnisse wissenschaftlicher Studien der individuellen Behandlungssituation des erkrankten Menschen an. Sie bezieht die Erfahrungsmedizin – ganz im Sinne des kanadischen Epidemiologen und Biostatistikers David Sackett – in die Überlegungen mit ein und beteiligt den Patienten aktiv an medizinischen Entscheidungen.

1.1 Die Vielfalt der Komplementärmedizin

Im medizinischen Sprachgebrauch und in der Fachliteratur werden zahlreiche Bezeichnungen als Synonym für die Komplementärmedizin verwendet und aus offensichtlicher Unkenntnis nach Belieben durcheinandergebracht, neu kombiniert, individuell definiert und mit einer Vielzahl kreativer Ansätze umgestaltet. Dies erschwert häufig den Dialog zwischen den Ärzten unterschiedlicher Ausrichtung und bewirkt, dass die vielfältigen Disziplinen der Medizin mehr neben- als miteinander agieren.

Auf den ersten Blick erscheint einem die Komplementärmedizin vielleicht aufgrund der Vielfalt ihrer Therapiekonzepte und ihrer unterschiedlichen Methoden wie ein Labyrinth. Man sollte sich von dieser Auswahl jedoch keinesfalls beirren lassen. Denn sehr schnell wird man erkennen, dass diese scheinbar verwirrende Vielfalt in Wirklichkeit ein großes Angebot ist. Was macht man aber, wenn man den Wald vor lauter Bäumen nicht sieht? – Man sucht Orientierung und Überblick.

Die Komplementärmedizin ist dadurch charakterisiert, dass sie nicht eigenständig, sondern *komplementär*, d. h. ergänzend, gleichsam Hand in Hand mit der wissenschaftlichen Medizin, unserer modernen Schulmedizin, zusammenwirkt, um die medizinische Behandlung zu unterstützen und die Heilungschancen unserer Patienten zu verbessern (Willich et al. 2009). Die Basis der Komplementärmedizin und ihrer vielfältigen Behandlungsmethoden findet sich vor allem in der Erfahrungs- und der Naturheilkunde. Die Komplementärmedizin richtet sich – im Gegensatz zur Schulmedizin, welche pathogenetisch orientiert ist – häufig nicht an ein spezifisches Symptom, sondern ist in ein therapeutisches Gesamtkonzept eingebunden, in dem der Patient und seine individuelle Persönlichkeit aktiv in den Heilungsprozess einbezogen wird.

Originäres Ziel der Komplementärmedizin ist die Förderung der individuellen Selbstheilungsprozesse. Das ist der Punkt, auf den wir uns konzentrieren wollen: Die Komplementärmedizin widmet ihre ganze Aufmerksamkeit der erkrankten Person, auch den Dingen und Erscheinungen, die häufig nur am Wegesrand zu finden sind. Sie wird Schritt für Schritt alle Krankheitserscheinungen eines Patienten wahrnehmen und diese zu einem gesamten Bild verdichten. Die Therapie folgt dann meist einem klaren individuellem Schema, das darauf angelegt ist, die Selbstheilungskräfte nach und nach zu unterstützen und die Lebensqualität des betroffenen Patienten zu verbessern. Schon lange ist man sich in der Komplementärmedizin über die einzelnen Behandlungsstufen im Klaren, die dabei jeweils eine wirksame Abfolge bilden und medizinische Therapien nicht nur verträglicher machen, sondern insbesondere auch die belastenden Nebenwirkungen von Medikamenten, Strahlen- und Chemotherapie lindern und Heilungschancen erhöhen.

1.1.1 Und anderswo auf der Welt?

Ein entscheidender Schritt für die internationale Anerkennung der Komplementärmedizin war 1998 die Gründung des US-amerikanischen *National Center for Complementary and Alternative Medicine* (NCCAM). In seiner Agenda mit dem Titel „Expanding Horizons of Healthcare" führt das NCCAM mehrere Projekte auf, um die Entwicklung der Komplementärmedizin im Kontext der Medizin weiter voranzutreiben. Unter anderem engagiert sich das NCCAM durch vermehrte Investitionen in die akademische Forschung, in die Ausbildung von Wissenschaftlern und in die Bereitstellung einer Vielzahl von Informationsschriften für Ärzte und Patienten. Das NCCAM hat auch ein Portfolio erarbeitet, das die *Complementary and Alternative Medicine* (CAM) strukturiert und die verschiedenen Methoden kategorisiert.

Die Gründung des NCAAM als Teil der US-nationalen Gesundheitsforschungszentren *National Institutes Of Health* (NIH) hat in den USA auch zu einer zunehmenden Involvierung der CAM in die Curricula der amerikanischen medizinischen Hochschulen geführt (Wetzel 1998; Stratton 2007). Zwischenzeitlich haben in den USA führende medizinische Hochschulen – *Harvard University*, *Stanford University*, *John Hopkins*, *University of California*, *University of Texas* – eine Vielzahl hochqualifizierter Zentren für *Integrative Medicine* eingerichtet und sich zum *Consortium of Academic Health Centers for Integrative Medicine* (CAHCIM) zusammengeschlossen, dem derzeit landesweit nahezu 50 Zentren angehören.

Während in den USA die komplementäre Medizin integraler Bestandteil eines *Comprehensive Cancer Centers* (CCC) ist, wird sie an den deutschen Universitäten kaum und in nicht ausreichendem Maße gelehrt – und das, obwohl sowohl in der Bevölkerung als auch bei Ärzten ein großes Interesse besteht (Münstedt et al. 2009; Brinkhaus et al. 2011).

Auch die *World Health Organisation* (WHO) bemüht sich intensiv um die Weiterentwicklung der Komplementärmedizin und deren weltweite Integration in die Gesundheitssysteme ihrer Mitgliedstaaten. Dessen ungeachtet nimmt die Beliebtheit komplementärmedizinischer Heilmethoden in den vergangenen Jahren auch in Deutschland kontinuierlich zu, und auch viele meiner Patienten wünschen oft eine sinnvolle Ergänzung zur konventionellen Medizin. Einen großen Zuspruch finden in meiner eigenen Arztpraxis vor allem die chinesische Medizin und die Akupunktur, aber auch die Homöopathie, der Einsatz von Phytopharmaka oder die ärztliche Beratung zu spezifischen Ernährungs- und Diätformen haben einen sehr hohen Stellenwert.

Als Ärzte sollten wir uns keiner Seite kritiklos verschreiben – weder der Komplementärmedizin noch der wissenschaftlichen Medizin.

1.1.2 Komplementärmedizin ist keine Alternativmedizin

Was ist Alternativmedizin? Auf diese Frage gibt es in der kollegialen Diskussion zahlreiche falsche Antworten, die von einem Mangel an Interesse, Verständnis und Sachkenntnis herrühren. Die beiden Begriffe Komplementärmedizin und Alternativmedizin werden infolgedessen häufig synonym verwendet, obwohl sie eben nicht dasselbe meinen.

Hinter dem Begriff *Alternativmedizin* versammeln sich Vertreter ganz unterschiedlichster Heilmethoden, Traditionen und Überzeugungen, was zu einem opaken Sammelsurium an Alternativen zur Schulmedizin führt. Die Alternativmedizin suggeriert den Patienten und Therapeuten, es bestehe als Gegensatz zur Schulmedizin eine eigenständige „Alternative", und bei der Therapie von Krankheiten könne zwischen den beiden Heilmethoden – Schulmedizin oder Alternativmedizin – gewählt werden. Diesem Ansinnen müssen wir Ärzte mit aller Entschiedenheit entgegentreten. Immer muss schulmedizinisch behandelt werden, Komplementärmedizin stellt nur eine Ergänzung dar. Keinesfalls dürfen wir einer Alternativmedizin das Wort reden.

Merke

Alternativmedizin kommt *anstelle* der schulmedizinischen Standards zur Anwendung. Hier ist besondere Vorsicht geboten, da durch alternative Behandlungen und Verzicht auf eine schulmedizinische Behandlung Heilungschancen verpasst werden können. Alternativmedizin wird im vorliegenden Buch weder empfohlen noch beschrieben.

Die Komplementärmedizin ist nicht Gegensatz, sondern selbstverständlicher Bestandteil der Schulmedizin. Komplementäre Medizin bedeutet „ergänzende Medizin", weshalb sie auch keine Alternative ist. Besonders in der Schweiz, in Großbritannien und vor allem auch in den USA werden komplementäre Heilverfahren nicht nur in Kombination mit schulmedizinischen Verfahren praktiziert, sondern auch umfassend wissenschaftlich evaluiert (Härtel u. Volger 2004; Angell u. Kassirer 1998; Fontanarosa u. Lundberg 1998).

Während die Stärke der Schulmedizin insbesondere die Akutmedizin ist, gelten als ärztliche Indikationen für komplementäre Heilverfahren in erster

Linie chronische Krankheiten. Dabei mag es eine Rolle spielen, dass für diese Erkrankungen schulmedizinisch oft nur wenige effektive Strategien – bei gleichzeitig nicht selten erheblichen Nebenwirkungen der Therapien und eingesetzten Pharmaka – zur Verfügung stehen (Rech u. Bachmann 2003).

Merke

Häufig wird vergessen, dass der Begriff pharmakon (griech. *phármakon* = Heilmittel; Gift; Zaubermittel) vom Grundsatz her zweideutig ist – er hat neben der positiven auch eine negative Bedeutungskomponente.

1.2 Statistik und Wahrscheinlichkeit in der Medizin

Die Statistik kann uns helfen, die Welt zu verstehen. Sie ist ein effektives Werkzeug, um Fragen zu beantworten. Sie verwandelt unüberschaubare Daten in verdauliche Häppchen und zeigt uns angemessene Möglichkeiten, um unterschiedliche Situationen zu bewerten. Allerdings müssen wir auch immer den gesunden Menschenverstand einsetzen, wenn wir statistische Berechnungen vornehmen – nur dann können wir aus den Daten auch sinnvolle Schlussfolgerungen ziehen.

Ein großer Teil des medizinischen Verständnisses basiert auf statistischem Beweismaterial oder auf statistischen Erhebungen. Gültige Schlussfolgerungen sind natürlich wichtig, um Entscheidungen zu treffen. Aber die Statistik ist auch empfänglich für Falschinterpretationen. Manche auf Daten basierende Behauptungen klingen sehr schlüssig, sind aber eigentlich unbeabsichtigte Fehler oder schlimmstenfalls bewusste Täuschungen. Mag sein, dass die Zahlen selbst nicht lügen, aber in der Art und Weise, wie sie uns präsentiert werden, liegt beständig die Gefahr des Missbrauchs verborgen.

1.2.1 Evidenzbasierte Therapieentscheidung

Evidenzbasiert scheint inzwischen gleichbedeutend zu sein mit einer objektiven Wahrheit in der Medizin. Und viele Ärzte befürworten eine evidenzbasierte Medizin, bei der der Arzt seine medizinischen Entscheidungen auf vorliegenden Forschungsergebnissen und statistischen Berechnungen gründet anstatt nur auf persönlichen Überzeugungen oder subjektiven, einzelfallbezogenen Erfahrungen. Das ist vom Grundsatz her richtig. Denn eine moderne Medizin kann es ohne Wissenschaft, ohne medizinische Statistik und Evaluation der Ergebnisse nicht geben.

Statistische Methoden und Wahrscheinlichkeiten beruhen auf mathematischen Formeln. Die Zahlen, Statistiken und Wahrscheinlichkeiten haben aber nicht mehr viel zu tun mit dem persönlichen Schicksal des einzelnen Patienten.

Wahrscheinlichkeiten in der Mathematik sind bekanntlich nie objektive Wahrheiten, sondern nur Chancen für das Erkennen etwaiger Zusammenhänge. Für unsere Patienten in der Arztpraxis sind Wahrscheinlichkeitsaussagen deshalb bestenfalls eine Hilfestellung zur Entscheidungsfindung. Fragen nach der Wahrscheinlichkeit lassen sich sehr einfach stellen, aber oft nur schwer beantworten.

Gerne vergessen wird von den besonders engagierten Vertretern der evidenzbasierten Medizin auch, dass deren Begründer, wie der Epidemiologe und Biostatistiker David L. Sackett und seine Mitarbeiter, in ihren Publikationen immer wieder betonen, dass statistisch signifikante Ergebnisse in die klinische Praxis einzubeziehen nur dann sinnvoll ist, wenn sie in die klinische Beobachtung und Erfahrung am einzelnen Kranken integriert werden (Sackett et al. 1996).

In der Definition von Sackett wird nicht nur auf die Verfügbarkeit der aktuellen, „besten“ Evidenz Bezug genommen; in den Überlegungen ist die klinische Erfahrung des Arztes ausdrücklich mit inbegriffen. Statistisch signifikante Ergebnisse von wissenschaftlichen Untersuchungen werden als besondere Wahrheitsbringer in der evidenzbasierten Medizin angesehen, während die individuell erworbene klinische Erfahrung kaum mehr eine Rolle spielt. Statistische Berechnungen bilden aber nie Einzelfallwahrheiten ab, sondern lassen nur Aussagen über Wahrscheinlichkeiten in Gruppen zu. Das gilt vor allem auch für die Metaanalyse. Statistisch signifikante Untersuchungsergebnisse alleine können Hinweise, keineswegs aber definitive und alleinige Handlungsanleitungen sein.

In der weiteren Entwicklung der evidenzbasierten Medizin wurden dann schließlich auch die Patientenpräferenzen integriert (Jenicek 2006). Sackett selbst hat immer wieder darauf hingewiesen, dass es sich bei der evidenzbasierten Medizin keinesfalls um eine „Kochbuchmedizin“ handelt, sondern dass immer auch die individuelle Situation des Patienten zu berücksichtigen ist.

Drei Elemente bilden das Fundament der evidenzbasierten Medizin:

- Der aktuelle Stand der klinischen Forschung (externe Evidenz).
- Das Fachwissen und die individuelle klinische Erfahrung des behandelnden Arztes (interne Evidenz).
- Die Werte, Wünsche und Bedürfnisse des Patienten.

Wir sind nun schon ganz nah bei der Komplementärmedizin, denn auch die Komplementärmedizin fokussiert auf den individuellen Patienten, für den es gilt, die bestmögliche Diagnostik und Therapie auszuwählen. Deshalb ist gute

Schulmedizin ohne gute Komplementärmedizin – und vice versa – kaum möglich.

> Eine mögliche Methode, sich einem Thema wie der Komplementärmedizin zu nähern, ist der Perspektivenwechsel. Nicht das Objekt der Betrachtung verändert sich, sondern der Blickwinkel des Arztes.

1.3 Vom Problem zur Frage – gibt es eine evidenzbasierte Komplementärmedizin?

Der Wunsch nach Bestätigung ist tief in unseren Gewohnheiten verwurzelt. Wir suchen nach Komponenten, die unsere Sicht auf die Dinge belegen. Wir zeigen aber vielleicht nur die positiven Ergebnisse, nicht aber die negativen oder das, was unterlassen wurde oder bei einer wissenschaftlichen Untersuchung misslungen ist.

Nur die Ergebnisse, die die eigenen Theorien, Ideen und Vorstellungen stützen, werden dann als Beweise verstanden und entsprechend kommuniziert. Die evidenzbasierte Medizin ist verzerrungsanfällig (Goldacre 2013). Und jeder Arzt weiß auch aus seiner täglichen Erfahrung, dass die neuen Erkenntnisse der Medizin immer mit einer gewissen Unsicherheit verbunden sind (Weiß 2013).

1.3.1 Denkfehler in der Wissenschaft

Der *Confirmation-Bias* führt zu diesem Denkfehler in unserer Wahrnehmung: Wir nehmen die Welt zu unseren Gunsten wahr und neigen dazu, unsere Ansichten zu bestätigen und Widersprüche auszublenden. Und die Gewohnheit, aus beobachtbaren Fakten immer auch eine Regel abzuleiten, führt mitunter ebenfalls auf den falschen Weg. Denn nicht alle Informationen sind gleichermaßen relevant.

Die Qualität einer wissenschaftlichen Studie ist deshalb manchmal schwierig einzuschätzen und systematische Fehler finden sich nicht nur im Design einer Studie, sondern auch in der Durchführung der Untersuchung oder in der statistischen Analyse der unzähligen Daten. Derartige Fehler betreffen alle Aspekte der Wissenschaft. Unabhängig von der wissenschaftlichen Fragestellung können Studienergebnisse demnach auf vielerlei Arten verzerrt sein:

- Auswahl der Patienten (*Selection-Bias*):
  Es werden unterschiedliche Ausgangssituationen der zu vergleichenden Patientengruppen gewählt. So führt die Zuweisung der leichter Erkrankten

zu einer Gruppe A und der schwereren Fälle zu einer Gruppe B natürlich zu einer Verzerrung der Studienergebnisse. Auch werden Patienten nach Randomisierung von der Studie ausgeschlossen, weil sie beispielswiese gravierende Nebenwirkungen durch ein Medikament haben oder eine Verschlechterung der Grunderkrankung eintritt.

- Durchführung der Studie (*Performance-Bias*):
  Das zu untersuchende Medikament wird zu hoch oder zu niedrig dosiert, oder ein zusätzliches Medikament wird gegeben, jedoch nur an die Studiengruppe. Hierdurch wird der Therapieeffekt der Studiengruppe im Vergleich zu Kontrollgruppe überschätzt.
- Unterschiede in der Bewertung von Ergebnissen (*Detection-Bias*):
  Festlegung unterschiedlicher Endpunkte und Auswahl nur der Ergebnisse, welche die gewünschte Fragestellung positiv beantwortet. Bestimmte Patienten einer Studiengruppe werden beispielsweise genauer untersucht und beobachtet als die übrigen Teilnehmer der Studiengruppe. Unterschiede bei der Bewertung der Endpunkte der Studie können zu einem falsch positiven Ergebnis führen. Ebenso Beenden der Studie, wenn genügend positive Ergebnisse vorliegen oder Nichtberücksichtigen und Weglassen negativer Studienergebnisse.
- Selektives Veröffentlichen (*Publikationsbias*):
  Es werden nur Studien veröffentlicht, die einen günstigen Effekt einer medizinischen Maßnahme zeigen. Studien die hingegene keinen oder einen negativen Effekt nachweisen werden nicht publiziert. Dieses selektive Veröffentlichen von Studienergebnissen kann auch Meta-Analysen verfälschen.

Häufig sind wir Ärzte vom Sinn und Nutzen einer klinischen Intervention überzeugt. Im Gegensatz zu dieser Überzeugung fehlt aber mitunter die Evidenz der Wirksamkeit. Ziel einer Studie muss es deshalb sein, auch das Auftreten eines Bias – eines systematischen Fehlers – weitgehend zu vermeiden und auszuschließen.

Klinische Studien in der Komplementärmedizin unterscheiden sich prinzipiell nicht von Studien in der konventionellen Medizin. Auch für die Komplementärmedizin besteht die Notwendigkeit einer evidenzbasierten Absicherung komplementärer Methoden hinsichtlich Sicherheit und Wirksamkeit.

Im Grunde gibt es keine unterschiedlichen Arten von Medizin, und es gibt auch keine alternative Medizin. Es gibt nur eine Medizin, die angemessen überprüft wurde und eine, bei der dies nicht der Fall ist; es gibt eine Medizin, die wirkt und eine, die vielleicht oder auch nicht wirkt (Angell u. Kassirer 1998; Fontanarosa u. Lundberg 1998).

1.3.2 Studien zur Diagnostik und Therapie

Wird bei einem Patienten eine Krankheit diagnostiziert, stellt sich immer die Frage nach einer wirksamen und sicheren Behandlung. Bei der Verordnung der Therapie stützt sich der Arzt zumeist auf die Ergebnisse von Studien, die deren Nutzen nachgewiesen haben. Das hört sich in der Realität einfacher an, als es tatsächlich ist. Denn die Ergebnisse aus der medizinischen Forschung und die daraus resultierenden Publikationen vermehren sich rasant und sind kaum noch zu überblicken. Die Illusion der modernen Medizin ist, Wissenschaft sei gleichbedeutend mit immer mehr Daten und durch die Leidenschaft des Datensammelns würde auch die Medizin besser.

Die *Cochrane Collaboration* hilft dem Arzt dabei, die bestmögliche Evidenz für eine Therapieentscheidung zur finden. Sie ist eine internationale Organisation, deren Ziel die Erstellung, Verbreitung und regelmäßige Aktualisierung systematischer Übersichtsarbeiten zu diagnostischen und therapeutischen Fragestellungen ist.

Merke

Die evidenzbasierte Medizin bietet durch ein strukturiertes Vorgehen Hilfe bei der ärztlichen Entscheidungsfindung.

Um die Evidenz von Studien beurteilen zu können, werden Typen der Evidenz kategorisiert und verschiedene Grade wissenschaftlicher Empfehlungen unterschieden. Methoden, die durch eine Metaanalyse verschiedener gut geplanter und durchgeführter Studien geprüft und in ihrer therapeutischen Wertigkeit bestätigt wurden, gelten als Gold-Standard. Und obwohl Sackett immer eine Synthese aus Evidenz und individueller ärztlicher Expertise vorschwebte (Sackett et al. 1997) wurde es in der Wissenschaft zwischenzeitlich zum Standard, als „Evidenz" vor allem die Ergebnisse randomisierter Studien (RCTs) und deren Metaanalyse zu berücksichtigen. Hierbei wird jedoch eines vergessen: die Komorbidität.

Der Großteil der Evidenz wird bei Patienten mit einem einzigen Leiden erhoben (Gigerenzer et al. 2013). In unseren Arztpraxen finden sich aber vor allem Patienten, die an mehreren Erkrankungen leiden. Das erklärte Ziel der evidenzbasierten Medizin ist es, die Behandlung des individuellen Patienten in Übereinstimmung mit dem jeweils aktuellen wissenschaftlichen Kenntnisstand zu verbessern und die Kluft zwischen den Ergebnissen der wissenschaftlichen Forschung und der Umsetzung in der Arztpraxis zu überwinden (Gross u. Löffler 1997).

Auch in der Komplementärmedizin finden qualitativ hochwertige wissenschaftliche Studien statt. Eine Studie zweier deutscher Zentren für chinesische Medizin verglich die Wirksamkeit von Akupunktur mit der von Sumatriptan

(6 mg subcutan) bzw. Placebo während der akuten Attacke. Akupunktur und Sumatriptan waren dabei etwa gleichwertig in der Prävention der Entwicklung zu einer ausgeprägten Attacke und damit Placebo signifikant überlegen und dieselbe Leitlinie empfiehlt: „Akupunktur ist in der Prophylaxe der Migräne wirksam" und darüber hinaus „es besteht eine ausreichende Evidenz, dass Akupunktur einen zusätzlichen Nutzen in der Prophylaxe der episodischen Migräne erbringt" (AWMF-Leitlinie 2013).

Anfang 2001 wurde mit zwei großen kontrollierten klinischen Studien begonnen, welche zwischenzeitlich abgeschlossen und veröffentlicht wurden. Diese Studien erbrachten den Wirksamkeitsnachweis der Akupunktur für unterschiedliche Diagnosen:

- Die *Ger*man *Ac*upuncture Trial (Gerac-Studie)
- Die *A*cupuncture *R*andomized *T*rials (ART-Studie)

Die Studien waren für jeweils vier Diagnosen konzipiert. Ziel der *Gerac-Studie* war ein Wirkungsvergleich zwischen Verumakupunktur, oberflächlicher Akupunktur an falschen Akupunkturpunkten und ohne Nadelstimulation, und einer leitlinienorientierten Standardtherapie. Letztere bestand für die Indikationen Knie- und Wirbelsäulenschmerzen aus einer Kombination von physikalischer Therapie und Einnahme nichtsteroidaler Antirheumatika.

Ziele der *ART-Studie* waren vor allem die Überprüfung der Wirksamkeit der Akupunktur in der Routineversorgung, der Wirksamkeitsnachweis von spezifischen Akupunkturpunkten, die Therapiesicherheit der Akupunktur und deren Wirtschaftlichkeitsnachweis. Durch diese randomisierten und kontrollierten Akupunktur-Studien konnte die Wirksamkeit der Akupunktur nach wissenschaftlichen Kriterien nachgewiesen werden. Die Gesetzlichen Krankenkassen (GKV) reagierten entsprechend dieser Ergebnisse und erkennen inzwischen die Wirksamkeit und Wirtschaftlichkeit der Akupunktur für chronische Knie- und Rückenschmerzen an. Akupunktur bei chronischen Rücken- und Knieschmerzen – durchgeführt von einem Vertragsarzt mit entsprechender Qualifikation und Genehmigung durch die Kassenärztliche Vereinigung (KV) – wird nach Beschluss des Gemeinsamen Bundesausschusses (G-BA) als Kassenleistung von der GKV übernommen und kann mit den Abrechnungsziffern gemäß dem Einheitlichen Bewertungsmaßstabes (EBM) abgerechnet werden.

> Randomisierte doppelblinde Studien, Metaanalysen, Reviews und Leitlinien stellen nur die eine Säule der Entscheidungsfindung dar – die wissenschaftliche Evidenz. Die zweite Säule, die individuelle klinische Expertise des Arztes, wird als mindestens ebenso wichtig angesehen (Greenhalgh 2000).

1.3.3 Und wenn das passiert, womit kein Arzt rechnet?

Es wird häufig vergessen, dass die Patienten in ihrer Entscheidung unabhängig sind und den vorgeschlagenen ärztlichen Therapien nicht folgen müssen. Zum einen kann sich jeder Patient gegen eine evidenzbasierte Therapie entscheiden, gleichgültig auf welchem Evidenzniveau sich die Ergebnisse finden. Zum anderen kann er eine Therapie wünschen, die in der evidenzbasierten Medizin nicht vorkommt. Und wenn auch die Evidenz eine bestimmte ärztliche Vorgehensweise nahelegt, so bedeutet evidenzbasierte Medizin keinesfalls eine kritiklose Therapie nach Studienlage, sondern vielmehr eine ärztliche Beurteilung des Einzelfalls einhergehend mit der Berücksichtigung der Präferenzen des individuellen Patienten (Gerlach 1998).

Es sind komplementäre medizinische Behandlungen, die eine medizinische Standardbehandlung ergänzen und im Sinne einer adjuvanten Therapie auch die Wirkungen der medizinischen Standardtherapie unterstützen können. Komplementäre Behandlungsmethoden haben ein großes Potenzial als Ergänzung zu den herkömmlichen schulmedizinischen Verfahren und können neue Perspektiven in der medizinischen Behandlung, vor allem bei chronisch Kranken, eröffnen. Dabei mag es eine Rolle spielen, dass die Schulmedizin für manche Erkrankungen nur wenige wirksame Therapien, jedoch mit teils erheblichen Nebenwirkungen, bietet (Rech u. Bachmann 2003).

Merke

Die Komplementärmedizin steckt voller Potenzial und bietet viele Vorschläge für die bestmögliche medizinische Behandlung Ihrer Patienten.

Was häufig in der kollegialen Diskussion fehlt, ist eine überzeugende Antwort auf die Frage, was die Komplementärmedizin dem Grunde nach eigentlich ist. Anders gefragt, welche Vorteile hat die Komplementärmedizin, die uns die Schulmedizin nicht bieten kann?

Es sind hauptsächlich zwei Überlegungen, welche die Komplementärmedizin auszeichnen. Einmal ist sie mehr als wissenschaftliche Medizin – sie ist angewandte Heilkunst. Sie vermeidet fortschrittsgläubige Kritiklosigkeit und interessiert sich für den Menschen, der eine Erkrankung hat. Und sie ermöglicht dem behandelnden Arzt eine mehrdimensionale und natürlich immer auch eine evidenzbasierte Behandlung.

Warum aber evidenzbasiert? Mit dieser Frage gelangen wir zur zweiten Überlegung in diesem einführenden Kapitel. Die Komplementärmedizin ergänzt die Schulmedizin nicht nur, sondern sie integriert auch die evidenzbasierte Medizin.

Immer mehr Patienten suchen eine Behandlungsmöglichkeit, die das therapeutische Spektrum der Schulmedizin ergänzt, häufig um Nebenwirkungen und Risiken der modernen Medizin zu mindern und um vorbeugend die eigene Gesundheit aktiv zu fördern. Die Komplementärmedizin wird in Deutschland von nahezu 60 % der Bevölkerung in Anspruch genommen (Härtel u. Volger 2004), wobei etwa 90 % der Patienten mit malignen Tumorerkrankungen die Komplementärmedizin anwenden (Büntzel et al. 2003; Büssing 2007; Micke et al. 2009).

1.4 Zusammenfassung

- Unter Komplementärmedizin werden derzeit alle medizinischen Verfahren subsumiert, die ergänzend zur Schulmedizin eingesetzt, aber nicht immer der wissenschaftlichen Medizin zugeordnet werden. Die Komplementärmedizin ist Teil der modernen Medizin, sie ist jedoch keine Alternativmedizin.
- In der internationalen Diskussion hat sich zusammenfassend der Ausdruck *Complementary and Alternative Medicine* (CAM) als Synonym für die Komplementärmedizin durchgesetzt.
- In den USA wurden die Methoden der Komplementärmedizin vom *National Center for Complementary and Alternative Medicine* (NCCAM) in 5 Kategorien eingeordnet und systematisiert. Darüber hinaus wurden mehrere Zentren für *Integrative Medicine* eingerichtet und zum *Consortium of Academic Health Centers for Integrative Medicine* (CAHCIM) zusammen geschlossen.
- Gesundheit lässt sich nicht auf Wissenschaft reduzieren und umfasst viele Aspekte des menschlichen Lebens. Die Forschungssituation in einer Universitätsklinik oder in universitären Instituten und die Behandlungssituation in der Arztpraxis unterscheiden sich zwar ganz wesentlich, ungeachtet dessen sollte sich dennoch jeder Arzt an den Kriterien der evidenzbasierten Medizin (EBM) orientieren und ärztliche Entscheidungen auf valide Forschungsergebnisse stützen.
- Auch für die Komplementärmedizin gelten grundsätzlich die Regeln der evidenzbasierten Medizin.
- Eine hochqualifizierte Gesundheitsfürsorge muss die Behandlung des ganzen Menschen fördern. Wir Menschen haben eine bemerkenswerte Fähigkeit zu Genesung und Selbstheilung. Ein Hauptschwerpunkt der Komplementärmedizin ist die Förderung dieser Fähigkeiten. Sie soll ergänzend die Wirkung der Schulmedizin verstärken, ihre Nebenwirkungen mildern und die Selbstheilungskräfte des Menschen unterstützen.
- Integrative Medizin wird von der WHO definiert als diejenige Medizin, die Schulmedizin und Komplementärmedizin zu einer „best practice“ vereinigt.
- Gute Gesundheitsversorgung bedeutet auch, dass die Patienten in medizinische Entscheidungen einbezogen werden.

2 Die Naturheilkunde

Da die Naturheilverfahren bei chronischen und funktionellen Erkrankungen sowie in der Präventivmedizin gute Behandlungsergebnisse zeigen, ist die Allgemeinarztpraxis geradezu dafür geschaffen, Naturheilverfahren in das eigene Konzept zu integrieren – vielleicht mit der Vision, zukünftig eine Schwerpunktpraxis für Naturheilkunde zu führen. Eindringlich empfohlen wird aber ein methodisches Vorgehen. Hinsichtlich einer Spezialisierung in Naturheilkunde sollte unbedingt bedacht werden, ob die Praxis das gesamte naturheilkundliche Behandlungsspektrum abdecken soll, oder ob eine Konzentration auf einzelne Naturheilverfahren nicht effektiver ist. Ein Gemischtwarenladen macht keinen Sinn. Viel besser ist es, nur bestimmte Leistungen anzubieten, diese aber in bestmöglicher Qualität.

Praxistipp

Für jede Arztpraxis bietet die Naturheilkunde unzählige Spezialisierungsmöglichkeiten. Sei es in der Ernährungsmedizin, in der Ordnungstherapie oder in der pflanzlichen Arzneimittelbehandlung.

Die klassische Naturheilkunde hat die Erhaltung der Gesundheit, aber auch die Unterstützung und Aktivierung der Selbstheilungskräfte des Körpers zum Ziel und basiert auf fünf Säulen. Diese wurden erstmals von Sebastian Kneipp (1821–1897) systematisch zusammengefasst:

- Ordnungstherapie
- Bewegungstherapie
- Hydro- und Thermotherapie
- Ernährungstherapie
- Pflanzliche Arzneimitteltherapie

Naturheilverfahren sind nicht nur unverzichtbar, sondern auch bereits ein wesentlicher Teil der konventionellen Medizin. Sie umfassen nicht nur eine Vielzahl hochwirksamer Behandlungsmethoden, deren Anwendung idealerweise vom Patienten mitgestaltet wird, sondern auch ein umfangreiches diagnostisches und therapeutisches Repertoire.

Die Naturheilkunde hat nicht nur in der Schulmedizin eine hohe Relevanz, sondern findet auch bei vielen Patienten großen Zuspruch. Zwischenzeitlich liegen für viele Phytopharmaka umfangreiche Studien vor, die deren Wirksamkeit nachweisen. Aber auch für die Hydrotherapie und die Balneotherapie, für die Bewegungstherapie und für die Ernährungsmedizin konnten hinreichende Wirksamkeitsnachweise erbracht werden.

Bei nicht medikamentösen Verfahren wie den Entspannungsverfahren und dem Schröpfen sind randomisierte und placebokontrollierte Studien kaum möglich. Dennoch muss auch für die Naturheilkunde gelten, dass sie systematisch bewertet und erforscht wird und dass nach evidenzbasierten Kriterien eine Einstufung der einzelnen Verfahren und Heilmittel erfolgt, bei welcher Krankheit und für welchen Patienten welches Naturheilverfahren am besten geeignet ist.

Wie facettenreich die Naturheilkunde ist und welche vielfältigen Möglichkeiten sie Ihrer Arztpraxis und Ihren Patienten bietet, veranschaulicht dieses Kapitel. Es unterstützt sie darin, einen eigenen Weg zur Naturheilkunde zu finden und ihn auch erfolgreich zu gehen. Nutzen Sie dieses Potenzial und machen Sie die Naturheilkunde auch für Ihre Patienten erfahrbar.

2.1 Naturheilkunde – die Lehre von den Naturheilmitteln und den Naturheilverfahren

Die klinische Medizin versucht beharrlich, den Begriff vom Körper und seinen Leiden auf einen einzigen Punkt zu konzentrieren, anstatt den Menschen als außerordentlich komplexes und vielgestaltiges System zu begreifen. Folge dieser Überlegungen ist, dass die klinische Medizin – vorwiegend pathogenetisch orientiert – zur Therapie vor allem Maßnahmen einsetzt, um die Krankheitsursachen direkt zu bekämpfen und auszuschalten.

In der Naturheilkunde hingegen verstehen wir den Organismus als komplexes Gefüge zahlreicher dynamischer und selbstregulierender Wechselwirkungs- und Rückkopplungsprozesse, die für die Homöostase und für die Erhaltung von Gesundheit sorgen (Brock et al. 1998). Dem Verständnis der Naturheilkunde liegen diese selbstregulierenden Prozesse des Organismus zugrunde. Die Basis des therapeutischen Prinzips der Naturheilkunde ist es daher, den Organismus dazu anzuregen, seine eigenen Regulationsmöglichkeiten – die Selbstheilungskräfte des Menschen – zurückzugewinnen und zu verbessern.

In diesem Sinne ist die Naturheilkunde eine Regulationstherapie, die nach dem Prinzip von Reiz und Reizantwort anregend oder dämpfend in die Regelkreise des Organismus eingreift mit dem Ziel, auf die Selbstheilungskräfte einzuwirken – den Organismus zu stärken, auch um die Wirkung schulmedizinischer Behandlungsansätze zu unterstützen und zu verbessern. Kein „Anstatt“ oder „Gegeneinander“, sondern ein „Miteinander“ von Schulmedizin und Naturheilkunde ist die Prämisse.

> Die Förderung des Heilungsprozesses wird als Reiz-Reaktionstherapie oder als Regulationstherapie bezeichnet. Die Termini verdeutlichen das Wirkprinzip der Naturheilkunde, wonach durch spezifische Wirkfaktoren verschiedenster Art regulative Prozesse im Organismus angestoßen werden können. Die Naturheilkunde ist die Lehre von den Naturheilmitteln und den Naturheilverfahren.

Naturheilmittel sind ausschließlich natürlichen Ursprungs. Sie werden zur Förderung und Wiederherstellung der Gesundheit eingesetzt. Zu den Naturheilmitteln gehören die Heilpflanzen, wichtige Anteile unserer Nahrung, Heilwässer, natürliche Mineralien und ortsgebundene Heilmittel. Naturheilmittel sind aber auch natürliche Zustände und physikalische Bedingungen in der Natur wie Wärme und Kälte, klimakterische Faktoren, Sport und Bewegung. Häufig werden alle diese Naturheilmittel unter der Bezeichnung „genuine Naturfaktoren" zusammengefasst.

Als **Naturheilverfahren** werden diejenigen therapeutischen Maßnahmen bezeichnet, die der Natur entstammende Wirkfaktoren einsetzen und den sachgerechten Umgang mit diesen Naturfaktoren gewährleisten.

Die *klassischen Naturheilverfahren* entstammen größtenteils der Traditionellen Europäischen Medizin (TEM), deren Wurzeln auf die Medizin der griechischen Antike zurückgehen (Uehlke 2007). Dazu gehören Behandlungen mit natürlichen Reizen durch Wasser, Luft und Licht in Verbindung mit Wärme und Kälte, gesundheitsfördernde Bewegungsarten, eine sinnvolle Ernährung, der Einsatz von Heilpflanzen und nicht zuletzt auch heilsame psychische Einflüsse mit dem Ziel, die körperlichen und psychischen Selbstheilungskräfte zu aktivieren.

Übersetzt in die Sprache der modernen Medizin lindert die sachgerechte Anwendung von Naturheilverfahren, beispielsweise in der Integrativen Onkologie, die Nebenwirkungen einer Strahlen- oder Chemotherapie, stärkt Körper und Psyche und motiviert den Patienten, seine Genesung zu unterstützen und selbst aktiv zu werden.

Der amerikanische Facharzt für Strahlenheilkunde und Onkologie und ehemaliger Leiter des Simonton-Cancer-Centers in Malibu, Carl Simonton, war einer der ersten seines Fachs, der wissenschaftlich untersuchte, inwieweit Krebspatienten selbst auf den Heilungsprozess ihrer Erkrankung Einfluss nehmen können. Das Ergebnis war eindeutig: Die Lebensqualität und die Überlebenschancen stiegen, wenn der Patient aktiv an seiner Genesung beteiligt war (Simonton 2001).

Die Anwendung von Naturheilverfahren bedarf nicht nur einer gewissen Regelmäßigkeit und Nachhaltigkeit, sondern sie erfordert immer auch die aktive Mitarbeit des Patienten. Naturheilverfahren tragen dazu bei, den „inneren Arzt", wie es Paracelsus formulierte – also die Selbstheilungskräfte –, zu mobilisieren. Vor allem die klassischen Naturheilverfahren haben Eingang in die

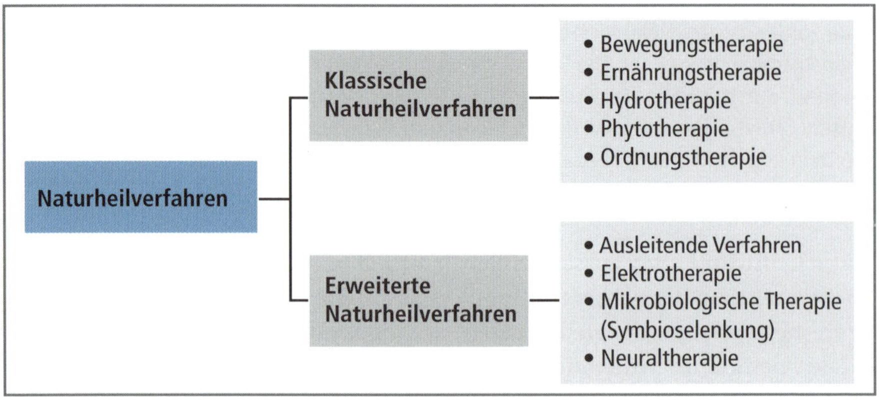

Abb. 2-1 Klassische und erweiterte Naturheilverfahren

klinische Medizin gefunden und sind weitgehend wissenschaftlich begründet. Neben den „klassischen" gibt es aber eine Vielzahl anderer Verfahren, die als *erweiterte Naturheilverfahren* gelten (► Abb. 2-1).

Der naturheilkundlich tätige Arzt ist immer bestrebt, eine individuelle Behandlung für die Erkrankung und den betroffenen Menschen zu finden. Naturheilkundliche Therapien werden sinnvoll aufeinander abgestimmt, sind auf die Bedürfnisse des Individuums ausgerichtet und bestehen häufig aus mehreren Bausteinen.

Merke
Ein wichtiges Prinzip einer naturheilkundlichen Arztpraxis ist die Spezialisierung auf bestimmte Leistungen und Krankheiten. Das führt zu Fachkompetenz und Patientenorientierung.

2.2 Klassische Naturheilverfahren

Klassische Naturheilverfahren müssen neben der Bedingung, dass ihre Mittel aus der Natur stammen, auch noch eine zweite erfüllen: Sie sollen die natürlichen Fähigkeiten des Menschen zur Selbstheilung von Krankheiten anregen und unterstützen. Als primäre oder aber als adjuvante Therapieformen können Naturheilverfahren bei zahlreichen Krankheiten indiziert sein.

Den klassischen Naturheilverfahren kommt vor allem auch in der Schmerztherapie und in der Onkologie eine besondere Bedeutung zu, da sie – mit Ausnahme der Phytotherapie – den Patienten aktiv in die Therapie mit einbeziehen.

2.2.1 Die Ordnungstherapie als Grundlage der Naturheilkunde

Wenn wir von Naturheilverfahren sprechen, meinen wir häufig nur die einzelnen Verfahren und Methoden, die bisweilen unkritisch in einem Therapieplan zusammengestellt werden. Wollen wir aber nicht nur einzelne Therapien eher zufällig kombinieren, sondern ein tragfähiges therapeutisches Konzept für den Patienten entwickeln, gelingt dies nur, wenn wir dem Patienten auch helfen, seine Gedanken und Einstellungen, seine Gefühle und seine inneren Bilder positiv zu beeinflussen – d. h. wir unterstützen ihn darin, wieder auf seine inneren Ressourcen zu vertrauen.

Chronische Erkrankungen zeichnen sich nicht nur dadurch aus, dass sie den Patienten in seinen sozialen Beziehungen, sondern auch in seiner Leistungsfähigkeit einschränken. Sehr viele Patienten mit chronischen Erkrankungen werden für lange Zeit mit ihrer Krankheit leben müssen und auch können. Für mich als Arzt ergibt sich hieraus eine große Herausforderung dahingehend, dass ich mich nicht nur für die Krankheit interessiere, sondern vor allem auch für denjenigen Menschen, der diese Krankheit hat (Dörner 2003). Die Patienten müssen lernen, den Körper und den Geist als Ganzes zu verstehen, um positiv auf den eigenen Heilungsprozess einzuwirken.

Vor allem die Ordnungstherapie sieht den kranken Menschen in dieser Ganzheit und entwickelt einen Weg der kleinen Schritte hin zu einer gesundheitsfördernden Veränderung im Denken und Verhalten des Patienten. Gemeinsam mit dem Patienten lässt sich herausarbeiten, in welchen Bereichen – Ernährung, Bewegung, Stressbewältigung, Entspannungsverfahren – gesundheitsfördernde Veränderungen sinnvoll und im Alltag umsetzbar sind.

> Weiterführende Informationen und das Aufzeigen von Wegen und Chancen, die zur Genesung beitragen, können bereits zu einer besseren Krankheitsbewältigung führen. Gut informierte Patienten fällen Entscheidungen mit größerer Überzeugung und unterstützen damit die medizinischen Behandlungsstrategien.

Der moderne Ansatz der Ordnungstherapie – Mind-Body-Medizin und Achtsamkeit

In dem in den 1960er-Jahren modifizierten Konzept der fünf Säulen der klassischen Naturheilkunde spielt die Ordnungstherapie eine besondere Rolle, da sie nun auch die psychische Komponente gegenüber den anderen primär körperlich ansetzenden Naturheilverfahren (Hydro-, Bewegungs-, Ernährungs- und Phytotherapie) berücksichtigt. Die Ordnungstherapie wird nun gewissermaßen zum Fundament, auf dem die anderen naturheilkundlichen Therapien aufbauen.

In den siebziger und achtziger Jahren des letzten Jahrhunderts wurden in den USA dann ebenfalls unterschiedliche Therapiekonzepte entwickelt, die teilweise der modernen Ordnungstherapie entsprechen. Zu den Gemeinsamkeiten gehören unter anderem das ganzheitliche Menschenbild sowie der salutogenetischer Behandlungsansatz.

Mind-Body-Medizin

Der Begriff „Mind-Body-Medizin" beruht vor allem auf der Definition der *National Institutes of Health* (NIH) in den USA. Der Begriff umfasst eine Melange von Faktoren, die durch ihr Zusammenspiel direkten Einfluss auf die Gesundheit nehmen – auf Psyche, Geist, Körper und auf das individuelle Verhalten des Menschen.

In den 1930er-Jahren benutzte der österreichisch-kanadische Mediziner Hans Selye (1907–1982) den Begriff „Stress" erstmalig und wird seither als Initiator der Stressforschung gesehen. Selye hatte die pathophysiologischen Abläufe untersucht, die der Stressreaktion zugrunde liegen und er habe „allen Sprachen ein neues Wort geschenkt – Stress" (Carstensen 2001, S. 1441). Die ersten Impulse der Mind-Body-Medizin kamen aus der Stressforschung, vor allem in den frühen 1970er und 1980er-Jahren. Damals wurden die ersten Zusammenhänge zwischen der Psyche und dem Nervensystem, dem Hormon- und Immunsystem aufgedeckt.

Der Kardiologe Herbert Benson, einer der Pioniere der Mind-Body-Medizin, nannte den Begriff der „relaxation response" (Benson u. Klipper 1999) als Therapieansatz für viele Stresssymptome und Krankheiten. Entspannung, so Benson, wirke wie Stress auf komplexe Regelkreise, die dem Körper helfen, auf Veränderungen seiner Umwelt zu reagieren. Zur Überprüfung seiner Thesen untersuchte er an der *Harvard University* in den USA, wie sich ein erhöhter Blutdruck durch Biofeedback regulieren lässt. Das Resümee seiner Forschungen war, dass die Mind-Body-Medizin die unterschiedlichen Regelkreise positiv beeinflussen und langfristig stabilisieren könne.

Als Methoden der Mind-Body-Medizin nennen die NIH nicht nur Entspannungstechniken wie Meditation, Yoga, Tai-Chi, Qigong, Autogenes Training und Hypnose, sondern auch kognitiv-behaviorale Techniken und Spiritualität. Zahlreiche Studien der vergangenen Jahre belegen deren Wirksamkeit. Im Sinne der Mind-Body-Medizin wurden dann vollständige Therapieprogramme entwickelt, beispielsweise das Lifestyle-Programm von Dean Ornish. Ornish etablierte an der *University of California* ein Programm für Herzkranke, das auf Ernährungsumstellung, Meditation, Yoga, Ausdauertraining und Zuwendung zu anderen Menschen und zu sich selbst basiert (Ornish et al. 1998). Wissenschaftliche Studien bestätigten auch die Wirksamkeit der Mind-Body-Medizin bei kardial erkrankten Patienten. Weitere Untersuchungen brachten auch Hinweise auf eine verringerte Wachstumsrate von malignen Zellen der Prostata (Ornish et al. 2005).

Merke

Die Fähigkeit der Patienten, sich gezielt zu entspannen, ist eine der zentralen Säulen der Mind-Body-Medizin.

Wie reagiert ein Mensch, wenn ihn eine schwere Krankheit oder eine chronische Erkrankung körperlich und seelisch aus dem Gleichgewicht bringt? Wie reagiert er, wenn er lernen muss – vielleicht für die Dauer seines Lebens –, mit den körperlichen und psychischen Beeinträchtigungen umzugehen?

Die Auseinandersetzung mit einer chronischen Erkrankung erfordert vom Betroffenen mannigfaltige Anstrengungen und eine Lebensumstellung, die ihrerseits vielfältige Auswirkungen auf die eigene Lebensführung und damit die Lebensqualität mit sich bringt. Vor allem Patienten mit malignen Erkrankungen stellen immer häufiger die Frage: „Was kann ich selbst für mich tun?". Sie sprechen damit das Thema Selfempowerment an, das Ziele, Wege und Mittel zur Aktivierung der Selbstheilungskräfte aufzeigt (Bopp et al. 2005).

In vielen Situationen gibt es positive Einwirkungen auf den Krankheitsprozess, die sich aus dem Gefühl der persönlichen Einflussmöglichkeit auf den Fortgang der Erkrankung und der Qualität emotionaler Unterstützung heraus ergeben. Solche Einflussmöglichkeiten zu optimieren, um günstige Einwirkungen auf den Krankheitsprozess und die Genesung zu erreichen, ist eines der Hauptanliegen der Ordnungstherapie.

Achtsamkeit

Ende der 1970er begann Jon Kabat-Zinn an der *University of Massachusetts*, die Achtsamkeit bei Patienten mit chronischen Erkrankungen zu untersuchen. Kern der Achtsamkeit ist es, seine Aufmerksamkeit auf das „Hier und Jetzt" zu richten und alle Körperempfindungen, Sinneseindrücke, Gefühle und Gedanken aufmerksam wahrzunehmen. Zu den Methoden der Achtsamkeit zählen unterschiedliche Meditationsformen wie die atemzentrierte Meditation und Yoga. Regelmäßiges Achtsamkeitstraining erhöht nicht nur die Stresstoleranz des Organismus, sondern bessert auch chronische Schmerzen (Kabat-Zinn et al. 1986).

Ordnungstherapie

Die Ordnungstherapie ist eine für den motivierten Patienten geeignete Form der Verhaltenstherapie, deren Ziel es ist, Selbstständigkeit und Kompetenz in der Krankheitsbewältigung zu vermitteln. In der Umsetzung der Ordnungstherapie steht vor allem die Förderung gesunder Ressourcen im Vordergrund, aber auch die Mobilisation von Selbstheilungskräften und die Entwicklung von Strategien zur Krankheitsbewältigung. Diese Faktoren werden den individuellen Lebensumständen des Patienten und dessen jeweiligem Gesundheitszustand angepasst (► Abb. 2-2).

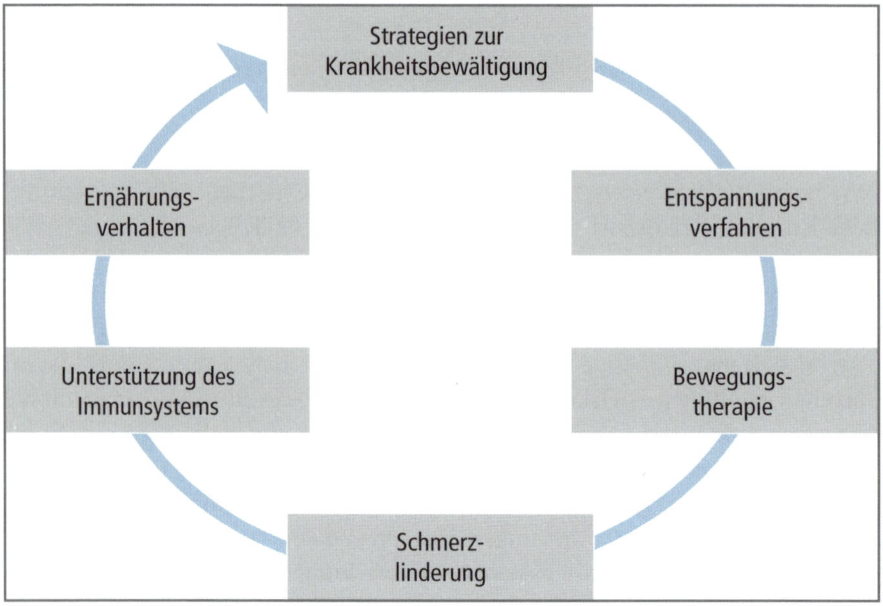

Abb. 2-2 Inhalte der Ordnungstherapie

Aus wissenschaftlichen Studien ist bekannt, dass die aktive Krankheitsbewältigung – beispielsweise durch regelmäßige körperliche Bewegung und Entspannung – einen positiven Effekt auf die Lebensqualität chronisch kranker Patienten hat. In eingehenden Gesprächen zwischen Patient und Arzt werden hierzu die individuellen Möglichkeiten und Potenziale erarbeitet, um gesundheitsfördernde Verhaltensweisen zu etablieren. Die Ordnungstherapie vermittelt dann Strategien, die es dem Patienten erlauben, den therapie- und krankheitsbedingten Kompetenzverlust zu überwinden und neues Zutrauen in die eigenen Fähigkeiten zu gewinnen.

> Zu einer qualitativ hochwertigen naturheilkundlichen Behandlung und damit auch der Ordnungstherapie gehört ein eingehendes ärztliches Erstgespräch. Ganz allgemein gilt: Je länger der Krankheitsverlauf, je mehr unterschiedliche Beschwerden und je untypischer das Krankheitsbild, desto mehr Zeitaufwand und Aufmerksamkeit wird die Erstanamnese erfordern.

2.2.2 Die Bewegungstherapie in der Naturheilkunde

Die Bewegungstherapie ist ebenfalls eine der fünf Säulen nach Kneipp. Ihre Wirksamkeit beruht auf der Möglichkeit, durch gezielte Übungen sowohl Kraft und Ausdauer als auch die Beweglichkeit und die Bewegungskoordination zu verbessern sowie die Festigkeit von Knochen und Bändern zu steigern. Zusätzlich beeinflusst die Bewegungstherapie die Herz-Kreislauf- und Lungenfunktion, den Stoffwechsel und die vegetativen Funktionen positiv. Die Steigerung der körperlichen Leistungsfähigkeit ist nicht nur Ausdruck von Vitalität und Lebensqualität. Viele Untersuchungen zeigen darüber hinaus, dass auch die Mortalität eng mit der körperlichen Leistungsfähigkeit zusammenhängt. Beeindruckend dargestellt wurde dies in einer Übersicht im Deutschen Ärzteblatt (Löllgen 2003).

Zielgerichtete Gymnastik, ein individuell angepasstes Ausdauertraining oder auch körperliche Übungen können das Allgemeinbefinden, auch von onkologischen Patienten, deutlich verbessern. Außerdem senkt regelmäßige körperliche Bewegung per se das Risiko, an Krebs zu erkranken.

> Um die Bewegungstherapie sinnvoll in ein naturheilkundliches Behandlungskonzept integrieren zu können, bedarf es der Kenntnis von Therapieeffekten, Sportarten, Belastungsintensitäten, möglichen Komplikationen und persönlichen Vorlieben des Patienten.

Die gewissenhafte Bewegungstherapie kann nicht nur einen wesentlichen Beitrag zur gesunden Lebensweise, sondern auch zur ganzheitlichen Therapie leisten. Es gibt kaum eine Krankheit, bei der ein adjuvantes Bewegungsprogramm nicht Anwendung finden kann. Und obwohl sich die körperliche Aktivität inzwischen auch als wirksame Therapie bei vielen chronischen Erkrankungen fest etabliert hat, wird ihr Potenzial zur Unterstützung einer Krebsbehandlung oft noch unterschätzt.

Zwingende Voraussetzung für die Verordnung der Bewegungstherapie ist die angemessene Diagnostik, um die Belastbarkeit des Patienten festzustellen. Auf dieser Grundlage werden dann die individuell angepassten Belastungsintensitäten, die Zielbereiche der Belastung und die Therapiemittel festgelegt. Nur auf diese Weise kann sichergestellt werden, dass der Patient von der Bewegung und der verordneten Dosierung profitiert und keine Fehlbelastungen oder -beanspruchungen auftreten.

- Die positiven Ergebnisse regelmäßiger körperlicher Aktivität sind durch eine Vielzahl wissenschaftlicher Studien belegt. Für wenige Verhaltensweisen ist die Datenlage der Studien so eindeutig wie für die präventive Wirkung von Bewegung.
- Um dem altersbedingten Muskelabbau – und damit chronischen Rückenbeschwerden und Stürzen – vorzubeugen, sollte Ausdauertraining durch Muskelaufbautraining ergänzt werden. Körperliche Ruhe ist genau das, was ältere Menschen *nicht* brauchen!
- In den vergangenen Jahren konnte mehrfach aufgezeigt werden, dass Bewegung ein erfolgreiches Therapiekonzept ist – auch bei bereits bestehenden Erkrankungen.

- Die belegbaren positiven Einflüsse von körperlicher Aktivität bei Krebserkrankungen haben sportliche Aktivität und Bewegung zu einem wichtigen begleitenden Therapiekonzept in der Onkologie werden lassen.
- Moderate Bewegungstherapie ist ein eigenständiges Heilmittel, das individuell dosiert und mit anderen therapeutischen Maßnahmen der Naturheilkunde kombiniert wird.

Vermehrte Bewegung sollte innerhalb von wenigen Monaten fester Bestandteil des eigenen Lebensrhythmus werden. Natürlich muss hierbei individuell auf die jeweilige Situation des einzelnen Patienten eingegangen werden, um ihn je nach Gesundheits- und Trainingszustand an die Bewegungspraxis heranzuführen.

Dem Arzt fällt hierbei nicht nur die Rolle des Motivators zu, sondern gewissermaßen auch die des Trainings-Coachs. Er bespricht mit dem Patienten die Ziele, die Bewegungsarten, die Belastungsintensitäten und den Bewegungsumfang. Damit das möglich wird, sollte der Patient ein Bewegungsprotokoll – ein persönliches Gesundheitstagebuch – führen.

2.2.3 Sanus per aquam – die Hydrotherapie in der Medizin

Die naturheilkundliche Behandlung mit warmen und kalten Wasseranwendungen wird als Hydrotherapie bezeichnet. Diese mit ganz normalem Quell- oder Leitungswasser durchgeführten Wasseranwendungen hatten ihre erste Blütezeit im antiken Rom: „Sanus per aquam" – gesund durch Wasser.

In der Neuzeit wurde die Hydrotherapie durch Vinzenz Prießnitz (1799–1851) populär und wurde in ihrer heutigen Form vor allem durch Sebastian Kneipp weiterentwickelt. Die Idee des kurzen Kaltwasserreizes in wiederholter Anwendung – Kneipp'sche Güsse und Kneipp'sches Wassertreten – ist bis heute Grundlage der Hydrotherapie. Kneipp hat ein umfangreiches Programm verschiedener Wasseranwendungen erarbeitet. Es besteht vor allem aus Waschungen, Güssen, Wassertreten, Wickeln und Bädern – entweder des ganzen Körpers oder einzelner Körperpartien. Dabei wird das Wasser entweder nur kalt oder auch im Warm-Kalt-Wechsel angewendet.

Die Wirkung der Hydrotherapie beruht vor allem auf einer Reizung der in der Haut, aber auch in den Schleimhäuten und Blutgefäßen, liegenden Thermorezeptoren. Es werden unterschiedliche thermische Reizwirkungen eingesetzt:

- **Kaltreize (12–16 °C)**
  Anwendung vor allem in Form von Güssen, Teilbädern oder Waschungen, wobei die Dauer der Anwendung meist relativ kurz ist. Zu den Kältewirkungen zählen vor allem Schmerz- und Entzündungshemmungen.

In der physikalischen Medizin gibt es neben den Kneipp-Kaltwasseranwendungen auch eine spezielle Kältetherapie mit lokalen Eisapplikationen oder eine Ganzkörperkältetherapie in einer Kältekammer mit Temperaturen bis -110 °C.

- **Warmreize (35–39 °C)**
  Warmwasseranwendungen sind vor allem Güsse und medizinische Bäder. Eine Sonderform sind die temperaturansteigenden Fuß- oder Armbäder nach Hauffe. Heißreize in Form von Peloiden, Wickeln, Heusack und Packungen werden ebenfalls im Temperaturbereich von 35–39 °C angewendet.
  Zur Ganzkörperwärmetherapie zählen die Überwärmungsbäder und die verschiedenen Saunaformen. Die Wärmewirkungen regen die Durchblutung und den Stoffwechsel an, erhöhen die Schmerztoleranz, unterstützen die Muskelentspannung und verbessern die Elastizität des Bindegewebes.

Von besonderer Bedeutung für die Hydrotherapie ist, dass durch die Reizeinwirkungen auf den Organismus und seine Funktionen Veränderungen in dessen Reaktionsweise erzielt werden. Bei regelmäßiger Anwendung über Wochen oder Monate hinweg zeigen sich auch langfristige Effekte auf die vegetative Regulation.

Die Hydrotherapie ist ein anerkanntes Verfahren der physikalischen Therapie mit breitem wissenschaftlichem Fundament. Der Vorteil der Hydrotherapie liegt in ihrer einfachen Praktikabilität. Sie ist häufig unter häuslichen Bedingungen durchführbar (z. B. Kneipp-Güsse, feucht-kalte oder feucht-warme Kompressen, kalte Wickel, Voll- und Teilbäder) und bei richtiger Anwendung nicht belastend.

Abzugrenzen von der Hydrotherapie ist die Balneologie, in der das Wasser medizinische Zusätze enthält und als medizinisches Bad eingesetzt wird.

> Aufgrund der Vielfalt der Anwendungen und der individuell unterschiedlichen körperlichen Reaktionen hierauf wird vor Beginn der Behandlung, je nach zugrunde liegender Diagnose, ein individueller Therapieplan mit dem erstrebten Behandlungsziel erstellt.

Eine Sonderform der Wärmebehandlung – die Hyperthermie

Die Wärmetherapie ist nichts Neues. Sie ist eine traditionelle Heilmethode und wird seit Jahrtausenden in vielen Kulturen eingesetzt. Bei der Hyperthermie wird der Körper entweder insgesamt oder gezielt in bestimmten Regionen mit verschiedenen Verfahren von außen erwärmt. Ziel dieser Therapie ist es, einerseits die körpereigene Abwehr zu unterstützen und andererseits durch die erhöhte Wärmeempfindlichkeit von erkrankten Geweben die Heilungsprozesse positiv zu beeinflussen.

Eine Hyperthermie-Behandlung ist nicht zu verwechseln mit einer Fiebertherapie. Bei der Hyperthermie wird die Wärme dem Köper von außen zugeführt, wohingegen bei der Fiebertherapie die Hitze vom Körper selbst erzeugt wird.

Einige Studien konnten zeigen, dass die Hyperthermie bei unterschiedlichen onkologischen Erkrankungen unterstützend zur schulmedizinischen Behandlung eingesetzt werden kann. Die Körpertemperatur wird bei der Hyperthermie erhöht, um die Effektivität der onkologischen Therapie zu erhöhen:

- Bei einer Hyperthermie-Behandlung wird das Tumorgewebe von außen erhitzt. Die Hitze hat keinen Effekt auf gesundes Gewebe.
- Die Überhitzung der Tumorzellen führt zu Sauerstoffmangel. Die erzeugt eine Übersäuerung in den erhitzten Zellen. Die Folge ist ein Nährstoffmangel der Tumorzellen, wodurch die Krebszellen zerstört werden.
- Die Hyperthermie wird bereits in einigen Kliniken – hauptsächlich in Kombination mit Strahlen- oder Chemotherapie – bei unterschiedlichen Krebsarten als standardisierte Therapieform eingesetzt.

In wissenschaftlichen Untersuchungen konnte gezeigt werden, dass Temperaturen von mindestens 42,5 bis 43 Grad Celsius über einen Zeitraum von 40 bis 60 Minuten nötig sind, um Krebszellen abzutöten. Bei niedrigeren Temperaturen sind entsprechend längere Behandlungszeiten notwendig.

Einige wissenschaftliche Studien konnte bereits die Wirksamkeit der Hyperthermie nachweisen und vor allem aufzeigen, dass die Wirkung der Strahlenbehandlung und der Chemotherapie durch die Hyperthermie verstärkt werden kann.

2.2.4 Naturheilkundliche Ernährungstherapie

Das Thema Ernährung ist nicht nur integraler Bestandteil westlichen Lifestyles, sondern auch heftig beworbenes Wachstumssegment unserer Wirtschaft. Das Sendungsbewusstsein einer Vielzahl von Ernährungs- und Diätberatern – „jeder, der kauen kann, fühlt sich als Ernährungswissenschaftler“ (Biesalski 2008) – verbindet sich engagiert mit dem Eifer von Marketingstrategen großer Lebensmittelkonzerne. Das verwirrende Geflecht von Ernährungstipps und Diätempfehlungen ist überwältigend und voller Widersprüche. Für die Patienten wird es daher immer schwieriger, den Überblick zu wahren und die Spreu vom Weizen zu trennen. Sie sind zunehmend verunsichert darüber, wie eine gesunde Ernährung zusammengestellt und zubereitet werden sollte. Und sie sind ständig auf der Suche nach aktuellen Ernährungsempfehlungen oder der idealen Diät.

Merke

Wer auf seine wichtigen Fragen verständliche Antworten erhält, dessen Motivation, zu einer gesünderen Ernährung zu wechseln, wächst. Darin liegt der therapeutische Ansatz und auch der Reiz der naturheilkundlichen Ernährungstherapie.

Die naturheilkundliche Ernährungstherapie ist keine Diätberatung. Sie muss vielmehr vermitteln, dass eine empfehlenswerte Kost – d.h. die gesunde Ernährung – so gestaltet werden kann, dass Essen auch weiterhin eine Freude ist. Sie kann und will keine Patentlösungen anbieten. Ihr Wert liegt in inhaltlichen Anregungen zur Ernährungsumstellung und in der Sensibilisierung für Ernährungsfragen. Darüber hinaus berücksichtigt sie, dass Ernährung Genuss und Lebensfreude ist. Der Mensch isst nicht nur, um gesund zu bleiben, sondern auch, weil Essen zu den wichtigsten Bestandteilen der Lebensqualität gehört. Wer als Arzt eine erfolgreiche Ernährungstherapie betreiben will, sollte dies berücksichtigen.

Praxistipp

Ihre Aktivitäten zur Ernährungstherapie sollten über alle Bereiche der Arztpraxis hinweg konsequent auf die eigentlichen Patientenbedürfnisse ausgerichtet werden: Beginnend mit der Auslage ernährungsbezogener Materialien im Wartebereich über Informations- und Vortragsveranstaltungen für Ihre Patienten bis hin zur individuellen patientenbezogenen Schritt-für-Schritt-Anleitung für die erfolgreiche Ernährungsumstellung.

Für die apparative Diagnostik zur Erfassung des Ernährungszustandes stehen in meiner Praxis die *Sonografie* sowie die bioelektrische Impendanzanalyse (BIA) zur Verfügung. Mit der Sonografie lässt sich direkt die Dicke der subcutanen Fettschicht messen, was ich vor allem zur Verlaufskontrolle bei adipösen Patienten einsetze, um deren Motivation zur Gewichtsabnahme zu steigern. Die subkutane Fettschichtdicke wird hierzu an definierten Körperstellen gemessen. Natürlich wird zusätzlich auch der Body-Mass-Index (BMI) erhoben.

Mit der *bioelektrischen Impedanzanalyse* (BIA) bestimmt man die Körperzusammensetzung des Patienten. Es handelt sich bei ihr um eine elektrische Widerstandsmessung des Körpers, die sich die unterschiedlichen biophysikalischen Eigenschaften der verschiedenen Körperkompartimente (Muskeln, Fett, Wasserhaushalt) zunutze macht. Die BIA basiert darauf, dass Gewebe, die Wasser enthalten, einen niedrigeren Widerstand haben als Fettgewebe. Die erhobenen Messergebnisse lassen Rückschlüsse auf die Anteile von Fett, fettfreier Muskelmasse und Wasser zu.

Krebspatienten sind aus ernährungsmedizinischer Sicht als Risikopatienten einzustufen. Sie tragen ein erhöhtes Risiko, im Verlauf ihrer Erkrankung eine Unterernährung zu entwickeln, weshalb jeder Krebspatient nach einem ernährungsmedizinischen Konzept betreut werden sollte. Die krebsassoziierte Unterernährung zählt mit zur häufigsten Form krankheitsassoziierter Unterernährung. Die beiden Hauptursachen der krebsassoziierten Unterernährung sind

- krebsbedingte Faktoren und
- therapiebedingte Faktoren.

Nach Kriterien der WHO besteht bei einem BMI $< 18{,}5\,kg/m^2$ Untergewicht. Insbesondere bei an Krebs erkrankten Patienten sollte neben dem BMI auch der Gewichtsverlust im Verlauf beachtet werden. Wie eine ernährungsmedizinische Betreuung bei onkologischen Patienten erfolgen kann, zeigt die folgende Aufstellung:

- Body-Mass-Index
- BIA-Messung
- Übliches Körpergewicht und Gewichtsverlust im Verlauf
- Festlegung des therapeutischen Ziels bei Gewichtsverlust
- Beratung zur Ernährung und zur Nährstoffsupplementierung
- Ggf. Pharmakotherapie oder Phytotherapie (bei durch Chemotherapie bedingtem Erbrechen etc.)
- Protokollierung der Ernährung
- Überprüfung des Therapieerfolgs

Merke
Die BIA-Messung kann auch zur Verlaufskontrolle des Ernährungszustandes und zur Ernährungsberatung bei onkologischen Patienten eingesetzt werden.

Die krebsassoziierte Unterernährung führt zu Müdigkeit, Abnahme der körperlichen Leistungsfähigkeit, Antriebsverlust und psychischer Erschöpfung und insgesamt einer Verminderung der Lebensqualität. Patienten mit onkologischen Erkrankungen tragen per se ein hohes Risiko, im Laufe ihrer Erkrankung eine Unterernährung entwickeln.

Beispiel: Ernährungstherapie in der Arztpraxis

Die gesundheitsökonomischen Zahlen sprechen für sich: Adipositas, Hypertonie, die Koronare Herzerkrankung (KHK) und weitere ernährungsbedingte Erkrankungen nehmen stetig zu. Kardiovaskuläre Erkrankungen stehen unverändert an der Spitze der häufigsten Todesursachen, wie die aktuellen Daten des Statistischen Bundesamtes zeigen. Unbestritten ist, dass die Arteriosklerose durch einen ungesunden Lebensstil begünstigt wird. Fehlernährung, Stress und Bewegungsmangel führen nicht nur zu Bluthochdruck, Koronarer Herzerkrankung und Herzinsuffizienz, sondern erhöhen auch deutlich das Risiko, einen Schlaganfall zu erleiden.

Eine gesunde Lebensweise kann das Risiko einer Krebserkrankung oder anderer Erkrankungen zwar nicht ausschließen. Aber sie kann es verringern.

Sie können in Ihrer Arztpraxis viel dagegen unternehmen – Stichwort: Primärprävention. Ein erster Schritt ist die kompetente Ernährungsberatung. Naturheilverfahren bieten hierzu einen sehr guten Ansatz, sowohl in der Prävention als auch zur unterstützenden Behandlung kardiovaskulärer Erkrankungen.

Gesundes Essen gehört zu unseren wichtigsten Gesundheitsressourcen. Nach wie vor wird eine mediterrane Ernährung empfohlen, aber auch die vegetarische Vollwerternährung kann Erkrankungen vorbeugen und die Risiken bei bereits bestehenden kardiovaskulären Krankheiten reduzieren. Vor dem Hintergrund der Empfehlung, mindestens fünf Portionen Obst und Gemüse pro Tag zu verzehren, ist das Ernährungsverhalten von Erwachsenen, Kindern und Jugendlichen insgesamt ungünstig.

Merke

Die Deutsche Gesellschaft für Ernährung (DGE) empfiehlt etwa 650 mg Obst und Gemüse pro Tag – Nimm „5 am Tag" (www.dge.de). Die enthaltenen Ballaststoffe regen nicht nur die Darmtätigkeit an, sondern es wird auch die die Versorgung mit ausreichend Vitaminen, Mineralstoffen und sekundären Pflanzenstoffen gewährleistet.

Weit mehr als die Hälfte der erwachsenen Bundesbürger ist übergewichtig oder adipös und auch Kinder und Jugendliche werden immer dicker. Eine Herausforderung für den Arzt liegt darin, alle Erwachsenen, Kinder und Jugendlichen zu einer gesunden Ernährungsweise zu motivieren und den negativen gesundheitlichen Trends entgegenzuwirken:

- Gewicht reduzieren, weniger fetthaltige und süße Nahrungsmittel.
- Viel Obst und Gemüse. Idealerweise mediterrane Kost mit Oliven, Sonnenblumenöl und öfter Fisch statt Fleisch. Fettverdauung durch Artischocken aktivieren.
- Keine zuckerhaltigen Getränke, lieber Kräutertee oder Grüner Tee.
- Regelmäßige Bewegung, Gymnastik, Joggen, Fahrrad fahren oder Walken.
- Und natürlich: konsequenter Nikotinverzicht.

Moderne naturheilkundliche Ernährungskonzepte setzen sich aus unterschiedlichen Komponenten zusammen, die neben der Ernährungsberatung auch eine reduzierte Kalorienzufuhr, individuelle Esspläne, körperliche Bewegung und eine Verhaltensmodifikation umfassen.

2.2.5 Phytotherapie – pflanzliche Arzneimittel

Im Sinne der klassischen Naturheilkunde versteht man unter Phytotherapie die Behandlung mit Phytotherapeutika, die als arzneilich wirksame Stoffe ausschließlich Pflanzen, Pflanzenteile oder Pflanzenbestandteile in bearbeitetem oder unbearbeitetem Zustand enthalten. Seit 2000 werden Phytotherapeutika in der EU als „herbal medicinal products“ bezeichnet.

Die Herstellung von Phytopharmaka ist sehr vielfältig. Verwendet werden entweder die komplette Pflanze oder die Blüten, Blätter, Wurzeln, Früchte oder Samen. Diese werden zu Frischpflanzensäften und Pflanzenauszügen gepresst oder in getrockneter und pulverisierter Form zu Tabletten oder Tees weiterverarbeitet. Heilpflanzen werden außerdem zu Salben, Ölen und Badezusätzen für die äußerliche Anwendung sowie zu ätherischen Ölen in der Aromatherapie verarbeitet. Für eine angemessene Qualität der Phytopharmaka müssen die Beschaffenheit der verwendeten Pflanzen und anderen Ausgangsstoffe ebenso wie die Herstellungsbedingungen besonderen Standards genügen. Grundlage für eine bestmögliche pharmazeutische Qualität ist eine hohe und gleichbleibende Qualität der Ausgangsstoffe. Der Wirkstoff eines Phytopharmakons ist in der Regel ein Extrakt in seiner Gesamtheit.

Merke

Nicht zu den Phytotherapeutika zählen Zubereitungen aus Heilpflanzen, wie sie in der Homöopathie, der Anthroposophischen Medizin oder bei der Bachschen Blütentherapie Verwendung finden.

Dass die Wirkung der Phytopharmaka nicht durch die Wirkung eines einzelnen Inhaltsstoffes bedingt ist, sondern verschiedene Inhaltsstoffe an dem Gesamteffekt der Arzneipflanze beteiligt sind, erschwert sowohl die Untersuchung im pharmakologischen Experiment als auch die Wirkstoffanalyse. Mehrere Substanzen eines Phytopharmakons können additive Effekte haben, sich aber auch gegenseitig aufheben.

Für eine Vielzahl von Arzneipflanzen konnten aufgrund der vorliegenden klinischen Studien systematische Reviews bzw. Metaanalysen durchgeführt werden, sodass sie auch höhere Stufen des evidenzbasierten Niveaus erreichen. Viele Studien haben auch gezeigt, dass die Extrakte infolge der Vielzahl ihrer Inhaltsstoffe ein breites Indikationsspektrum bei sehr guter Verträglichkeit vorweisen.

Die Phytotherapie ist einerseits Teil einer modernen Arzneimitteltherapie, andererseits stellt sie selbst die Arzneimitteltherapie der Naturheilkunde und vieler komplementärmedizinischer Bereiche dar. Sowohl von Ärzten als auch von Patienten werden zunehmend Präparate und Zubereitungen aus außereuropäischen Medizintraditionen verwendet; dazu gehören

- Arzneipflanzen der Traditionellen Chinesischen Medizin (TCM),
- der Ayurvedischen Medizin,
- der japanischen Kampoo-Medizin
- sowie Einzelbeispiele wie indischer Weihrauch oder australischer Teebaum.

Nicht selten sind für diese Arzneien und Heilpflanzen und deren Zubereitung nur wenige klinische Daten verfügbar. Und häufig wird auch nicht berücksichtigt, dass gleich lautende Symptome in anderen Sprachen auch unterschiedliche Bedeutungen haben können.

Von den derzeit etwa 400 000 bekannten Pflanzenarten werden etwa 50 000–70 000 Arten weltweit als Heilmittel genutzt. Nach Angaben der *World Health Organisation* (WHO) verwenden etwa 80 % der Weltbevölkerung Heilpflanzen. Pflanzliche Arzneimittel machen auch einen bedeutenden Teil des pharmazeutischen Marktes der Bundesrepublik Deutschland aus und spielen insbesondere im Rahmen der Selbstmedikation – also der eigenverantwortlichen Maßnahmen mit rezeptfreien Arzneimitteln zur Erhaltung der Gesundheit und zur Vorbeugung von Gesundheitsstörungen – eine große Rolle. Für rezeptfreie Arzneimittel wurden in deutschen Apotheken im Jahr 2012 insgesamt 5.60 Milliarden Euro (Endverbraucherpreise) ausgegeben. Phytopharmaka hatten davon einen Anteil von rund 22 % bei einem Betrag von etwa 1,22 Milliarden Euro. (► Tab. 2-1)

Tab. 2-1 Apothekenumsätze mit rezeptfreien pflanzlichen und homöopathischen Arzneimitteln 2012

	In Mio. Euro	+/- % gegenüber Vorjahr	% Anteil
Verordnete rezeptfreie pflanzliche Arzneimittel	196,4	- 1,2	4
Verordnete rezeptfreie homöopathische Arzneimittel	92,7	- 0,7	2
Selbstmedikation mit pflanzlichen Arzneimitteln	1.033,6	+ 0,4	18
Selbstmedikation mit homöopathischen Arzneimitteln	359,8	+ 4,5	6
Summe rezeptfreier pflanzlicher und homöopathischer Arzneimittel	1.682,5	+ 1,0	30
Andere rezeptfreie Arzneimittel	3.925,0	+ 1,1	70
Gesamt	**5.607,5**	**+ 0,5**	**100**
Umsatz 2012 in Mio. Euro; Veränderung gegenüber dem Vorjahr in % und Anteil an allen Apothekenverkäufen 2012 (Quelle:www.bah-bonn.de)			

Nach Angaben des Bundesverbandes der Arzneimittelhersteller (BAH) werden jedes Jahr europaweit 3,5 Milliarden Euro mit pflanzlichen Arzneimitteln erwirtschaftet. Wie aus Tabelle 2-1 ersichtlich ist, fällt etwa ein Drittel davon in Deutschland an.

In Europa zugelassene Phytotherapeutika haben ein sehr breites pharmakologisches und therapeutisches Wirkungsprofil. Sie werden als Monotherapie angewendet oder adjuvant und sind in der Regel mit anderen medikamentösen und nicht medikamentösen Verfahren gut kombinierbar. In der Kombination von onkologischer und naturheilkundlicher Therapie können Heilpflanzen dazu beitragen, die Nebenwirkungen von Chemotherapie, Bestrahlung oder auch der antihormonellen Behandlung zu lindern.

Inhaltsstoffe von Pflanzen können allerdings die Wirkung von Medikamenten beeinträchtigen, indem sie zum Beispiel deren Bioverfügbarkeit verändern. Es treten aber auch Wechselwirkungen mit onkologischen Therapien auf:

- **Johanniskraut (Hypericum perforatum)**
  Bei leichten bis mittelschweren Depressionen kann eine vergleichbare Wirksamkeit zu chemisch-synthetischen Antidepressiva erreicht werden.
  Johanniskrautpräparate bessern die Hitzewallungen bei Frauen, wie sie auch durch eine Antihormonbehandlung bei Brustkrebs auftreten können. Wegen beider Indikationen werden Johanniskrautpräparate von krebskranken Patienten häufig eingenommen. Zumindest während der onkologischen Therapie ist davon jedoch dringend abzuraten. Zu beachten ist, dass Johanniskraut das für den Abbau vieler Arzneistoffe verantwortliche Cytochrom C 450 induziert und somit eine Vielzahl von Wechselwirkungen mit anderen Medikamenten aufweist. Johanniskraut sollte daher insbesondere nicht während einer Chemotherapie empfohlen werden.
- **Curcuma longa (Curcumin)**
  Wirkungsverstärkung von Antikoagulanzien, Aggregationshemmertherapie
- **Granatapfel (Punica granatum)**
  Verminderung der Tamoxifen-Wirkung durch Anti-Aromatase-Aktivität
- **Grapefruit**
  Beeinflusst den Östrogenstoffwechsel; vielfältige Interaktionen (hemmt die Abbauenzyme von Tyrosinkinasen)
- **Grüner Tee**
  Verstärkung der Doxouribicin-Wirkung
- **Extrakte aus Pflanzen, die Phytoöstrogene enthalten**
  Patientinnen mit Krebsarten, die Hormonrezeptor-positiv sind, sollten auch Extrakte aus Pflanzen meiden, die Phytoöstrogene enthalten, wie etwa Rotklee, Soja oder Wilde Yamswurzel. Auch Ginseng und Granatäpfelkonzentrate sollten nicht eingenommen werden (Hübner 2008; Markmann et al. 2013).

Wie die kleine Auswahl an Phytotherapeutika zeigt, dürfen auch diese nicht kritiklos eingesetzt werden. Immer muss der behandelnde Arzt darauf achten, ob die Phytotherapie eine gleichzeitig notwendige medizinische Behandlung nicht negativ beeinflusst. Trotz der gut belegten geringen Nebenwirkungsrate haben auch Phytotherapeutika gewisse Anwendungsrisiken, Wechselwirkungen und unerwünschte Arzneimittelwirkungen, die bei deren Anwendung berücksichtigt werden müssen.

Praxistipp

Die Verordnung von Phytopharmaka, die nicht der Leistungspflicht der Gesetzlichen Krankenversicherungen (GKV) unterliegen, sollten immer auf einem „Grünen Rezept" erfolgen, um die Compliance der Patienten zu verbessern und die ungerichtete Selbstmedikation zu vermeiden.

Beispiel: Phytotherapie in der Arztpraxis

Pflanzliche Arzneien sind ein wichtiger Bestandteil der Pharmakotherapie und werden vor allem bei subakuten und chronischen Erkrankungen verordnet. Sie sind als Mono- aber auch als Kombinationspräparate erhältlich.

Bei *nervösen Unruhezuständen* und *Schlafstörungen* werden Zubereitungen aus Baldrian, Hopfen, Passionsblume, Melisse und Lavendel als Sedativa angewandt. Bei leichteren bis mittleren *depressiven Episoden* kann ein Johanniskrautpräparat verordnet werden. Wie bei allen Antidepressiva setzt die Wirkung nicht sofort, sondern mit einer Latenz von 2–3 Wochen ein.

Standardisierte Ginkgo-biloba-Extrakte verbessern die psychomotorischen Funktionen und sind auch im Hinblick auf die kognitiven Funktionen national und international wissenschaftlich sehr gut untersucht. So liegen mehrere Metaanalysen und Reviews zu hirnorganischen Leistungsstörungen vor, bei denen Ginkgo-biloba gegenüber Placebo eine Verbesserung der Aufmerksamkeit, Konzentrationsfähigkeit und Gedächtnisleistung zeigt. Insofern gehört Ginkgo-Biloba mit zu den am besten untersuchten pflanzlichen Arzneien. Ginkgo ist demnach indiziert bei *Hirnleistungsstörungen und beginnender Demenz*. Auch bei *Tinnitus und Hörsturz* ist Ginkgo wegen seiner hämodynamischen und hämorrheologischen Wirkungen indiziert.

Weißdornblätter und -blüten enthalten Flavonoide und oligomere Procyanide. Wie aus Konzentrationswirkungs-Untersuchungen an isolierten Herzmuskelzellen hervorgeht, besitzt Weißdorn eine positiv inotrope und positiv dromotrope Wirkung. Außerdem senkt er die Nachlast und steigert die koronare Durchblutung.

Im Gegensatz zu Digitalis-Glykosiden haben Weißdorn-Präparate eine große therapeutische Breite. Weißdorn ist indiziert bei nachlassender Leistungsfähigkeit des Herzens entsprechend einer *Herzinsuffizienz* Stadium NYHA II-III.

Rosskastanie ist indiziert bei Beschwerden und *Erkrankungen der Beinvenen*, bei Schmerzen und Schweregefühl in den Beinen und nächtlichen Wadenkrämpfen.

Bei *Atemwegserkrankungen* mit Reizhusten stehen Spitzwegerichkraut und Efeublätter zur Verfügung. *Magen-Darm-Beschwerden* lassen sich mit Präparaten aus Kümmel- oder Pfefferminzöl oder Fenchel gut behandeln. Bei *Obstipation* kann Indischer Flohsamen eingesetzt werden, bei unspezifischen *Durchfallerkrankungen* Eichenrinde und Heidelbeeren.

Zur unterstützenden Behandlung von *Lebererkrankungen* stehen Extrakte aus Mariendistel zur Verfügung und für die Behandlung der benignen Prostatahyperplasie können Extrakte aus Sägepalmfrüchten oder Brennesselwurzel eingesetzt werden.

Bei *Erkrankungen des Bewegungs- und Stützapparates* wirkt die Weidenrinde analgetisch, Teufelskrallenwurzel analgetisch und antiphlogistisch. Auch ätherische Öle zur äußeren Anwendung wie Arnika (antiphlogistisch) und Pfefferminzöl (analgetisch) werden in der Naturheilkunde eingesetzt. Zur Behandlung von *Verletzungen der Haut* bieten sich Zubereitungen aus Ringelblume (Calendula), Hamamelis oder Salben aus Kamillenblüten an.

2.3 Erweiterte Naturheilverfahren

Die gebotenen Möglichkeiten der Naturheilkunde sind äußerst mannigfaltig und können die Praxisleistungen enorm bereichern. Naturheilkundliche Behandlungen sind längst Bestandteil vieler ärztlicher Verordnungen, ohne dass sich der verordnende oder behandelnde Arzt dessen immer bewusst wäre. Neben den klassischen Naturheilverfahren gibt es jedoch eine Vielzahl weiterer Verfahren, die als „erweiterte Naturheilverfahren" bezeichnet werden.

Auch bei den GKV-Leistungen sind die Behandlungsmethoden und Arznei- und Heilmittel der besonderen Therapierichtungen keineswegs gänzlich ausgeschlossen. Zu den besonderen Therapierichtungen nach dem Arzneimittelgesetz (AMG) gehören

- die Homöopathie,
- die Phytotherapie und
- die Anthroposophische Medizin.

Der Gesetzgeber räumt diesen besonderen Therapierichtungen im deutschen Arzneimittelgesetz (AMG) einen Sonderstatus ein. Arzneimittel dieser Gruppe müssen ihre Wirksamkeit nicht wie konventionelle Pharmaka in unabhängigen Studien unter Beweis stellen, um von der gesetzlichen Krankenversicherung (GKV) erstattet werden zu können. Ihre Beurteilung erfolgt in speziellen Kommissionen (Kommission C für anthroposophische Arzneimittel, Kommission D für homöopathische Arzneimittel und Kommission E für pflanzliche Arzneimittel), die medizinischen Sachverstand der jeweiligen Therapierichtung in die Arbeit des Bundesinstituts für Arzneimittel und Medizinprodukte (BfArM) einbringen. Vor der Verordnung von Arzneien oder Heilmitteln auf Kassenrezept sollten Sie bei der Pharmakotherapie-Beratung Ihrer kassenärztlichen Vereinigung (KV) sicherheitshalber bezüglich der Verordnungsfähigkeit im Rahmen der besonderen Therapierichtung nachfragen und sich beraten lassen um einem möglichen Arzneimittelregress vorzubeugen.

2.3.1 Ausleitende Verfahren

Der Begriff ausleitende Verfahren ist historisch bedingt und stammt aus der Humoralpathologie, die von der Antike bis in das 19. Jahrhundert Grundlage aller abendländischen Krankheitslehren war. Zu den ausleitenden Verfahren in der Komplementärmedizin zählen vor allem der Aderlass, die Schröpf- und die Blutegeltherapie. Aus- und ableitende Verfahren unterstützen den Körper darin, Stoffwechselendprodukte auszuscheiden. Die Wirkungsweise beruht wahrscheinlich auf einem direkten pharmakologischen oder immunologischen Effekt oder auf vegetativ-reflektorischen Vorgängen im Sinne eines Reiz-Reaktions-Mechanismus.

Hirudo medicinalis, der medizinische Blutegel, gehört zur Familie der Ringelwürmer, Verwandten des Regenwurms. Aktuell werden in Deutschland pro Jahr etwa 350 000 Blutegel für therapeutische Zwecke gezüchtet. Kontrolliert randomisierte Studien liegen für die Indikationen chronischer Schmerzen bei Gonarthrose und Rhizarthrose sowie bei der Epicondylitis vor. In allen diesen Untersuchungen führte die Blutegeltherapie zu einer signifikanten und langanhaltenden Schmerzreduktion, die beispielsweise bei der Gonarthrose auch noch nach sechs Monaten nachweisbar blieb.

Die Wirkungsweise beruht unter anderem auf dem akuten Mikroaderlass, was eine lokale Entstauung zur Folge hat. Dies führt zu einer deutlichen Verminderung der lokalen Viskosität mit Verbesserung der Fließeigenschaften des Blutes vor allem im Bereich der Endstrombahnen. Außerdem enthält der Speichel des Egels eine Reihe von Enzymen mit antiphlogistischer sowie schmerzlindernder Wirkung.

2.3.2 Elektrotherapie

Die Anwendung von Strom in der physikalischen Therapie nennt man Elektrotherapie. Bei der Elektrotherapie wird elektrische Energie für Heilzwecke verwendet. Elektrotherapeutische Verfahren werden nach der eingesetzten Frequenz unterschieden:

- Elektrotherapie im Niederfrequenzbereich (0–1 KHZ)
- Gleichstromtherapie (Galvanisation) und Reizstrombehandlung.
- Elektrotherapie im Mittelfrequenzbereich (1–100 KHZ)
- Interfrequenzstromverfahren (Nemec).
- Elektrotherapie im Hochfrequenzbereich (> 300 KHZ)
- Kurzwellentherapie und Mikrowellentherapie.

Von den mannigfaltigen und zahlreichen elektrotherapeutischen Verfahren lässt sich in der Hausarztpraxis vor allem die Reizstrombehandlung, die Mikrowellentherapie und die Transkutane elektrische Nervenstimulation (TENS) gut und problemlos anwenden. Allerdings sind die Reizstrom- und Mikrowellengeräte sehr kostenintensiv in der Anschaffung, so dass vor einer Investitionsentscheidung auch die Rentabilität unter wirtschaftlichen Gesichtspunkten bewertet werden sollte.

2.3.3 Mikrobiologische Therapie (Symbioselenkung)

Die mikrobiologische Therapie umfasst die orale oder parenterale Gabe von Mikroorganismen oder deren Bestandteilen oder Stoffwechselprodukten zu therapeutischen Zwecken. Am effektivsten ist die gezielte Anwendung von Probiotika auf Basis einer laborchemischen Stuhlanalyse. Zur mikrobiologischen Therapie stehen probiotische Nahrungsergänzungsmittel zur Verfügung. Orale Mikrobiologika werden bevorzugt bei Darmflorastörungen eingesetzt.

2.3.4 Neuraltherapie nach Huneke

Wegweisend für die moderne Neuraltherapie mit Lokalanästhetika war die Arbeit der Brüder Ferdinand und Walter Huneke, die 1925 die therapeutischen Möglichkeiten des Procains entdeckten. Sie fanden heraus, dass Procain, wenn es gezielt und am richtigen Ort injiziert wird, auf kutiviszeralen Reflexwegen unterschiedliche Reaktionen über die Head-Zonen hervorruft, durch die ein Heilungsprozess ausgelöst werden kann.

Schon bald gelang es auch, das sogenannte „Sekundenphänomen“ auszulösen: Durch Procaininjektion in das entzündete Umfeld einer alten Unterschenkelnarbe bei einer Patientin verschwanden schlagartig die Schmerzen an der Schulter der anderen Körperseite, die sich bis dahin trotz mehrfacher Behandlung als therapieresistent erwiesen hatten.

Bei der Neuraltherapie handelt es sich um ein Verfahren zur Behandlung von akuten und chronischen Schmerzen durch Lokalanästhetika, die direkt vor Ort oder indirekt über das Nervensystem wirken.

In der *Segmenttherapie* werden schmerzhafte Punkte und Areale, z. B. Triggerpunkte oder Muskelansätze, infiltriert, wodurch das gesamte Segment der betroffenen Spinalnerven beeinflusst werden kann. Zu einem Segment gehören alle Gewebe, die von einem Spinalnerv versorgt werden: Haut, Muskulatur, Knochen und viszerale Organe. Die Segmenttherapie wird vor allem bei lokal begrenzten Schmerzbildern eingesetzt.

Sogenannte *Störfelder* (es kann sich um eine Narbe oder entzündetes Gewebe handeln) wirken auf umliegende Nerven und lösen damit einen manchmal weit vom Herd entfernten Schmerz oder eine Störung aus. Die Behandlung über das Störfeld nutzt intersegmentale neuronale Verknüpfungen aus, um nach seiner Blockade durch ein Lokalanästhetikum eine Schmerzlinderung in einem weit entfernten Areal zu erreichen. Bei chronischen Schmerzsyndromen wird häufiger die Störfeldbehandlung, seltener die Segmenttherapie angewandt.

Beide Therapien, die Segmenttherapie und die Störfeldtherapie, werden unter dem Begriff „Neuraltherapie nach Huneke" zusammengefasst. Teilbereiche der Neuraltherapie wie beispielsweise das Quaddeln gehören zur täglichen Praxis vieler Ärzte.

Praxistipp

Welche diagnostischen und therapeutischen Leistungen der Naturheilkunde Sie in Ihrer eigenen Praxis anbieten wollen, muss von Ihren persönlichen Vorstellungen, aber auch durch die Zusammensetzung Ihrer Patientenstruktur bestimmt sein.

2.4 Zusammenfassung

- Naturheilverfahren sind nicht nur unverzichtbar, sondern ein ganz wesentlicher Teil unserer modernen Medizin. Sie umfassen neben einer Vielzahl hochwirksamer Behandlungsmethoden, deren Anwendung vom Patienten mitgestaltet wird, auch ein umfangreiches diagnostisches und therapeutisches Repertoire.
- Naturheilmittel sind Heilpflanzen, wichtige Bestandteile unserer Nahrung, Heilwässer und natürliche Mineralien. Naturheilverfahren sind aber auch klimatische Faktoren, Bewegung, Ruhe, Wärme und Kälte. Und alle diese

Verfahren haben nicht nur eine körperliche, sondern auch eine psychische und beruhigende Wirkung auf den Patienten.

- Die Wirkungen der naturheilkundlichen Verfahren beruhen auf verschiedenen unspezifischen Wirkmechanismen. Sehr häufig sind es Reiz-Reaktionsmuster, die bei wiederholter Anwendung zu entsprechenden Reaktionen des Körpers führen.
- Die große Kunst für den Arzt ist, Naturheilverfahren optimal aufeinander abzustimmen und zu dosieren.

3 Homöopathie und verwandte Verfahren

Kleine Dosis, große Wirkung – es ist kaum zu bestreiten: Viele Patienten vertrauen auf die Homöopathie, und sie erwarten von ihren Ärzten nicht nur umfassende Kompetenzen in ganzheitlichen Heilmethoden, sondern wünschen auch häufig, homöopathisch behandelt zu werden.

Der homöopathisch arbeitende Arzt sollte offen sein für das Andere. Er muss die Situation des Patienten aus einer neuen und ungewohnten Sichtweise begreifen. Denn die homöopathische Therapie setzt ein individuelles Verständnis des Patienten und seiner Krankheitsgeschichte voraus. In diesem Zusammenhang ist die Homöopathie weniger ein Kompendium von Antworten auf Fragen als vielmehr der Versuch, die richtigen Antworten für den Patienten zu finden.

Auch für die Homöopathie liegen zahlreiche Studien vor, die die deren Wirkung bei unterschiedlichen Indikationen nachweisen konnten. Die Homöopathie wurde in über 300 kontrollierten Studien bewertet, deren Ergebnisse in Übersichtsarbeiten zusammengefasst und publiziert wurden. Ebenso wurden placebokontrollierte Studien zur Homöopathie durchgeführt. Diese zeigen allerdings keine einheitlichen Ergebnisse. Die Frage, ob Homöopathie Placebo überlegen ist, konnte bisher noch nicht abschließend geklärt werden.

Eine umfassende Expertenrecherche in klinischer Forschungsliteratur auf dem gesamten Gebiet der Komplementärmedizin ermöglicht Ihnen ein Recherche-Portal (www.cam-quest.org) der Carstens-Stiftung (www.carstens-stiftung.de), welches umfassende Informationen und klinische Studien zur Verfügung stellt. Unter dieser Internetadresse finden Sie auch eine umfangreiche Sammlung homöopathischer Kasuistiken.

Das homöopathische Spektrum ist vielseitig und umfasst weitaus mehr als die „klassische Homöopathie". Dieses Kapitel bietet eine erste Orientierung, skizziert Strategien für den Praxisalltag und gibt Tipps, die den Weg ebnen, um mit der Homöopathie im ärztlichen Alltag erfolgreich zu sein.

3.1 Klassische und erweiterte Homöopathie

Das Interesse an der Homöopathie ist bei Patienten und Ärzten ungebrochen. Sie zählt zwischenzeitlich mit zu den beliebtesten und von den Patienten am häufigsten nachgefragten komplementären Heilmethoden. Die Homöopathie hat auch Eingang in Krankenhäuser und Klinikabteilungen gefunden mit der

Möglichkeit, Homöopathie zumindest begleitend anzuwenden. Und kaum ein Bereich ist so selbstverständlich von der Homöopathie erobert worden wie das Zuhause der Patienten – es besteht eine beträchtliche Selbstmedikation.

Immer wieder erscheint der ein oder andere Patient in meiner Sprechstunde und informiert mich darüber, dass er bei seinem akuten Infekt mit Husten „sicherheitshalber" die Lunge abhören lassen wolle, aber keine Medikation benötige. Seine Ehefrau habe schon mit der Behandlung durch Globuli begonnen und es gehe ihm durch die häusliche Therapie schon viel besser. Auf meine Nachfrage, welche Arzneien ihnen denn verabreicht wurden, können die meisten Ehemänner keine genaue Auskunft geben. Allerdings erfahre ich, dass ihre Ehefrauen für alle Fälle eine gut sortierte Auswahl verschiedener homöopathischer Arzneien vorhalten. Patientinnen hingegen fragen häufig, welche ihrer Globuli oder Schüßler-Salze in der akuten Situation indiziert seien. Ein „Grünes Rezept" benötigen sie keines, da sie ja auf das häusliche Sortiment ihrer Globuli zurückgreifen können. Für viele meiner Patientinnen gehören vor allem Globuli und Schüßler-Salze inzwischen zur Grundausstattung ihrer Hausapotheke – Homöopathie betrachten sie als *die* sanfte Medizin für die ganze Familie.

> Die Homöopathie erfreut sich seit ihrer Gründung durch Samuel Hahnemann (1755–1843) auch weiterhin großer Beliebtheit, ist bei vielen Ärzten aber auch umstritten. Die Patienten entscheiden sich für die Homöopathie, weil sie vor allem eine sanfte und ganzheitliche Behandlungsmethode wünschen.

Die Homöopathie ist keine einheitliche Methode. Neben der „klassischen Homöopathie", die sich auf Samuel Hahnemann beruft und nur homöopathische Einzelmittel verwendet, wird von manchen Ärzten jedoch die „Komplexhomöopathie" bevorzugt und den Patienten in der täglichen Praxis verordnet und empfohlen.

Die klassische Homöopathie Viele klassische Homöopathen bevorzugen die Monotherapie. Sie halten an ihrem Grundsatz fest, die „reine" Homöopathie, wie sie Hahnemann gelehrt habe, sei am wirksamsten. Die Wahl des Homöopathikums als Einzelmittel erfolgt nach individueller Symptomkonstellation des Patienten. Die klassische Homöopathie beruht auf den Prinzipien der Ähnlichkeitsregel, der Potenzierung, der Arzneimittelprüfung und der Individualisierung.

Die Komplexmittelhomöopathie Als Komplexmittel werden in der Homöopathie aufeinander abgestimmte Präparate bezeichnet, die mehrere wirksame Einzelmittel enthalten. Dabei wird von einer synergistischen Wirkung ausgegangen.

Es gibt eine große Zahl homöopathischer Komplexmittel als Fertigarzneimittel, die im Gegensatz zu den homöopathischen Einzelmitteln meist mit einer Indikationsangabe versehen sind. Komplexmittel kommen häufig als Tropfen oder Tabletten in den Handel. Die Verwendung von Komplexmitteln kann die oft zeitraubende homöopathische Anamnese und Untersuchung des Patienten abkürzen und die Mittelwahl – wie sie für die „klassische Homöopathie" typisch ist – vereinfachen. Hahnemann selbst wies immer wieder und konsequent darauf hin, dass die Homöopathie immer nur eine Einzelmittelhomöopathie sei, weshalb er die Verordnung von Komplexmitteln unbeirrt ablehnte.

Die Homotoxikologie Die mit dem Arzt H.H. Reckeweg (1905–1985) untrennbar verbundene Homotoxikologie sieht Krankheit als Folge eines mit Homotoxinen überlasteten Organismus an. Die homotoxikologische Behandlung ist gegen diese Homotoxine gerichtet und soll das Immunsystem stimulieren. Dazu werden homöopathische Komplexmittel eingesetzt. Der ganzheitliche Ansatz der antihomotoxischen Therapie mit seinem Schwerpunkt auf der Förderung der Entgiftungsfunktion des Körpers erlaubt ebenfalls eine Kombination mit allen komplementärmedizinischen Therapieverfahren.

Die Biochemie nach Schüßler Hierbei handelt es sich um ein von dem deutschen Arzt Wilhelm Heinrich Schüßler (1821–1898) begründetes Verfahren mit homöopathisch potenzierten Mineralsalzen zur Stoffwechselnormalisierung. Schüßler suchte nach einer Möglichkeit, die homöopathische Anwendung auf einige wenige Arzneien – den Schüßler-Salzen – zu begrenzen. Die Biochemie nach Schüßler hat aber nichts mit der naturwissenschaftlichen Biochemie gemein. Bei der Biochemie nach Schüßler wird davon ausgegangen, dass ein Mensch gesund ist, wenn seine Körperzellen ausreichend über Mineralstoffe verfügen. Folglich werden Beschwerden und Erkrankungen mit mineralstoffhaltigen Homöopathika therapiert.

Der homöopathisch arbeitende Arzt interessiert sich für die gesamte Krankheitsgeschichte des Patienten und er nimmt sich im Allgemeinen für die Anamnese deutlich mehr Zeit als es in einer Arztpraxis sonst üblich und möglich ist. Die Symptome und Krankheitsempfindungen ergeben zusammen die Indikation für die Wahl der homöopathischen Arznei.

Eine Krankheit wird als Störung betrachtet, die den ganzen Menschen betrifft. Die Symptome des Patienten sollten denjenigen Symptomen, die eine Arznei bei der Prüfung an Gesunden hervorgerufen hat, möglichst ähnlich sein. Ziele der homöopathischen Therapie sind die Heilung aller Krankheitssymptome sowie die Harmonisierung des psychischen und physischen Gleichgewichts.

Merke

Das Wort „Homöopathie" ist zusammengesetzt aus den griechischen Wörtern *homoíos* (= ähnlich) und *páthos* (= Leid). Die schulmedizinische Behandlung von Krankheiten wurde von Hahnemann als „Allopathie" bezeichnet.

Prinzipiell ist Homöopathie bei vielen akuten und chronischen Krankheiten möglich. Die zu erwartenden therapeutischen Erfolge sind – ebenso wie in der Schulmedizin – vom Schweregrad und der Komplexität der Erkrankung abhängig.

Bei akuten Erkrankungen geben meist die Symptome den Ausschlag für die Arzneimittelwahl, bei chronischen Erkrankungen hingegen gilt es, den Krankheitsprozess in seiner Gesamtheit zu erfassen. Bei einer akuten Erkrankung wird ein homöopathisches Arzneimittel ausgewählt, dessen Arzneimittelbild der individuellen und lokalen Symptomatik am ehesten entspricht.

Bei der klassischen Homöopathie – auch als konstitutionelle Homöopathie bezeichnet – geht es darum, bei chronischen Krankheiten ein Arzneimittel auszuwählen, dessen Arzneimittelbild der gesamten Symptomatik des Patienten entspricht. Bei der Homöopathie kommt es allerdings nicht durch das gewählte Medikament zur Heilung, sondern durch die Anregung der Selbstheilung (Bellavite et al. 2005) als Reaktion auf die „richtige" Arzneimittelgabe.

Die Homöopathie ist ein eigenständiges medizinisches Heilverfahren, wird aber auch in Kombination mit anderen komplementären Verfahren eingesetzt, um das Therapieergebnis insgesamt zu verbessern.

3.1.1 Die Anfänge der Homöopathie

Die Geschichte der Homöopathie beginnt im Jahre 1796, als der Arzt Samuel Hahnemann eine erste Version seines *Ähnlichkeitsprinzips* publizierte. Seine Studien brachten ihn zu dem Ergebnis, dass ein Medikament nur dann gegen eine Krankheit wirkt, wenn es beim Gesunden in der üblichen Dosierung ähnliche Symptome auslöst wie die Krankheit selbst. Er nannte das Prinzip „similia similibus curentur", was so viel meint wie „Ähnliches mit Ähnlichem heilen".

Dieses Simile-Prinzip ist eine der Säulen der Homöopathie und eines der Merkmale, durch das sich die Homöopathie von anderen Methoden – wie der Anthroposophischen Medizin, der naturheilkundlichen Phytotherapie oder der Arzneimitteltherapie der Traditionellen Chinesischen Medizin (TCM) – unterscheidet.

Merke

Die Grundlagen der Homöopathie sind:

- die Ähnlichkeitsregel,
- die Arzneimittelprüfung am Gesunden und
- die Potenzierung bei der Herstellung homöopathischer Arzneien.

Bis zur endgültigen Formulierung der Homöopathie als Heilkunde war es aber noch ein weiter Weg. Im Jahr 1807 prägte Hahnemann den Begriff „Homöopathie" und erst 1810 veröffentlichte er schließlich mit seinem Hauptwerk, dem „Organon der rationellen Heilkunde" (Organon griech. Werkzeug) – ab der 2. Auflage als „Organon der Heilkunst" bezeichnet (Hahnemann 1982) – seine erste große Abhandlung über das Thema Homöopathie. Die Homöopathie beruht, so betont Hahnemann in seinem Hauptwerk immer wieder, auf Erfahrung.

Im folgenden Jahrzehnt erschien dann das sechsbändige Werk „Materia medica pura", in dem er die Symptome beschrieb, die mit 67 homöopathischen Medikamenten behandelt werden konnten. Hahnemann hatte für die Homöopathie eine solide Grundlage geschaffen und die Art, wie sie praktiziert wird, hat sich in den letzten 200 Jahren kaum noch geändert.

3.1.2 Praktische Homöopathie

Das wichtigste Instrument von Diagnostik und Therapie ist die homöopathische Anamnese. Sie steht am Anfang jeder Behandlung und ist ein wesentlicher Baustein der gesamten Therapie. Der Arzt nimmt sich hierfür etwa eine Stunde Zeit und führt eine umfangreiche, schriftliche Aufzeichnung durch. Er führt den Patienten durch *offene Fragen*, die ihm viel Raum für Antworten lassen. Eine Auflistung sondiert dann die anamnestischen Angaben und Untersuchungsergebnisse und lässt sich – wie in einem Puzzle – zu einem Gesamtbild der Krankheit und dem Kranken zusammensetzen. Anschließend zieht der Arzt seine Symptom- und Arzneimittel-Listen zu Rate, um die für den Patienten passende homöopathische Arznei zu finden.

Wer als Arzt beginnt, die Homöopathie in seine tägliche Praxis einzubeziehen, kann anfangs noch keinen Überblick über die vielen homöopathischen Arzneimittel besitzen, die für seine Patienten und deren typische Symptome in Frage kommen. Aus Sicht des Praktikers ist es zunächst empfehlenswert, nur wenige Indikationen und die zugehörigen homöopathischen Arzneimittel anzuwenden. Hierzu werden den typischen Krankheitsbildern häufig verwendete und bewährte Arzneimittel zugeordnet.

Dieses pragmatische Vorgehen empfiehlt sich vor allem bei akuten Erkrankungen. Die Arznei wird dabei auf der Grundlage der wichtigsten Symptome und der Diagnose in einem entsprechenden Nachschlagewerk ausgesucht. Mit der Zeit entsteht für Ihre Praxis eine Indikationsliste bewährter homöopathischer Arzneimittel und Sie sammeln Erfahrung in deren Anwendung. Die eigene Indikationsliste ist als Hilfe für die tägliche Praxis gedacht und ein guter Einstieg in die Homöopathie. Eine weitere Strategie für den Anfang ist auch die Komplexmittelhomöopathie. Komplexmittel werden auf Diagnosen bezogen verabreicht und lassen sich entsprechend der schulmedizinischen Indikationen anwenden.

Praxistipp

Stellen Sie sich ein therapeutisches Set mit den wichtigsten homöopathischen Medikamenten als Grundausstattung für Ihre Praxis zusammen. Homöopathische Globuli lassen sich eventuell auch als Sprechstundenbedarf beziehen. Für meine eigene Arztpraxis kann ich in Baden-Württemberg derzeit in jedem Quartal verschiedene homöopathische Arzneien als Sprechstundenbedarf rezeptieren.

Die folgende Abbildung zeigt eines meiner Sprechzimmer. Auf dem Schreibtisch sehen Sie eine Vorrichtung aus Holz, in der ich die wichtigsten homöopathischen Medikamente in Reichweite habe (► Abb. 3-1).

Ideal sind Sortierplatten oder Sortierleisten aus Holz, die für homöopathische Flaschen und Gläser aller gängigen Durchmesser zur Verfügung stehen, wie die Homöopathie-Treppe auf meinen Schreibtisch, die ich Ihnen in der nachfolgenden Abbildung nochmals vergrößert zeige (► Abb. 3-2).

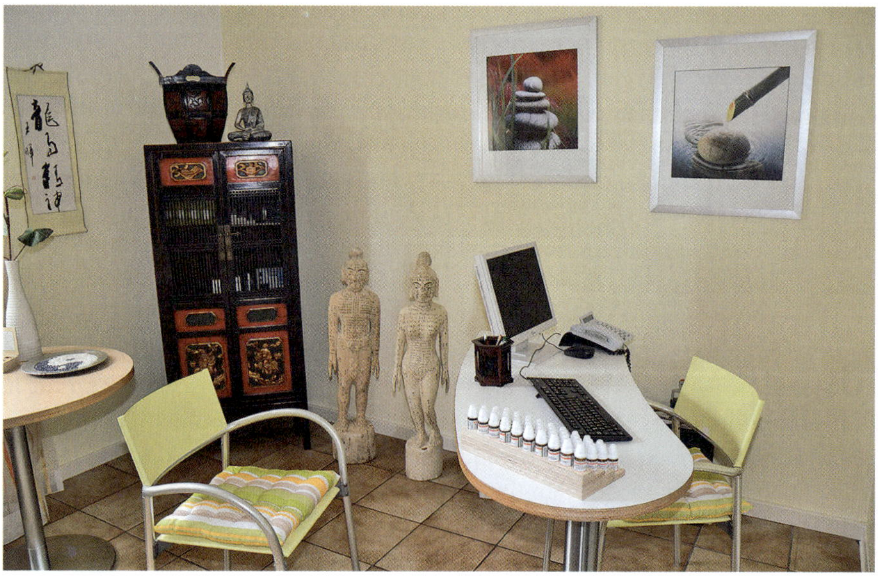

Abb. 3-1 Blick in eines meiner Sprechzimmer von der Türe aus. Auf dem Schreibtisch ist die Vorrichtung für homöopathische Medikamente zu sehen.

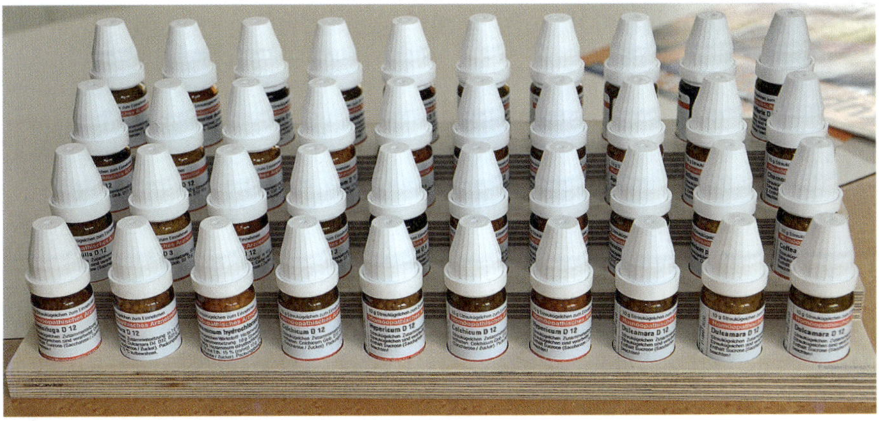

Abb. 3-2 Die Globuliflaschen lassen sich übersichtlich sortieren.

3.1.3 Die Ähnlichkeitsregel – Similia similibus curentur

Als wichtigste Regel der Homöopathie gilt die Ähnlichkeitsregel. Um allerdings nach dem Simile-Prinzip behandeln zu können, ist eine umfassende Kenntnis der Wirkungen möglichst vieler homöopathischer Arzneistoffe auf den menschlichen Organismus Voraussetzung. Selbstverständlich benötigt auch der homöopathische Arzt eine exakte klinische Diagnose, um eine Prognose stellen und entscheiden zu können, ob eine homöopathische Therapie im vorliegenden Fall überhaupt indiziert ist.

Wenn dies der Fall ist, richtet er sein Augenmerk aber in erster Linie auf die streng individuellen Symptome und Zeichen, die den Patienten von allen anderen Patienten mit derselben Krankheit unterscheiden. Diese werden durch eine spezielle homöopathische Anamnesetechnik ermittelt, die Hahnemann in seinem „Organon der Heilkunst" beschreibt. Die so gewonnenen Symptome werden anschließend nach ihrer Wertigkeit geordnet. Nach Interpretation aller Symptome des Patienten versucht der Arzt, die für den Patienten und seine Erkrankung passende homöopathische Arznei zu finden.

Merke

Der Arzt orientiert sich bei der Wahl des Homöopathikums nicht an der klinischen Diagnose, sondern an der vollständigen, individuellen Symptomatik des Patienten. So können bei gegebener Diagnose je nach individueller Symptomatik auch unterschiedliche homöopathische Arzneien indiziert sein.

3.1.4 Die Arzneimittelprüfung am Gesunden

Die zweite Säule der Homöopathie ist die Arzneimittelprüfung am Gesunden. Sie bildet die Grundlage für das Wirkungsprofil homöopathischer Arzneimittel. Bei einer homöopathischen Arzneimittelprüfung erhalten gesunde Probanden über einen definierten Zeitraum eine arzneilich wirksame Substanz. Danach werden alle auffallenden körperlichen und seelischen Veränderungen notiert. So wird bei der Arzneimittelprüfung ein umfangreiches, detailliertes Wissen über die jeweiligen Substanzen erworben. Die Prüfsymptome aller Probanden werden zusammengestellt und bilden die Grundstruktur für das Arzneimittelbild der Homöopathie. Zur Erleichterung der Suche nach einer homöopathischen Arznei wurden spezielle Sammelwerke erarbeitet, die als „Repertorien" bezeichnet werden. Es sind Register, Verzeichnisse, Bücher und Nachschlagewerke. Im Repertorium sind unter den einzelnen Organsystemen Empfindungen und Modalitäten der einzelnen Arzneien aufgeführt.

Merke

Die Beschreibungen der einzelnen Arzneimittelbilder sind zu Arzneimittellehren zusammengefasst, die in ihrer Gesamtheit auch „Materia medica" genannt werden. Die aktuelle Materia medica umfasst etwa 3 000 Arzneimittel, die ständig ergänzt werden. Daneben existieren sogenannte „Repertorien", in denen alle Symptome in einer systematischen Anordnung aufgelistet sind. Diesen sind Arzneimittel zugeordnet, die das Symptom in der Prüfung hervorgebracht oder am Kranken geheilt haben. Das Repertorium ist gewissermaßen ein Hilfsmittel, um die sehr umfangreiche homöopathische Materia medica zu meistern. Beides, die Materia medica und die Repertorien, sind das wichtigste Handwerkszeug des homöopathisch arbeitenden Arztes.

3.1.5 Potenzierung – die Herstellung homöopathischer Arzneimittel

Der homöopathische Arzneischatz ist umfangreich und vielfältig. Es sind mehr als 3 000 homöopathische Einzelmittel im Handel erhältlich. Die Gruppe der homöopathisch-pflanzlichen Arzneimittel ist mit Abstand am größten. Aber auch homöopathische Arzneien tierischer und mineralischer Art finden sich in ihrem Spektrum wieder.

Daneben werden aber auch sogenannte *Nosoden* verwendet. Der Begriff „Nosode" kommt aus dem Griechischen (*nosos* = Krankheit). Unter einer Nosode versteht man ein aus Krankheitserregern oder Krankheitsprodukten hergestelltes Arzneimittel.

Eine weitere Besonderheit der Homöopathie ist die *Potenzierung*. Ausgangssubstanzen dafür sind die „Urtinkturen". Dabei handelt es sich um alkoholische

Auszüge der Ausgangssubstanzen. Die Potenzierung selbst ist die schrittweise Verdünnung dieser Urtinkturen bei gleichzeitiger „Dynamisierung", d.h. rhythmischer Verschüttelung, der Flüssigkeiten.

Merke

Homöopathische Arzneimittel werden nicht in ihrer Urform eingenommen, sondern auf eine bestimmte Art zubereitet. Durch stufenweises Verdünnen und Aufschütteln entsteht die homöopathische Arznei.

Die Potenzen eines homöopathischen Arzneimittels werden in Buchstaben-Zahlen-Kombinationen angegeben. Die Zahl hinter dem Buchstaben gibt an, wie oft die Substanz verdünnt wurde. Der Buchstabe gibt das Verdünnungsverhältnis an. Die Verdünnung kann in 10er-Schritten (D-Potenzen), in 100er-Schritten (C-Potenzen) oder in den sehr selten verordneten 50 000er-Schritten (Q- und LM-Potenzen) erfolgen. Die Anzahl der Potenzierungsschritte wird durch die hinter dem Buchstaben stehende Zahl angegeben. Die Potenz D1 entspricht dem Verhältnis 1:10, die Potenz D2 dem Verhältnis 1:100 und die Potenz D3 entspricht dem Verhältnis 1:1 000 usw. (► Tab. 3-1)

Für die traditionelle homöopathische Darreichungsform der *Globuli* werden die Verdünnungen nach der Potenzierung auf kleine Kügelchen aus Saccharose aufgebracht. Diese Globuli sollte man nicht schlucken, sondern im Mund zergehen lassen. Üblicherweise lässt man drei bis fünf Globuli im Mund zergehen. Bei einer akuten Erkrankung wird empfohlen, die Globuli in einem kleinen Glas Wasser aufzulösen und häufiger einen kleinen Schluck zu nehmen. Neben diesen Streukügelchen gibt es auch homöopathische Tropfen (Dilutionen), Pulver, Salben, ölige Einreibungen sowie Nasen- und Ohrentropfen.

Tab. 3-1 Bezeichnung homöopathischer Potenzen
Als Grundlage für die Verordnung dienen sowohl Symptomlisten (Repertorien) als auch Arzneimittellisten (Materia medica).

Bezeichnung	Schreibweise	Gebräuchliche Potenzstufen
Tiefpotenzen	D1-D11 C1-C11	D4, C4 D6, C6
Mittlere Potenzen	D12-D29 C12-C29	D12 C12
Hochpotenzen	Ab D30/C30	D 30, C30 D200, C200

Ein *Cochrane-Review* (Han et al. 2011) verweist auf positive Studien zu homöopathischen Arzneien zur Prophylaxe der akuten Dermatitis während einer Strahlentherapie und auf die Mundspülung mit homöopathischen Mitteln zur Behandlung der chemotherapieinduzierten Stomatitis.

Homöopathische und anthroposophische Arzneimittel können auch injiziert werden – zu diesem Zweck sind sie in Ampullen abgefüllt. Es ist möglich, Spritzen direkt in betroffene Gebiete des Bewegungsapparates zu geben, um lokale Beschwerden zu lindern, oder in Akupunkturpunkte, um die zugeordneten Organe oder Funktionen gezielt zu beeinflussen.

> Hahnemann ging es bei der Potenzierung weniger um eine Verdünnung der Stoffe als vielmehr um eine schrittweise Freisetzung der den homöopathischen Substanzen innewohnenden Kräfte.

Beispiel: Homöopathie in der Arztpraxis

Bei den homöopathischen Arzneien gibt es verschiedenen Darreichungsformen wie Globuli, Tabletten, Dilutionen, Injektionen und Salben. Als Einzeldosis werden bei der homöopathischen Behandlung in der Regel 5 Globuli oder 5 Tropfen einer Dilution eingenommen. Die Häufigkeit der Einnahme richtet sich nach den Symptomen des Patienten. Homöopathisch anhand der bewährten Indikationen zu behandeln ist relativ rasch zu erlernen. Welche Mittel sich bei welchen Indikationen bewährt haben, führe ich Ihnen im folgenden Abschnitt kurz auf.

Innere Unruhe und unspezifische Ängste können gut mit Arsenicum album behandelt werden, aber auch Bryonia kann je nach Symptomatik indiziert sein. Bei Niedergeschlagenheit und *Stimmungsschwankungen* eignet sich Pulsatilla, bei *Schlafstörungen* Aconitum. Quetschungen der Haut und *Prellungen* werden ebenso wie *Muskelzerrungen* mit homöopathischem Arnica behandelt; bei Risswunden und *Hautabschürfungen* kann eine Salbe aus Calendula zur Förderung der Granulation und Wundheilung empfohlen werden. Bei Patienten mit *Frühblüher Allergie* ist Euphrasia eine wichtige homöopathische Arznei und bei zusätzlichem starkem Niesreiz Allium cepa.

Bei *funktionellen Herzbeschwerden* eignet sich Spigelia, bei *orthostatischer Dysregulation* Veratrum album.

Hilfreich bei *Dyspepsie* ist Nux vomica und bei *Sodbrennen* Acidum sulfuricum. Auch bei *Obstipation* ist die Homöopathie hilfreich, beispielsweise kann Okoubaka versucht werden. Bei *Zervikalsyndrom* ist Cimicifuga, bei *Lumbalsyndrom* Bryonia oder Rhus toxicodendron indiziert.

3.2 Anthroposophie – eine Annäherung

Gerade bei schwerstkranken Patienten und in Grenzsituationen des menschlichen Lebens bestehen für den Arzt besondere Herausforderungen. Diese sind eben nicht nur medizinischer Art, sondern beinhalten auch ethische und – spirituelle Fragen. Die Anthroposophie sieht nicht nur den Menschen, sondern das Lebendige. Sie sieht die seelische und die geistige Seite des Menschen.

3.2.1 Die Personen hinter den Ideen

Rudolf Steiner lebte von 1861 bis 1925 und entstammte einfachen familiären Verhältnissen. 1891 promoviert er an der Universität Rostock in Philosophie zum Dr. phil. und lebt von 1880 bis 1897 als Herausgeber der naturwissenschaftlichen Schriften Goethes in Weimar. Mehr und mehr widmet er sich im Laufe der Zeit metaphysischer Welterkenntnis, kosmologischen und evolutionsgeschichtlichen Fragen und entwickelt Anfang des 20. Jahrhunderts die Anthroposophie.

1913 gründet er die Anthroposophische Gesellschaft und begründet damit eine geisteswissenschaftliche Weltanschauungs- und Erkenntnislehre, in deren Zentrum der Mensch steht. Und selbst die Gesundheits- und Salutogeneseforschung hat zu ihrer Verwunderung festgestellt, dass Menschen mit spiritueller Identität und Erfahrung „zu den gesündesten" gehören, die untersucht wurden (Nefiodow 2006).

Steiner und die Anthroposophische Gesellschaft übten einen großen Einfluss auf das allgemeine Kulturleben aus und so entstanden nach und nach anthroposophisch geprägte Einrichtungen wie Waldorfschulen und -kindertagesstätten, die biodynamische Landwirtschaft und die von Rudolf Steiner und der Ärztin Ita Wegmann (1876–1943) begründete ganzheitliche Anthroposophische Medizin.

Was 1921 mit dem ersten klinisch-therapeutischen Institut in Arlesheim in der Schweiz begonnen hatte, ist zwischenzeitlich in Form von eigenständigen Therapieeinrichtungen in vielen Ländern und auf allen Kontinenten vertreten.

3.2.2 Anthroposophische Medizin: Ärzte behandeln Krankheiten – und Menschen

Man versucht oftmals, den Begriff von Körper und Leiden auf einen einzigen Punkt zu konzentrieren. Es ist aber offenkundig, dass zu einem guten Arzt mehr gehört als die Beherrschung eines umfangreichen Fachwissens und die Fähigkeit, dieses zur Diagnose und Therapie anzuwenden (Von Troschke 2001).

Es gibt in Gesundheitsfragen zuweilen nicht nur *eine einzige* oder *die richtige* Antwort, sondern häufig genug mehrere. Ein Grund für die erstaunliche Erfolgsgeschichte der Anthroposophie ist die Suche nach einem medizinischen Menschenbild, das uns Ärzten wieder die Möglichkeit gibt, den kranken Menschen zu sehen und nicht primär die Krankheiten und unser therapeutisches Handwerkszeug. Es ist vor allem die persönliche Initiative des einzelnen Arztes, durch die eine Anthroposophische Medizin in Bewegung kommt (Uhlenhoff 2011).

Die Anthroposophische Medizin ist – ähnlich wie die Traditionelle Chinesische Medizin (TCM) – eine eigenständige holistische Methode. Sie umfasst neben den allgemeinen naturwissenschaftlichen Erkenntnissen in Diagnostik und Therapie nicht nur die körperlichen, sondern auch die seelischen und geistigen Ausdrucksformen des Menschen.

Die Anthroposophie betrachtet den Menschen insgesamt auf vier Ebenen seiner Existenz – der körperlichen, seelischen und geistigen sowie der eigenständigen Schicht der Lebenskräfte, die vermittelnd zwischen körperlichen und seelischen Vorgängen steht (Vademecum Anthroposophische Arzneimittel 2008). In der Anthroposophischen Medizin wird das Verhältnis dieser vier Wesensglieder sowohl bei der Diagnosestellung als auch bei der Therapiefindung gezielt berücksichtigt. (▸ Tab. 3-2)

Das Ineinanderwirken dieser vier Ebenen im menschlichen Organismus wird darüber hinaus als funktionelles System mit unterschiedlichen Wirkungsweisen charakterisiert. Diese *Dreigliederung des Organismus* umfasst

- das Nerven-Sinnes-System,
- das untere Stoffwechsel-Gliedmaßen-System sowie
- das mittlere rhythmische System.

Das Nerven-Sinnes-System steht dem Stoffwechsel-Gliedmaßen-Systems gegenüber. Das rhythmische System hat eine ausgleichende und vermittelnde

Tab. 3-2 Die vier Wesensglieder in der Anthroposophie

Wesensglied	Ebene der Existenz
Der physische Leib	Der physische Körper im eigentlichen Sinne. Er ist Gegenstand naturwissenschaftlicher Betrachtung.
Der Seelenleib (Astralleib)	Bewusstsein wird nicht durch das Gehirn erzeugt, sondern als seelische Qualität durch das Gehirn ermöglicht.
Das spezifisch menschlich Geistige	Das Ich des Menschen. Selbstbewusstsein, rationales Denken und freier Wille.
Der Lebensleib (Ätherleib)	Die Gesamtheit der sich selbst regulierenden physiologischen Vorgänge. Die Organisation der Lebenskräfte.

Funktion. *Gesundheit* entsteht in der Anthroposophie durch das harmonische Zusammenwirken der vier Ebenen der Wesensglieder bzw. der drei funktionellen Systeme (Rohen 2000; Fintelmann 2007). *Krankheit* wird dann verstanden als Erscheinungsform, bei der die Wechselwirkungen zwischen den genannten vier Ebenen (physischer Leib, Seelenleib, Ich des Menschen, Lebensleib) bzw. der funktionellen Systemkomplexe gestört ist. Ziel der anthroposophischen Therapie ist, diese Wechselwirkungen zu fördern und wiederherzustellen.

Ähnliche Theorien wie in der Anthroposophischen Medizin finden sich auch in der Traditionellen Chinesischen Medizin (TCM). Auch die TCM betrachtet den Menschen aus einer ganzheitlichen Sicht und sie beruht ebenfalls auf einem eigenen Ordnungssystem. Dieses basiert auf der Vorstellung, dass sich alles Lebendige zwischen den gegensätzlichen Polen Yin und Yang manifestiert und vom Energiefluss Qi beeinflusst ist. Die chinesische Medizin beschreibt fünf Grundsubstanzen, die den menschlichen Körper lebendig machen (Qi, Blut-Xue, Säfte, Essenz-Jing und Geist-Shen) sowie fünf Wandlungsphasen (Holz, Erde, Feuer, Metall und Wasser), die ebensolche dynamischen Muster repräsentieren. Jede der Kategorien besitzt charakteristische Qualitäten und steht in vielfältigen Wechselwirkungen zu den anderen. Befindet sich der Organismus in einem harmonischen Gleichgewicht zwischen diesen Polen, ist er gesund. Wir kommen in Kapitel 4.2 „Die Traditionelle Chinesische Medizin (TCM)“ ausführlich auf diese Zusammenhänge zurück.

In der Anthroposophischen Medizin spezifiziert der Arzt die Störungen und erarbeitet gemeinsam mit dem Patienten ein Behandlungskonzept. Therapeutisches Malen, Musiktherapie, rhythmische Massagen, Heileurythmie und plastisches Gestalten gehören ebenso zum weiten Spektrum anthroposophischer Behandlungsmöglichkeiten wie die Ernährungs- und Diätberatung und die Verordnung von homöopathisch-anthroposophischen Medikamenten oder Arzneien aus Heilpflanzen.

Aber auch modernste Operationstechniken, die Nuklearmedizin, moderne Pharmakotherapie und der gesamte Bereich der Labordiagnostik und apparativen Untersuchungstechniken werden in die Diagnostik und Therapie mit einbezogen. Die Patienten werden nach dem neusten Stand der modernen Medizin behandelt, wobei der anthroposophische Arzt zusätzlich geisteswissenschaftliche Erkenntnisse in Diagnose und Therapie berücksichtigt.

Merke

Die Anthroposophische Medizin ist eine Erweiterung der naturwissenschaftlich orientierten Medizin durch geisteswissenschaftliche Methoden und Erkenntnisse der Anthroposophie.

3.2.3 Anthroposophische Arzneimittel

Ähnlich wie die Homöopathie will die Anthroposophische Medizin mit ihren Arzneimitteln nicht nur Symptome behandeln, sondern die Selbstheilungskräfte des Körpers aktivieren. Während homöopathische Arzneien danach ausgerichtet werden, ob sie ähnliche Symptome hervorrufen – das Simile-Prinzip – werden in anthroposophischen Medikamenten Wirkstoffe verwendet, die nach bestimmten Heilprinzipien spezifiziert sind.

Obwohl auch in der Anthroposophischen Medizin homöopathisch-potenzierte Arzneien Anwendung finden, bestehen wesentliche Unterschiede zwischen beiden Methoden: In der klassischen Homöopathie werden häufig ausschließlich homöopathische Arzneimittel verordnet, während die Anthroposophische Medizin neben den spezifisch anthroposophischen Medikamenten zusätzlich besondere anthroposophische Behandlungsformen, wie beispielsweise die Heileurythmie oder künstlerische Therapien, gezielt einsetzt.

> Anthroposophische Arzneimittel werden gezielt ausgewählt, um die gestörte Balance der vier Wesensglieder und das funktionelle System zu regulieren und wieder ins Gleichgewicht zu bringen.

Anthroposophischen Arzneimittel werden aus Substanzen mineralischer, pflanzlicher und tierischer Herkunft hergestellt und z. T. auch potenziert. Hierbei nehmen bestimmte Heilpflanzen eine besondere Stellung ein. Berücksichtigt werden nicht nur deren Inhaltsstoffe, vielmehr noch kommt es auf ihre botanischen Besonderheiten an.

Anthroposophische Arzneien wirken auf verschiedenen Ebenen: Sie greifen in den direkten Krankheitsprozess ein, lindern Symptome, unterstützen den Heilungsprozess und aktivieren die Selbstheilungskräfte des Menschen. Die Arzneimittel werden als Einzeltherapie oder aber begleitend zur Schulmedizin verordnet.

3.2.4 Die Mistel in der Onkologie

Die Misteltherapie geht auf Rudolf Steiner und Ita Wegmann zurück und ist wesentlicher Bestandteil der Anthroposophischen Medizin. Die immunologischen und klinischen Wirkungen von Mistelextrakten ist vielfach durch evidenzbasierte Studien belegt und zu den Therapiezielen existiert eine Fülle von einschlägigen Fachaufsätzen und randomisierten Studien, die auch in hochrangigen internationalen Fachzeitschriften veröffentlicht wurden.

Allein die umfassende Monografie von Kienle und Kiene weist über 3 000 Literaturstellen auf (Kienle u. Kiene 2003). Daraus ergeben sich evidenzbasierte Wirksamkeitsbelege für das Gesamtsystem der Anthroposophischen Medizin, insbesondere aber für den Einsatz der Mistel in der Onkologie, z. B.

- für die Lebensqualität (EbM Level Ia),
- für die Reduktion chemotherapieassoziierter unerwünschter Arzneimittelwirkungen (EbM Level Ib) und
- für verschiedene Tumorerkrankungen; hier zeigt sich ein Überlebensvorteil für Patienten, die eine Misteltherapie erhielten (EBM Level II/III) (Kienle u. Kiene 2003).

Darüber hinaus finden sich mehrere systematische Reviews zur Misteltherapie in der Onkologie (Ernst et al. 2003; Kienle et al. 2003; Kleijnen u. Knipschild 1994) sowie ein *Cochrane-Review* (Horneber et al. 2008).

Eine aktuelle, prospektiv-randomisierte Studie zur Misteltherapie bei Patienten mit fortgeschrittenem Pankreaskarzinom wurde kürzlich im Deutschen Ärzteblatt veröffentlicht. Die Studie konnte nachweisen, dass die Misteltherapie bei Patienten mit fortgeschrittenem oder metastasiertem Pankreaskarzinom im Vergleich zur *best supportive care* die Lebensqualität der Patienten signifikant verbesserte und erwies sich somit als wirksame Zweitlinientherapie (Tröger et al. 2014).

Die Misteltherapie ist eine der am häufigsten angewandten komplementärmedizinischen Therapien bei Krebserkrankungen. Die Mistel lässt sich auch sehr gut sowohl mit den onkologischen Standardtherapien als auch mit weiteren komplementären Therapien kombinieren (Mansky et al. 2010).

Praxistipp

Die Misteltherapie hat einen hohen Stellenwert in der komplementären onkologischen Behandlung. Aus den aktuellen Studienergebnissen lässt sich sehr gut ableiten, dass die Misteltherapie nicht nur das Allgemeinbefinden und die Lebensqualität von Patienten in allen Phasen des Krankheitsgeschehens verbessert, sondern auch die Nebenwirkungsrate einer onkologischen Therapie mindern kann. Eine Misteltherapie sollte bei einem auf die Mistelbehandlung spezialisierten Arzt erfolgen und zum frühestmöglichen Zeitpunkt begonnen werden.

3.2.5 Die weißbeerige Mistel

Die Pflanze ist ein Halbschmarotzer, d. h. sie ist selbst zur Energiegewinnung aus Sonnenlicht in der Lage, benutzt aber ihren Wirtsbaum, um sich mit Wasser und Nährstoffen zu versorgen. Weltweit gibt es etwa 1 400 Pflanzenarten, die im weitesten Sinn als Misteln bezeichnet werden. Aber nur eine von ihnen – die weißbeerige Mistel (Viscum album) – wird medizinisch verwendet und in der Komplementärmedizin vor allem zur Behandlung von Krebserkrankungen eingesetzt. Sie lebt häufig auf Apfelbäumen oder Nadelhölzern wie Kiefern und Tannen.

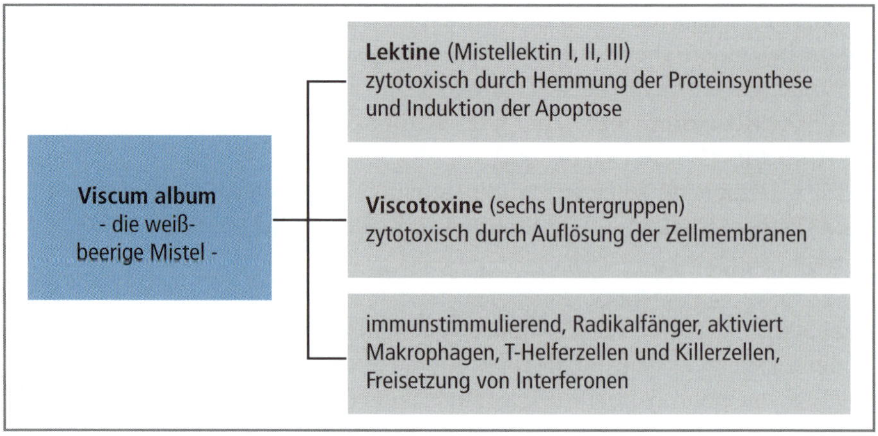

Abb. 3-3 Inhaltsstoffe und Wirkungen der weißbeerigen Mistel

Die medizinisch verwendeten Extrakte der Mistel sind komplexe Vielstoffgemische (▸ Abb. 3-3), deren Zusammensetzung unter anderem vom Wirtsbaum und vom Erntezeitpunkt beeinflusst wird. Besonders der Lektingehalt, der für die Apoptose von Krebszellen verantwortlich ist, variiert je nach Ernte. Im Winter enthalten die Misteln wesentlich mehr Lektin als im Sommer. Auch der Gehalt an Viscotoxinen schwankt: Im Sommer ist dieser am höchsten; außerdem überwiegt die Viscotoxinwirkung bei den Nadelbaummisteln.

Erwünschte Wirkungen der Misteltherapie sind vor allem immunologische Effekte sowie zytotoxische und wachstumshemmende Wirkungen auf Tumorzellen.

3.2.6 Anthroposophische und phytotherapeutische Mistelpräparate

Zubereitungen aus Viscum album werden sowohl in der Anthroposophie als auch in der Phytotherapie eingesetzt. Nach entsprechender Anleitung kann sich der Patient die Mistelextrakte selbst injizieren.

Anthroposophische Mistelpräparate Die Mistelpräparate anthroposophischer Prägung stehen in steigenden Dosierungsreihen zur Verfügung (Serienpackungen mit ansteigendem Extraktgehalt) und erlauben so eine schrittweise Intensivierung der Behandlung. Sie werden aus frischem Mistelkraut gewonnen und nach dem jeweiligen Wirtsbaum (Apfelbaum, Kiefer oder Tanne) unterschieden. Das macht eine individuelle Auswahl für jeden einzelnen Patienten und dessen Krankheitsbild möglich.

Die Anwendung erfolgt durch subkutane Injektion (in den Bauch oder in einen Oberschenkel; häufig durch den Patienten selbst) zumeist 2- bis 3-mal wöchentlich.

Während der Einleitungsphase wird die Dosis schrittweise gesteigert bis zur individuellen Wirkdosis. Diese zeigt sich oft als geringe, lokale Entzündungsreaktion an der Injektionsstelle (Rötung, Schwellung, Überwärmung, Pruritus). Der Einsatz erfolgt ab der Diagnose durchgängig bis in die Tumornachsorge, d. h. auch während einer onkologischen Standardtherapie.

Phytotherapeutische Mistelpräparate In der phytotherapeutischen Misteltherapie kommen ausschließlich Wintermisteln – in der Regel von Pappeln – zur Anwendung. Sie werden auf Mistellektine normiert und liegen in gleichbleibender Dosierung vor. In der Therapie erfolgt keine Steigerung der Dosis. In der Regel werden die phytotherapeutischen Mistelpräparate über 3 Monate appliziert, dann erfolgt eine einmonatige Pause.

Eine möglichst umfassende ärztliche Beratung über die Möglichkeiten einer Misteltherapie sollte bei jedem onkologisch erkrankten Patienten erfolgen. Viele Anmerkungen und Hinweise Rudolf Steiners zur Misteltherapie wurden bisher wissenschaftlich bestätigt und die Mistel gehört mit weit über 2000 Publikationen zu den weltweit am intensivsten untersuchten und wissenschaftlich bewerteten Heilpflanzen.

Alle Mistelpräparate, die auch in der onkologischen Behandlung Verwendung finden, sind nicht verschreibungspflichtig. Auf Kassenrezept können anthroposophische Mistelpräparate aber verordnet werden, wenn ein onkologischer Patient palliativmedizinisch behandelt wird und beispielsweise unter Fernmetastasen leidet oder die Krebserkrankung inoperabel ist. In der adjuvanten Therapie bei einer heilbaren Krebserkrankung ist die Mistelbehandlung derzeit zwar arzneimittelrechtlich zugelassen, darf aber nicht auf einem Kassenrezept verordnet werden. Die gesetzlichen Krankenkassen dürfen die Mistelbehandlung auf Antrag übernehmen, müssen es aber nicht. Viele gesetzliche Krankenkassen lehnen die Kostenübernahme einer adjuvanten Misteltherapie nach wie vor ab.

Praxistipp

Bevor Sie eine Mistelbehandlung auf GKV-Rezept verordnen, sollten Sie sich bezüglich der Kostenübernahme rückversichern. Qualifizierte Informationen zur Verordnungsmöglichkeit einer Mistelbehandlung erhalten Sie sowohl bei den Herstellern anthroposophischer Mistelpräparate als auch bei Ihrer regionalen Kassenärztlichen Vereinigung (KV).

Beispiel: Anthroposophie in der Arztpraxis

Anthroposophisch arbeitende Ärzte geben Heilpflanzen in der Überzeugung, dass sie nicht nur auf stofflicher und leiblicher Ebene wirken, sondern dass die Wesensbeziehung von Pflanzen und Menschen auch seelische und geistige Dimensionen mit einbezieht. Die Arzneiauswahl erfolgt dementsprechend nach dem Wesensbild der Erkrankung oder dem erkranktem Organ und der hierzu passenden Substanz oder Pflanze.

Neben den Komplexmitteln gibt es in der Anthroposophischen Medizin auch bewährte Einzelpräparate, die in der Arztpraxis eingesetzt werden können. Ausführliche Präparatbeschreibungen und Indikationen finden Sie im *Vademecum Anthroposophische Arzneimittel*, herausgegeben von der Gesellschaft Anthroposophischer Ärzte (www.gaed.de).

Praxistipp

Ich frage meine Patienten, ob sie eine Behandlung mit homöopathischen oder anthroposophischen Arzneien wünschen und erläutere ihnen die Unterschiede von Homöopathie und Anthroposophischer Medizin.

Jede Mistelbehandlung ist individuell und es gibt kein „Behandlungs-Schema", das für alle Patienten gültig ist. Dies würde auch der anthroposophischen Lehre widersprechen. Das wichtigste vor Beginn einer Mistelbehandlung ist das ärztliche Gespräch mit dem Patienten. Aber auch die Erstellung eines individuellen Behandlungskonzepts für die Mistelbehandlung braucht Zeit und Ruhe.

Hersteller der anthroposophischen Mistelpräparate unterstützen Sie sehr gut und erarbeiten in ihrer wissenschaftlichen Abteilung individuelle Behandlungsvorschläge zur anthroposophischen Misteltherapie. Hierzu können Sie den im Internet als Download bereitgestellten Anamnesebogen nutzen. Diesen faxen Sie dann ausgefüllt und mit anonymisierten Patientendaten an den Hersteller und erhalten innerhalb weniger Tage einen ausführlichen Therapievorschlag. Für persönliche Fragen oder bei Unklarheiten zur Therapie stehen für die medizinische Beratung als Ansprechpartner auch ärztliche Kollegen und Kolleginnen zur Verfügung. Diese können Ihnen auch niedergelassene Ärzte, Krankenhäuser und Rehabilitationskliniken mit anthroposophischer Ausrichtung nennen.

Merke

Anthroposophische Medizin ist nicht nur leibliche, sondern auch seelische und geistige Therapie. Neben der Behandlung mit anthroposophischen Arzneien kommen auch Musiktherapie, Maltherapie, Heileurythmie, rhythmische Massagen, Wickel und Einreibungen zur Anwendung.

3.3 Zusammenfassung

- Die Homöopathie gilt als Inbegriff der sanften Medizin. Sie ist ein eigenständiges Heilverfahren, das vielfache Erfolge vorweisen kann. Bei vielen Erkrankungen, die in der Hausarztpraxis ambulant behandelt werden, reicht oft die alleinige homöopathische Therapie aus.
- Die Homöopathie ist keine in sich einheitliche Methode. Vielmehr wird unterschieden zwischen der „klassischen Homöopathie", bei der in der Regel eine bestimmte homöopathische Arznei verordnet wird, und einer homöopathischen Medizin, die sich als komplementär zur wissenschaftlichen Medizin versteht und bei der homöopathische Arzneien oder homöopathische Arzneikombinationen zusätzlich zu pharmakologischen Medikamenten eingesetzt werden.
- Die Anthroposophie sieht nicht nur den Menschen, sondern auch dessen seelische und geistige Natur. Sie arbeitet ganzheitlich und bezieht den gesamten Menschen mit ein. Sie erweitert das schulmedizinische Spektrum, da sie sich grundsätzlich auf die naturwissenschaftliche Basis der modernen Medizin stützt, diese aber um geisteswissenschaftliche Erkenntnisse erweitert.
- Zu den Arzneien der Anthroposophischen Medizin zählen verdünnte Anwendungen von pflanzlichen, mineralischen oder tierischen Substanzen – ähnlich wie in der Homöopathie. Die Arzneien wirken auf verschiedenen Ebenen und greifen direkt in die Krankheitsprozesse ein, lindern Symptome und unterstützen den Heilungsprozess. Die anthroposophischen Arzneimittel werden als Einzeltherapie oder häufig auch begleitend zur Schulmedizin verordnet.
- Methoden der Anthroposophischen Medizin sind die Heileurythmie, rhythmische Massagen, Atemübungen, eine besondere Diätetik und die Kunsttherapie.
- Eine besondere Stellung nehmen die anthroposophischen Mistelpräparate ein. Heute gehören Mistelpräparate zu den am häufigsten verordneten Arzneimitteln in der Krebstherapie, wodurch sie zu einer komplementären Standardtherapie in der Onkologie wurden.
- Anthroposophische Mistelpräparate werden in der Regel ergänzend, auch in Kombination mit Strahlen- oder Chemotherapie, eingesetzt. Die Misteltherapie verbessert nicht nur die Lebensqualität der betroffenen Patienten, sondern steigert darüber hinaus deren körpereigene Abwehr und lindert die Nebenwirkungen der onkologischen Standardtherapien. Zahlreiche Studien belegen diese Wirkungen und konnten auch einen hemmenden Einfluss auf das Tumorwachstum nachweisen.
- Von verschiedenen Herstellern werden unterschiedlich gewonnene Mistelextrakte angeboten, wobei zwischen phytotherapeutischen und anthroposophischen Präparaten zu unterscheiden ist.

4 Chinesische Medizin, Akupunktur und Ayurveda

Sich mit chinesischer Medizin zu befassen, ist nicht nur anregende Begegnung, sondern auch viel Arbeit, die nicht ohne Mühen, ohne Lektüre und ohne Werkzeuge vonstatten geht. Die ersten Schritte sind häufig anstrengend und haben schon manchen abgeschreckt. Wollen wir aber die chinesische Medizin verstehen, so müssen wir die Philosophie des Ostens, die Gedankenwelt der Menschen, ihre Traditionen und Vorstellungen begreifen.

Wer nicht einigermaßen mit den Grundlagen der chinesischen Auffassung der Welt vertraut ist, wird sich sehr schwer damit tun, chinesische Medizin und Akupunktur in der eigenen Arztpraxis anzuwenden. Wer aber dieses Wissen hat, wird bald die Zusammenhänge erkennen und verfügt über umfassende Kompetenzen.

4.1 Das klassische Altertum – die Entwicklung der chinesischen Medizin

Im südchinesischen Mawangdui wurden im Dezember 1973 drei Gräber einer Familie aus der Han-Zeit (etwa 168 v. Chr.) geöffnet. Darin fanden sich verschiedene Seidenbücher und Abschriften des „Huangdi Neijing“, des „Yijing“ und des „Daodejing“. Es handelte sich hierbei nicht nur um archäologisch aufsehenerregende Textfunde, sondern um den bisher bedeutendsten Fund medizinischen Schrifttums aus der Geschichte Chinas und um die wichtigsten Dokumente der klassischen chinesischen Medizin:

Huangdi Neijing – Innerer Klassiker des Gelben Kaisers Huangdi (2697–2597 v. Chr.) gehört zu den wichtigsten Gestalten der chinesischen Mythologie und war ursprünglich eine lokale Gottheit, die erst im Verlauf der chinesischen Geschichte zu einer historischen Person erhoben wurde. Huangdi hatte die Erde als Schutzelement, weshalb er in Analogie zur Farbe der Erde der „Gelbe Kaiser“ genannt wurde.

Das Huangdi Neijing, das älteste chinesische Lehrbuch der Medizin, das während der Han-Dynastie (206–220 v. Chr.) aufgezeichnet wurde, ist als Dialog zwischen Huangdi und einem Gelehrten seines Hofes formuliert. Das umfangreiche Werk wurde jedoch nicht von einem einzelnen Menschen geschrieben, sondern entwickelte sich im Laufe der Jahrhunderte aus vielen Quellen. Wahrscheinlich wurde es von mehreren unbekannten Autoren in der Zeit zwischen 300 v. Chr. und 100 v. Chr. verfasst. Die Fragen und Antworten, die in dem Buch festgehalten wurden, berühren beinahe alle Gebiete der damaligen Medizin. Das Buch besteht aus zwei Teilen: dem **Su Wen**, den gewöhnlichen Fragen, die Basis und Kern des Buches bilden und sich mit dem Gesamtgebiet des medizinischen Wissens befassen, und dem **Ling Shu**, in dem vor allem die Anwendung der Akupunktur und die Lage der Akupunkturpunkte verzeichnet sind.

Kennzeichnend für das antike chinesisch-medizinische Denken ist, dass im Huangdi Neijing die Heilung einer Krankheit meist nur auf die Wiederherstellung des gestörten Gleichgewichts von Yin und Yang ausgerichtet und beschränkt wird, da dieses Ungleichgewicht fast ausnahmslos als Ursache verschiedener Erkrankungen angesehen wird. Auch Hinweise zur Akupunktur, zur Moxibustion und zu einer geregelten Lebensweise sowie Gedanken zur Ernährung wurden in den Schriften des Huangdi Neijing festgehalten, um das medizinische Wissen an die nachfolgenden Generationen weiterzureichen.

Yijing –Buch der Wandlungen Das wichtigste und möglicherweise eines der ältesten Zeugnisse chinesisch-philosophischen Denkens überhaupt ist das Yijing, das „Buch der Wandlungen". Es geht in seinen Ursprüngen auf die Wende vom 2. zum 1. Jahrtausend v. Chr. zurück und ist eine über Tausende von Jahren angewachsene Sammlung über Gedanken zur Natur und ihre Beziehung zum menschlichen Dasein. Ursprünglich ein Orakelbuch wurde es durch später hinzugefügte Kommentare die Grundlage verschiedener philosophischer Lehren. Der *Konfuzianismus*, der *Daoismus* (in anderer Schreibweise „Taoismus") und anderen Weisheiten Ostasiens haben ihre gemeinsamen Wurzeln in diesem Buch.

Die Aufzeichnungen im Yijing bestehen aus jeweils sechs durchgezogenen oder unterbrochenen Strichen, wobei jeweils ein durchgezogener Strich als Yang und ein unterbrochener Strich als Yin gilt. Yin und Yang sind die beiden Pole, in deren Spannungsfeld sich das Leben zwischen Himmel, Menschsein und Erde abspielt. So bildet das Ganze ein Gesamtsystem auf der Grundlage der beiden polaren Urkräfte Yin und Yang im Gleichgewicht, aber auch im *ständigen Wandel* – daher die Bezeichnung als das Buch der Wandlungen

Daodejing – Buch vom Sinn und Leben Dieser knappe Text von 5 000 Zeichen wird einem historisch nicht eindeutig bestimmbaren chinesischen Philosophen namens Laozi (auch Laotse), der um 600 v. Chr. gelebt haben soll, zugeschrieben (Laotse 2010). Ihn interessierten vor allem die größeren Zusammenhänge des Seins, der Mensch als Teil der Natur, der Welt und des Kosmos. Daraus ergab sich das Bestreben Laozis, auch über den Gesamtzusammenhang aller Dinge und Erscheinungen zu reflektieren und eine alles umfassende Naturphilosophie des Menschen auszuarbeiten.

In seinen philosophischen Betrachtungen spielt das *dao* (in der neuen chinesischen Pin-Yin-Umschrift „dao“ und „Daodejing“, in anderer Schreibweise „Tao“ und „Tao Te King“) und das *wuwei* (das Nichthandeln) eine zentrale Rolle. Wir können nur durch *wuwei* im Einklang mit dem *dao* leben. Aber nicht Passivität ist damit gemeint, sondern ein Leben im Einklang mit der Natur – spontanes und intuitives Handeln.

Die Texte gelten als Leitfaden für eine Lebensführung, die zu Glück und Langlebigkeit beitragen soll und maßgebend für die Entwicklung der antiken chinesischen Medizin ist.

Die genannten Schriften und Texte bleiben wegweisend für die chinesische Medizin vom Altertum bis in die Neuzeit. Wollen wir die Methoden der Traditionellen Chinesischen Medizin (TCM) wirklich verstehen und auch kompetent anwenden, so müssen wir uns natürlich mit den chinesischen naturphilosophischen Vorstellungen und Gedankengängen befassen, aus denen die Begriffe des chinesischen Wissens um Krankheit und Heilung entstanden sind.

Eine Antwort auf die Frage zu finden, was *dao* genau ist, fällt natürlich sehr schwer. Zu viele unterschiedliche Vorstellungen verbergen sich hinter diesem Terminus (Van Ess 2011). Deshalb sollte man dao, ebenso wie Yin und Yang, nicht übersetzen, sondern sich den Bedeutungen der Worte in ihrem Zusammenhang behutsam nähern – bis sich einem ihr Sinn erschließt.

4.2 Die Traditionelle Chinesische Medizin (TCM)

Die Traditionelle Chinesische Medizin (TCM) ist eine außergewöhnliche Medizin, die sehr lange geschichtliche Zeiträume umfasst und weitaus vielschichtiger ist, als sie auf den ersten Blick erscheinen mag. Sie hat ihre wesentlichen Wurzeln in den naturphilosophischen Vorstellungen des Daoismus, der im Westen vor allem durch Yin und Yang, durch Techniken der Atemkontrolle, durch Tai-Chi und Qigong bekannt wurde.

Sie mag eine traditionelle Medizin sein, aber sie ist lebendig. Und sie ist Teil der Fülle der chinesischen Kultur, ihrer Traditionen und Bräuche – bisweilen rätselhaft, aber immer faszinierend. Traditionelle Chinesische Medizin bedeutet für den Arzt, sich dem Patienten zuzuwenden, sein wirkliches Interesse an ihm als Mensch und als Patient zu zeigen. Und sie bedeutet, den Menschen und seine Erkrankung aus verschiedenen Blickwinkeln zu betrachten, die unterschiedlichen therapeutischen Möglichkeiten abzuwägen und genau das zu tun, was für den Patienten im Augenblick seiner Erkrankung angebracht ist.

4.2.1 Die Gegensätzlichkeit von Yin und Yang

Aus dem *dao* heraus entstehen die Polaritäten Yin und Yang – einander entgegengesetzte Tendenzen. Sie sind allgemeingültige Kategorien im chinesischen Denken und auf alle Phänomene anwendbar. Der menschliche Körper hält einen Zustand innerer Harmonie aufrecht, indem er die einander entgegenwirkenden Kräfte Yin und Yang ausbalanciert.

Jeder Krankheit liegt ein Ungleichgewicht von Yin und Yang zugrunde. Aufgabe des Arztes ist, die zugrunde liegende Störung zu erkennen und durch entsprechende therapeutische Reize dem Organismus bei der Wiederherstellung der inneren Harmonie zu helfen. Um die Krankheitsursachen und deren Folgen identifizieren zu können, sind in der TCM vier diagnostische Schritte nötig:

- **Diagnose durch Befragen**
  Die Kunst besteht darin, dem Patienten die richtigen Fragen zu stellen, um anhand der Antworten ein bestimmtes Krankheitsmuster erkennen zu können.
- **Diagnose durch Betrachten**
  Eines der Prinzipien der TCM beruht darauf, dass jeder kleine und einzelne Teil des Körpers immer Ausdruck des Ganzen ist. Zeichen von Gesundheit, Krankheit und für Disharmonien lassen sich durch genaues Betrachten des Patienten erkennen.
  Die Diagnose der Beschaffenheit der Zunge ist aber ein Gebiet für sich. So spielt die Farbe der Zunge ebenso eine Rolle wie deren Belag. Der chinesische Arzt unterscheidet weit über hundert verschiedene Arten der Zunge, die in enge Verbindung zu den inneren Organen gebracht wird. Die Zunge wird in bestimmte Regionen eingeteilt, aus deren Erscheinungsbild Rückschlüsse auf Erkrankungen zu ziehen sind.
- **Diagnose durch Hören**
  Sie umfasst die Beurteilung von Klang und Tonhöhe der Stimme, von Husten und Atmung und allen anderen Geräuschen, die ein Mensch erzeugt. Ein eher lautes Geräusch weist auf ein Fülle-Muster hin, ein schwaches Geräusch auf ein Leere-Muster.
- **Diagnose durch Tasten**
  Sehr weit entwickelt ist die Pulslehre in der TCM. Dies beinhaltet die Palpation des Pulses, der Haut, des Brustkorbs, des Abdomens und der Akupunkturpunkte. Die Pulsdiagnose gibt sehr detaillierte Hinweise über den Zustand der inneren Organe

> Unsere Patienten haben das Bedürfnis, individuell betreut und therapiert zu werden. Das gelingt dann besonders gut, wenn die Ärztin und der Arzt wissen, welche medizinische Maßnahme dem Erkrankten tatsächlich einen Nutzen bringt und welche nicht.

Diagnostik und Therapie in der TCM beruhen stets auf den Prinzipien von Yin und Yang. Gesundheit und Krankheit lassen sich in der TCM demnach auf eine einfache Formel bringen: Gesundheit bedeutet Gleichgewicht von Yin und Yang, Krankheit bedeutet Ungleichgewicht von Yin und Yang.

4.2.2 Das Qi und die Meridiane

Konfuzius (551–479 v. Chr.) steht am Anfang der chinesischen Philosophie. Er hat sie geprägt und durch zweieinhalb Jahrtausende bis heute begleitet. Mit dem Übergang vom Mythos zum Logos beginnt auch in der chinesischen Antike die Philosophie, und der Dämonenglaube wird zurückgedrängt. Konfuzius ersetzte die bösen Geister durch das Qi, die Lebensenergie, ausgehend von der Annahme, das Sein folge einer harmonischen Ordnung. „So fließt alles dahin wie der Fluss, ohne Aufhalten, Tag und Nacht". Mit diesen Worten veranschaulicht Konfuzius den Gedanken einer immerwährenden Bewegung im Universum.

Auch im Daoismus kehrt der Gedanke von einem geordneten Universum wieder. Das Qi wird zur Lebensenergie und als solches zum zentralen Begriff auch der chinesischen Medizin. Das *dao* bringt im Wechselspiel von Yin und Yang die Lebensenergie Qi hervor. Sie ist die Lebenskraft der Natur, die alles Lebendige in sich trägt. In den Körper und in die einzelnen Organe gelangt das Qi über die Atmung und die Ernährung. Das Qi durchfließt den Körper auf besonderen Leitbahnen – den Meridianen. Auf diesen Meridianen liegen auch die Akupunkturpunkte, über die mittels Stimulation das Fließen des Qi beeinflusst werden kann. Eine gesunde Ernährung, ausreichende Bewegung und genügend Ruhephasen sind das Geheimnis für ein harmonisches Qi, für ein gesundes, zufriedenes, glückliches und langes Leben.

Nach chinesischer Vorstellung beruhen die meisten Erkrankungen auf Störungen im Fließen des Qi. Entweder liegt eine Fülle oder eine Schwäche von Qi vor. Auch eine Blockade des Qi ist möglich:

- **Schwäche des Qi und Qi-Mangel**
  Schwäche und ein Mangel an Qi sind gekennzeichnet durch eine unzureichende Funktion der Organe. Klinisch zeigen sich Erschöpfung, schnelle Ermüdbarkeit, Blässe, kalte Hände und kalte Füße.
- **Fülle von Qi**
  Zuviel Qi führt zu einer übermäßigen Funktion der Organsysteme. Klinisch äußert sich Qi-Fülle durch Fieber, innere Unruhe und Nervosität.
- **Qi-Blockade**
  Die Qi-Blockade stört das Fließen des Qi. Als Folge dieser Blockade treten Muskelverspannungen, Myogelosen und Muskelschmerzen auf. Alle Schmerzerkrankungen sind Qi-Blockaden.

4.2.3 Die fünf Wandlungsphasen

Die Zahl 5 gilt in der chinesischen Philosophie als Zahl des Lebens. Als weiteres Schlüsselkonzept der TCM wurden die fünf Wandlungsphasen, auch als die fünf Elemente bezeichnet, eingeführt. Die fünf Wandlungsphasen Holz, Feuer, Erde, Metall und Wasser beruhen ebenfalls auf unterschiedlich dynamischen Entwicklungen, denen ebenfalls das Wechselspiel von Yin und Yang zugrunde liegt. Durch die Zuordnung der fünf Wandlungsphasen zu den fünf Hauptorganen der chinesischen Medizin und zu Yin und Yang lässt sich eine Struktur festlegen, in die bestimmte Abläufe eingeordnet werden können (► Tab. 4-1).

Die Beschreibung der fünf Wandlungsphasen ist ein Versuch, alle Phänomene und deren Wechselwirkungen in einem natürlichen System von Analogien darzustellen. Die fünf Wandlungsphasen haben in der TCM eine wichtige Position, da nach daoistischer Vorstellung das wichtigste Ziel des menschlichen Handelns ein Leben im Einklang mit der Natur und ihren Gesetzmäßigkeiten sein sollte. Dieses basiert auf der Überzeugung, dass sich alles Lebendige zwischen den gegensätzlichen Polen Yin und Yang manifestiert und vom Energiefluss Qi beeinflusst ist. Die chinesische Medizin beschreibt *fünf Grundsubstanzen*, die den menschlichen Körper lebendig machen (Qi, Blut-Xue, Säfte, Essenz-Jing und Geist-Shen) sowie *fünf Wandlungsphasen* (Holz, Erde, Feuer, Metall und Wasser), die ebensolche dynamischen Muster repräsentieren. Jede der Kategorien besitzt charakteristische Qualitäten und steht in vielfältigen Wechselwirkungen zu den anderen. Befindet sich der Organismus in einem harmonischen Gleichgewicht zwischen diesen Polen, ist er gesund.

Merke

Der Schlüssel zur ganzheitlichen Denkweise der chinesischen Medizin sind:
- Yin und Yang,
- die fünf Wandlungsphasen,
- die fünf Grundsubstanzen,
- die Lebensenergie Qi und
- die Meridiane.

Tab. 4-1 Zuordnung von Wandlungsphasen und Organen

Element	Yin-Organ	Yang-Organ
Holz	Leber	Gallenblase
Feuer	Herz	Dünndarm
Erde	Milz/Pancreas	Magen
Metall	Lunge	Dickdarm
Wasser	Nieren	Harnblase

Einer der wesentlichen Unterschiede zwischen chinesischer Medizin und westlicher Schulmedizin ist, dass man bei uns nach Befunden sucht, in der chinesischen Medizin aber auch nach dem Befinden fragt. Die Traditionelle Chinesische Medizin versucht, das Gleichgewicht von Yin und Yang wiederherzustellen und den erkrankten Menschen wieder mit sich selbst und mit der Natur in Einklang zu bringen.

4.3 Akupunktur ist eine Kunst

Nicht immer glaubt man, was man sieht, aber was man genau sieht, das hängt vor allem auch davon ab, wie man hinschaut. Die Grundlage der Akupunktur bildet die Annahme der unsichtbaren Meridiane, die längs durch den Körper laufen. Schon im Huangdi Neijing wurden die Meridiane mit den darauf liegenden Akupunkturpunkten beschrieben. Die Leitbahnen stimmen aber weder anatomisch noch funktionell mit Nervenbahnen oder dem Verlauf von Blutgefäßen überein.

Akupunkturpunkte sind Öffnungen im Energiesystem des Körpers, über die der Arzt Einfluss auf den Qi-Fluss im Leitbahnensystem nehmen kann. Eine genaue Kenntnis der Leitbahnen hilft deshalb, ein tieferes Verständnis der Akupunkturpunkte und ihrer Wirkungen zu erlangen (Maciocia 2009). Werden die Akupunkturpunkte korrekt gestochen, kann der Patient eine spezifische Nadelsensation spüren – das *deqi-Gefühl.* Dieses Fließen pflanzt sich entlang der Leitbahn fort und wird vom Patienten als dumpfe und ziehende Empfindung wahrgenommen.

Jedem einzelnen Akupunkturpunkt wird eine bestimmte Wirkung zugeschrieben, aus der die Indikation abzuleiten ist (Stux et al. 2008). Die Kunst der Akupunktur besteht darin, die richtigen Punkte auszuwählen und sie miteinander zu kombinieren. Der Sinn und Zweck bei der Nadelung eines Akupunkturpunktes ist es, die darunter liegende Leitbahn zu erreichen. Die Auswahl des richtigen Akupunkturpunktes und das Erreichen der darunter liegenden Leitbahn sind jedoch zwei Seiten der Medaille und verschiedene Aspekte der Akupunktur. Anders ausgedrückt: Es ist möglich, dass Sie zwar den richtigen Akupunkturpunkt gewählt, aber die Nadel in einem falschen Winkel eingestochen haben, sodass die unter dem Punkt liegende Leitbahn nicht erreicht wird.

Akupunktur ist aber auch deshalb schwer zu praktizieren, weil eine erfolgreiche Akupunkturtherapie auf vielen unterschiedlichen Voraussetzungen beruht:

Identifikation von Krankheitsursachen – die chinesische Diagnose Der Patient hat häufig eine lange Krankheitsgeschichte hinter sich und setzt sehr hohe Erwartungen in die Akupunktur. Für die erste Befragung und Untersuchung des

Patienten muss man sich viel Zeit nehmen. Die sorgfältige Analyse der Krankheitsursachen, der psychosozialen Situation und der Begleiterkrankungen stellt den ersten und unverzichtbaren Schritt jeder erfolgreichen Akupunkturbehandlung dar. Anamnese, Untersuchung und die Durchsicht aller Befunde, die Therapieplanung und Dokumentation erfordern wenigstens eine Stunde – eine optimale Praxisorganisation ist deshalb unabdingbar.

Nach Vorstellung der chinesischen Medizin spiegelt die Zunge des Patienten den Zustand innerer Organe wieder, so dass insbesondere die Puls- und Zungendiagnostik in der Diagnostik der TCM einen besonders hohen Stellenwert hat (Hepping 2010).

Die äußere Zungenspitze repräsentiert das Herz, die Zungenwurzel die Niere. Die Zungenmitte entspricht Milz und Magen, die Zungenseitenränder stehen für Leber und Gallenblase.

Je nach Beschaffenheit, Farbe, Form und Belag der Zunge erkennt der Arzt eine Disharmonie des jeweiligen Organs und kann die Behandlung nach den Kriterien der chinesischen Medizin ausrichten.

Entscheidung für ein Behandlungskonzept Auch in der chinesischen Medizin ist, ebenso wie in der Schulmedizin, die Diagnose die Voraussetzung für eine erfolgreiche Therapie. Die Nosologie der chinesischen Medizin ist jedoch grundverschieden von der westlichen Krankheitslehre. Die Übertragung schulmedizinischer Diagnosen auf ein chinesisches Behandlungskonzept ist nicht möglich. Wir brauchen als Behandlungsgrundlage die chinesische Syndromdiagnose, die zu den indizierten Akupunkturpunkten führt. Der chinesische Arzt beurteilt die individuellen Symptome und Befunde in Kategorien einer Disharmonie von Yin und Yang in den Organen und den Meridianen. Es erfolgt dann die Erstellung eines Therapieplans anhand der ausgewählten Therapieprinzipien und die Zuordnung von Symptomen und Schmerzen zu den betroffenen Meridianen und Organen.

Die Auswahl der Akupunkturpunkte Jedem Akupunkturpunkt wird eine bestimmte Wirkung zugeschrieben, aus der sich die Indikation ableiten lässt. Außerdem ist die genaue Kenntnis der möglichen Beziehungen der einzelnen Punkte wichtig, da bestimmte Symptome und Erkrankungen durch die Kombination mehrerer Punkte behandelt werden. Sie alle hinsichtlich Lokalisation und Indikation zu kennen und mit den Augen und dem Denken der chinesischen Medizin anzuwenden gewährleistet gute Behandlungserfolge.

Die Akupunkturtechnik Die genaue Lokalisation der Punkte, eine exakte Stichtechnik und eine adäquate Stichtiefe sind weitere Voraussetzungen für eine erfolgreiche Akupunkturbehandlung. Die heutzutage verwendeten Akupunkturnadeln sind aus Stahl, als sterile Einmalnadeln verpackt und haben häufig einen gewundenen Griff, der unterschiedliche Stimulationstechniken erleichtert. Die dünnen, etwa 0,15–0,3 mm starken und 1–10 cm langen Nadeln werden zügig durch die desinfizierte Haut des Patienten gestochen. Hat die Nadel das Qi erreicht, zeigt sich dieses durch das typische dumpf-ziehende *deqi* entlang der Leitbahn. Dieses Nadelgefühl ist für die therapeutische Wirkung der Akupunktur notwendig.

Akupunktur zu erlernen ist mit viel Mühe verbunden und benötigt persönliches Engagement. Wichtigste Voraussetzung für die erfolgreiche Akupunkturbehandlung ist die gute Ausbildung des Arztes.

Merke

Die Akupunktur ist von allen Methoden der chinesischen Medizin am häufigsten auf ihre Wirksamkeit wissenschaftlich untersucht worden. Die erfolgreiche Akupunktur hängt jedoch von einer Vielzahl unterschiedlicher Faktoren ab: der genauen Punkteauswahl und einer einwandfreien Lokalisation, der richtigen Kombination der Akupunkturpunkte, dem Erreichen der Leitbahn durch die richtige Nadeltechnik und Stichtiefe mit dem Ergebnis des deqi-Gefühls, nachdem die Nadel eingestochen wurde.

Die Akupunktur kann mit verschiedenen komplementärmedizinischen Verfahren kombiniert werden. So ist beispielsweise auch die Injektion von homöopathischen Arzneien direkt in die Akupunkturpunkte möglich. Hierdurch lässt sich eine Verstärkung der Wirkung erreichen. Auch die Kombination mit der Neuraltherapie ist gut möglich.

4.3.1 Die Moxibustion in der Akupunktur

Wie die Nadelakupunktur hat auch die Moxibustion eine jahrtausendealte Tradition. Bei der Moxibustion werden Akupunkturpunkte durch Abbrennen getrockneter Blätter von Beifuß (Artemisia vulgaris) angewärmt. Artemisia vulgaris ist eine Pflanze, die sowohl in Asien als auch in Europa beheimatet ist.

Der Begriff Moxa leitet sich von dem japanischen *Moe* (= brennen) und *Kusa* (= Kraut) ab, was wörtlich übersetzt „brennendes Heilkraut“ bedeutet. Durch das Abbrennen des Moxakrautes werden in der Vorstellung der chinesischen Medizin die Meridiane erwärmt und die Blockaden des Qi-Flusses beseitigt. Die Moxibustion findet ihre Grundlagen ebenfalls schon im Huangdi Neijing beschrieben und ist in China auch heute noch weit verbreitet und wird viel praktiziert.

Bei der *direkten Moxibustion* wird das Moxakraut als kleiner Kegel direkt auf die Akupunkturpunkte gelegt und an der Spitze angezündet. Das langsam glimmende Moxa erhitzt die Haut, kann aber auch – Vorsicht! – zu Brandblasen führen.

Bei der Moxibustion mit „Moxazigarren“ werden gerollte Moxastangen verwendet. Diese werden angezündet und an Akupunkturpunkte oder entlang von Meridianen gehalten. Der Patient soll dabei ein angenehmes Wärmegefühl empfinden.

Bei der *indirekten Moxibustion* legt man Ingwerscheiben zwischen die Haut und den Moxakegel. Der Moxakegel wird dann an der Spitze angezündet. So kann sich die Wärme langsam in die Tiefe ausbreiten. Wenn der Patient ein deutliches Hitzegefühl auf der Haut verspürt, wird die Ingwerscheibe mit dem Moxakegel einfach zum nächsten Akupunkturpunkt verschoben. So lässt sich in kurzer Zeit von einem Punkt zum nächsten wechseln. Bei richtiger Anwendung zeigt die Hautstelle eine geringe Rötung als Ausdruck der lokalen Hitzeeinwirkung. Allerdings muss man sehr vorsichtig sein, damit die Haut nicht verbrennt. Im *First Teaching Hospital of Tianjin* in China werden häufig große Moxakästen aus Holz verwendet. Im Moxakasten befindet sich ein engmaschiges Drahtnetz, in welches das Beifußkraut eingebracht wird. Wird dieses Moxa dann entzündet, entsteht ein großer Bereich, der Glut entwickelt und Wärme liefert. Der Moxakasten erwärmt ein größeres Hautareal, weil er direkt auf den Patienten aufgestellt wird.

Bei der *direkten Nadelerwärmung* wird die bereits gestochene Akupunkturnadel mit einem aufgesetzten Moxastück erwärmt, um den Akupunktureffekt zu verstärken. Hierzu wird an einer speziellen Akupunkturnadel ein Stück Moxakraut befestigt und angezündet. Die Hitze wird von der Nadel in die Tiefe des Gewebes geleitet. Die Akupunkturnadeln werden bei der Nadelerwärmung sehr heiß. Ich lege deshalb bei der Nadelerwärmung immer einen geschlitzten Tupfer auf die Haut des Patienten um die Akupunkturnadel. Dieser Tupfer verhindert, dass die möglicherweise abfallende Glut des Moxakrauts dem Patienten Verbrennungen zufügt. Und auch beim Entfernen der Nadel nehme ich einen Tupfer zur Hand, um mir selbst an der erwärmten Nadel nicht die Finger zu verbrennen (► Abb. 4-1).

Auch beim Moxakraut gibt es deutliche Qualitätsunterschiede, die durch den Geruch, die Brennqualität und durch den Zusammenhalt des Materials bis zum vollständigen Abbrennen bestimmt werden. Beachtet werden muss unbedingt, dass manche Patienten gegen Beifuß allergisch sind. Deshalb sollte vor der Moxibustion immer nach Allergien gefragt werden.

Praxistipp

Abbrennendes Moxakraut entwickelt einen charakteristischen, anhaltenden Geruch. Sorgen Sie daher für eine gute Belüftung Ihrer Praxisräume.

In den letzten Jahren wurden auch zahlreiche elektrische Geräte zur Wärmeapplikation an Akupunkturpunkten entwickelt. In meiner Praxis habe ich mehrere dieser Moxibustion-Lampen im täglichen Einsatz. Diese Form der

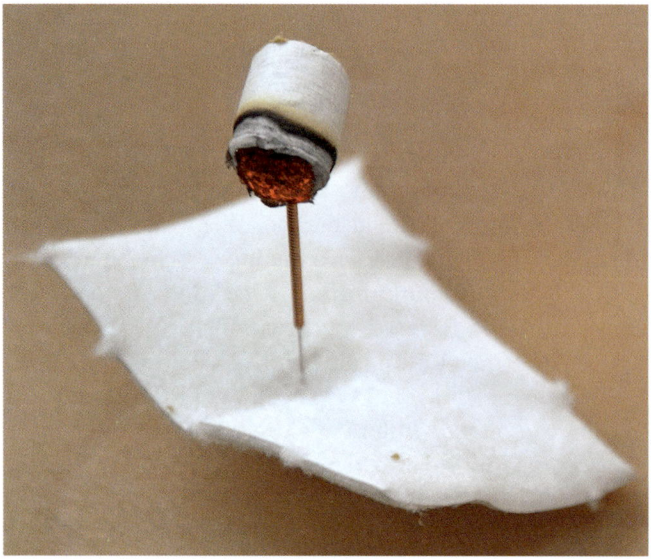

Abb. 4-1 Moxibustion über der Akupunkturnadel. Das brennende Moxakraut wurde direkt auf einer Akupunkturnadel platziert.

Moxibustion wird von meinen Patienten als sehr angenehm empfunden und unterstützt die Wirkung der Akupunkturbehandlung.

Die Traditionelle Chinesische Medizin ist sehr vielfältig. Die verschiedenen Behandlungsmöglichkeiten lassen sich wie in einem Baukasten optimal aufeinander abstimmen. Immer mehr Ärzte entdecken die Akupunktur als Bereicherung für ihren Praxisalltag und erleben, wie sie schrittweise eine individuelle, chinesisch-therapeutische „Handschrift" entwickeln und ihre diagnostischen und therapeutischen Möglichkeiten kontinuierlich verfeinern und erweitern.

4.4 Varianten der klassischen Akupunktur – Mikrosysteme

Grundlage der Mikrosysteme ist das Somatotop. Der Begriff setzt sich zusammen aus den griechischen Wörtern *Soma* (= Körper) und *Topos* (= Ort) und meint die differenzierte Abbildung des Körpers auf ein einem bestimmten Areal, beispielsweise dem Ohr. Die systematische Erforschung dieser Mikrosysteme begann etwa 1950 mit der Kartografierung des Ohrs und führte in den folgenden Jahrzehnten zur Entdeckung und Systematisierung weiterer Somatotope.

Allen Mikrosystemen gemeinsam ist, dass sie sowohl unter diagnostischen als auch therapeutischen Gesichtspunkten eingesetzt werden können. Im Gegensatz zur Körperakupunktur sind die Akupunkturpunkte der Mikrosysteme allerdings nur dann identifizierbar, wenn eine Störung im repräsentierten Körperbereich vorliegt, dessen Projektion sie darstellen (Hecker et al. 2002). Diese punktuelle Irritation äußert sich in einer erhöhten Sensibilität der Akupunkturpunkte des jeweiligen Somatotops und in einer messbaren elektrischen Veränderung.

Das mit Abstand häufigste Mikrosystem, mit dem behandelt wird, ist die Ohrakupunktur (Aurikulotherapie). Neben der Ohrakupunktur werden in der Arztpraxis aber auch andere Verfahren angewendet, z. B. die Schädelakupunktur nach Yamamoto, die von dem deutschen Arzt J. M. Gleditsch begründete Mundakupunktur oder die koreanische Handakupunktur.

Die klassische Körperakupunktur mit Mikrosystemen zu kombinieren bietet sich geradezu an. Die meisten Ausbildungsorganisationen haben deshalb auch die Ohrakupunktur in ihrem Weiterbildungsprogramm.

4.4.1 Die Ohrakupunktur (Aurikulotherapie)

Schon in der klassischen chinesischen Medizin waren einige wenige Akupunkturpunkte am Ohr bekannt. Diese Ohrpunkte wurden als Endpunkte der Meridiane angesehen, eine spezifische Wirkung oder eine Beziehung zu den Organen wurde ihnen jedoch nicht zugeordnet. Erst durch die Arbeiten des französischen Arztes Paul Nogier (1908–1996) wurde die Ohrakupunktur als eigenständige Behandlungsmethode bekannt.

Die Grundlage für die Ohrakupunktur ist, dass der ganze Körper auf der Ohrmuschel repräsentiert ist. Für den Arzt bringt dies den Vorteil, dass die Akupunkturpunkte am Ohr gut zugänglich sind und durch die Nadeltherapie – insbesondere bei funktionellen Beschwerden oder in der Schmerzbehandlung – eine rasche Besserung der Symptomatik erreicht wird. Diese schnelle therapeutische Wirkung ist für den Patienten und den behandelnden Arzt gleichermaßen motivierend.

Bewährte Indikationen der Ohrakupunktur sind vor allem funktionelle Störungen, Erkrankungen des Bewegungsapparates, Erkrankungen wie Nikotinabhängigkeit oder Essstörungen, Allergien und andere atopische Erkrankungen, Migräne, Neuralgien, Schlafstörungen und psychovegetative Beschwerden.

Die Ohrakupunktur kann als eigenständige Methode eingesetzt werden, häufig wird sie aber auch in Kombination mit der Körperakupunktur angewendet.

4.4.2 Die Laserakupunktur

Bei der Laserakupunktur wird nicht mit einer Nadel, sondern mit einem sorgfältig dosierten Laserstrahl auf die Akupunkturpunkte eingewirkt. In der Regel werden Softlaser eingesetzt, die zur Laserakupunktur von Körper- und Ohrpunkten genutzt werden. Der Reiz der Laserakupunktur ist allerdings weniger intensiv und die Eindringtiefe in den Körper durch den Laser ist begrenzt. Die Laserakupunktur ist schmerzlos und dauert nur kurz, sodass sie häufig bei ängstlichen Patienten und Kindern Anwendung findet. Oft werden Laserakupunktur und klassische Behandlungen der chinesischen Medizin kombiniert. Vor allem in der Kinderheilkunde hat sich die Laserakupunktur bewährt.

4.4.3 Die Akupressur

In China wird die Akupressur seit mehreren tausend Jahren angewandt. Es kommen bei der Akupressur dieselben Punkte zur Anwendung, die auch bei der Akupunktur verwendet werden. Die Aktivierung der Akupressurpunkte geschieht ausschließlich mit den Händen und den Fingern. Bei der Akupressur erfolgt eine kreisförmige Massage des jeweiligen Akupunkturpunktes mit der Fingerkuppe von Daumen oder Zeigefinger. Dabei wird ein sanfter Druck ausgeübt. Die Verwendung verschiedener Öle und das Einmassieren verstärkt die Wirkung der Akupressur. Die Akupressur ist gut zur Selbstbehandlung geeignet und kann die Akupunkturbehandlung unterstützen. Einige klinische Studien zeigen eine gute Wirkung der Akupressur, vor allem bei auftretender Übelkeit in der Schwangerschaft (Wentoft und Dykes 2001), bei Schlaflosigkeit (Chen und Lin et al. 1999) und bei Regelschmerzen (Taylor und Miaskowski et al. 2002).

Praxistipp

Die Akupressur lässt sich einfach erlernen. Durch Akupressur lassen sich allgemeine Befindlichkeitsstörungen durch die Patienten selbst behandeln und sie unterstützt die Akupunkturtherapie. Zeigen Sie Ihren Patienten deshalb einige Akupressurpunkte zur Selbstanwendung.

4.5 Tuina – die chinesische Massage

Die chinesische Massage hat eine lange Tradition, die sich im Laufe der vielen Dynastien der chinesischen Geschichte weiterentwickelte. Eine besondere Massageform der chinesischen Heilkunde ist die Tuina-Massage. Nach chinesischer Auffassung regt die Tuina-Massage den Fluss des Qi und des Blutes an und verhilft somit zu einer Stärkung der Funktionen der Organe. Indem die Hautoberfläche durch die Massage bearbeitet wird, sollen tiefer liegende Schichten und die Meridiane erreicht werden.

Die wesentlichen Techniken von Tuina sind:

- Rollen mit den Handballen,
- Drücken mit den Fingern,
- Strecken und Ziehen der Extremitäten,
- Klopfen mit den Fingerkuppen,
- Kneten, Schütteln, Pressen,
- Ziehen und Massieren der Haut.

Das Repertoire umfasst etwa 20 Grundtechniken und ca. 300 Einzelgriffe. Ob die Massage die gewünschte Wirkung zeigt, hängt davon ab, wie gut sie durchgeführt wird, also von der Technik des Therapeuten und der richtigen Wahl der Leitbahnen und Akupunkturpunkte, die zur Stimulierung durch die Massage ausgewählt wurden.

Die Tuina-Massage unterscheidet sich von der westlichen Massage vor allem durch ihre Grifftechnik, durch ihr Indikationsspektrum und darin, dass man sie am bekleideten Patienten ausübt. Sie kann dazu beitragen, Yin und Yang, die Funktion der Leitbahnen und den Zustand des Qi zu beeinflussen.

4.6 Die Schröpfbehandlung als lokale Reiztherapie

Das Schröpfen zählt wohl zu den ältesten Therapieverfahren der Menschheit. Die Technik wurde bereits im antiken Ägypten und bei den Griechen beschrieben. Schröpfen ist aber nicht nur Bestandteil der Traditionellen Europäischen Medizin (TEM) sondern auch der Traditionellen Chinesischen Medizin (TCM).

Die Schröpftherapie ist eine lokale Reiztherapie, was lokale oder reflektorische therapeutische Wirkungen im Körper auslöst. Sie aktiviert Reflexzonen am Rücken, die ihrerseits auf innere Organe und Organsysteme einwirken.

Das *trockene Schröpfen* bewirkt eine Hyperämie und regt den Stoffwechsel und die Durchblutung im geschröpften Hautareal an. Zum Schröpfen werden speziell geformte Gläser unterschiedlicher Größe verwendet (► Abb. 4-2).

Bei der trockenen Schröpfbehandlung genügt das Aufsetzen der Schröpfgläser auf die betroffenen Hautareale. Das trockene Schröpfen wirkt im Sinne der

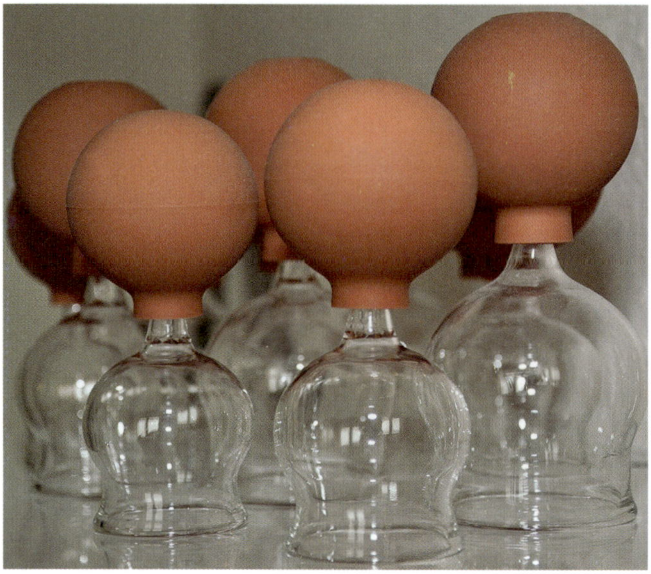

Abb. 4-2 Beim Schröpfen werden Schröpfgläser verschiedener Größen aufgesetzt. Unterdruck saugt Haut und Unterhautgewebe an.

TCM blutanziehend und ableitend, aktivierend und allgemein kräftigend. Darüber hinaus dient es der Ableitung von Stoffwechselschlacken, mobilisiert die Qi-Stagnation und die Blutstagnation und wirkt somit auch den Schmerzen entgegen. Außerdem bewirkt trockenes Schröpfen eine Muskelrelaxation und aktiviert bei allgemeinen Schwächezuständen.

Beim *blutigen Schröpfen* wird die Haut unmittelbar vor dem Aufsetzen des Schröpfglases durch eine Lanzette eingeritzt. Blutiges Schröpfen wirkt in der TCM blutziehend, ausleitend und entlastend und wird bei Füllezuständen eingesetzt. Es hilft vor allem bei Gelosen und in der Schmerztherapie.

Ein gängiges Verfahren zur Erzeugung eines Unterdrucks im Schröpfglas besteht im Abbrennen einer im Glas befindlichen Watte. Bei anderen Gläsern befindet sich oben ein kleiner Ballon, der zusammengedrückt und nach dem Aufsetzen des Schröpfglases losgelassen wird. Hierdurch entsteht ein Unterdruck im Glas, sodass die Haut angesaugt wird. Die angesaugte Haut wird besser durchblutet, wodurch der therapeutische Reiz entsteht. In meiner Arztpraxis verwende ich die Schröpfgläser mit Gummiballon und setze sie mitunter auch direkt über den Akupunkturnadeln auf (► Abb. 4-3).

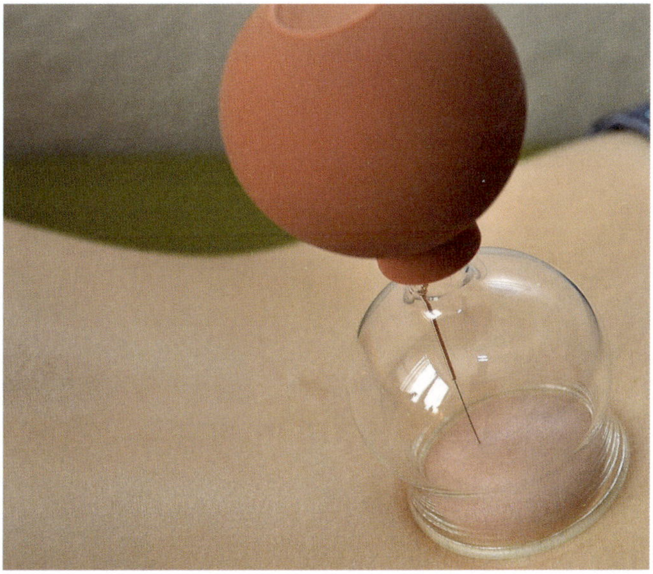

Abb. 4-3 Ein Schröpfglas wurde direkt über einer liegenden Akupunkturnadel appliziert.

4.7 Chinesische Kräuter- und Arzneimitteltherapie

Krankheiten verlangen verschieden zubereitete Arzneien. Die Arzneimittel der chinesischen Medizin werden nur selten einzeln verwendet, sondern entsprechend der Regeln der Traditionellen Chinesischen Medizin ausgewählt. Anschließend wird die Rezeptur individuell auf das Leiden, die Verfassung, das Alter und das Geschlecht des Patienten abgestimmt.

Handschriftliche Rezeptsammlungen der TCM enthalten lange Listen aller nur erdenklichen Leidenszustände und bieten dafür viele unterschiedliche Rezepturen an (Unschuld 2013). Der größte Teil der Krankheiten wird mit Arzneien behandelt, die sich überwiegend aus Kräutern zusammensetzen, in einigen Fällen aber auch tierische und mineralische Bestandteile enthalten (Schmincke 2012). Die Arzneimittellehre ist ebenfalls in die philosophische Weltsicht des klassischen Chinas eingebettet. Auch die chinesische Arzneimittelkunde orientiert sich an Yin und Yang, dem Qi und den fünf Wandlungsphasen.

Das im Huangdi Neijing niedergelegte Wissen um mehrere hundert Substanzen aus dem pflanzlichen, tierischen und mineralischen Bereich, um geeignete Sammel- und Anbauverfahren, um verschiedene Techniken der Aufbereitung, um die Verarbeitung der Kräuter und um eine Vielzahl von Arzneiformen für die innere oder äußere Anwendung wurde in den folgenden zwei Jahrtausenden kontinuierlich ergänzt. Manche Arzneimittel gleichen einen Qi-Mangel aus, andere lösen krankmachendes Qi auf, manche wirken wärmend, andere wiederum kühlend.

Die Verordnung chinesischer Arzneimittel setzt eine genaue chinesische Diagnose und grundlegende Kenntnisse der chinesischen Arzneimitteltherapie voraus. Hierzu bedarf es eines speziell ausgebildeten Arztes, der die Kunst der richtigen Arzneimittelwahl beherrscht, und einer spezialisierten Apotheke, die Einzelverordnungen nach den Kriterien der TCM zusammenstellt und den Patienten bei auftretenden Fragen auch entsprechend beraten kann. Weitere Informationen finden sich bei der Arbeitsgemeinschaft deutscher TCM-Apotheken, die im Internet eine regelmäßig aktualisierte Liste unter www.tcm-apo.de anbietet.

4.8 Chinesische Ernährungstherapie

„Ni chi fan le ma?" – „Hast Du schon gegessen?" fragen sich die Chinesen zur Begrüßung. Bereits die Zusammenstellung der Zutaten für das Essen ist entscheidend und folgt ebenfalls dem Prinzip der Harmonie und Gegensätze von Yin und Yang. Damit ein Gericht ausgewogen ist, müssen Yin und Yang im richtigen Verhältnis zueinanderstehen. Die Aufnahme von Nahrung ist die Aufnahme von Nahrungs-Qi. Eine perfekte Mahlzeit zeichnet sich durch Ausgewogenheit von Yin- und Yang-Zutaten sowie durch deren Zuordnung im Rahmen der fünf Wandlungsphasen aus. Durch gezielte Auswahl der Speisen kann eine Stärkung oder Harmonisierung der Organe erreicht werden, da die Organe des Körpers mit bestimmten Geschmacksrichtungen verbunden sind.

Die Ernährungstherapie ist ein großer Bereich in der chinesischen Medizin. Die Prinzipien, die der Ernährungstherapie zugrunde liegen, sind größtenteils dieselben wie in der Arzneimitteltherapie. Wie medizinische Heilpflanzen werden auch alltägliche Nahrungsmittel nach den Kriterien der TCM bewertet und klassifiziert. Ihre Wirkung auf den Körper und die Gesundheit wird über die Eigenschaften der Nahrungsmittel bestimmt – ihr Temperaturverhalten und ihre Geschmacksrichtung. Mit Kälte, Kühle, Hitze oder Wärme ist aber nicht die Temperatur gemeint, sondern die charakterliche Wirkung der Nahrungsmittel im Körper. Die Kräuter und Nahrungsmittel werden nach ihren Stoff- und Charaktereigenschaften gezielt kombiniert, um Ungleichgewichte im Körper auszugleichen und Gesundheit zu schaffen oder zu erhalten. Einige Nahrungsmittel stärken Qi, andere Yin und Yang, wieder andere können Hitze ableiten.

> Die Ernährungsberatung ist Bestandteil jeder TCM-Behandlung. Chinesische Ärzte fragen ihre Patienten immer nach der individuellen Ernährungsweise und geben Empfehlungen darüber, welche Lebensmittel bei der bestehenden Erkrankung vermieden und welche ergänzt werden sollten.

4.9 Qigong und Tai-Chi

Auch wir kennen Symbole. Aber wir sind bei weitem nicht so verhaftet mit ihnen wie die Chinesen, bei denen jede Bewegung eines Fingergliedes oder jeder einzelne Schritt symbolische Bedeutung hat. Die Wertschätzung von Qigong und Tai-Chi beruht auf dem philosophischen Denken von der Antike bis zur Gegenwart.

Die richtige Atmung ist die Grundlage aller Übungen, damit Qi und Blut besser fließen, sich der Geist beruhigt, die Gefühle ordnen und das Qi und die Funktionskreise gestärkt werden. In fließenden, langsam ausgeführten Bewegungen drückt sich das Wechselspiel von Yin und Yang aus. Die Übergänge zwischen Qigong und Tai-Chi sind fließend, bei beiden werden Atem- und Körperbewegungen koordiniert, während man sich ganz auf sich selbst konzentriert.

Bewegung ist Harmonie mit dem Qi. Ihren charakteristischen Ausdruck finden Qigong und Tai-Chi in denselben Grundsätzen wie sie für die Kalligrafie, die chinesische Musik, die Literatur und Malerei gelten – Ruhe in der Bewegung und Bewegung in der Ruhe.

4.9.1 Qigong

Qigong bedeutet „mit dem Qi arbeiten". Die Lunge herrscht über das Qi und die Atmung und ist das Mittlerorgan zwischen dem Organismus und der Umwelt. Nach seiner Bildung verbreitet die Lunge das Qi im ganzen Körper, um die Gewebe zu nähren und alle physiologischen Vorgänge voranzutreiben. Die Aufmerksamkeit beim Qigong gilt deshalb der Atmung und dem Qi-Fluss durch die Meridiane – die Übungen sollen das Qi harmonisieren und im Fluss halten. Dieses Fließen wird durch die langsamen Bewegungsübungen des Qigong, die mit Aufmerksamkeit und konzentrierter Ein- und Ausatmung einhergehen, gefördert. Es geht auch darum, den Körper zu erspüren und ein Gefühl für die eigenen Bewegungsabläufe zu entwickeln.

> Die langsame Abfolge der Bewegungen ermöglicht es dem Patienten, sich ganz auf die Atmung und die Bewegungen zu konzentrieren und ein Gefühl für den eigenen Körper auszubilden – gewissermaßen um sich selbst zu *er-spüren*.

4.9.2 Tai-Chi

Tai-Chi hat sich aus dem älteren Qigong heraus entwickelt. Die langsamen und anmutigen Bewegungen des Tai-Chi sind ebenfalls ein gutes Beispiel für „Ruhe in der Bewegung". Tai-Chi schöpft die Kraft aus Balance und Konzentration. Erst wenn das Zentrum ruht, kann die Energie, das Qi, im Körper fließen. Die Bewegungen des Tai-Chi beruhigen und stärken Körper und Geist. Um völlig ausbalanciert und kraftvoll zu sein, müssen die Bewegungen von einem Zentrum aus abgestimmt werden, in dem Gelassenheit und Ruhe herrscht. Mit wachsender Übung und Konzentration steigt die Selbstwahrnehmung und man erfährt die Verbindung von Körper und Seele. Tai-Chi bedeutet Harmonie zwischen linker und rechter, oberer und unterer Körperhälfte, Ausgeglichenheit von Yin und Yang, Innen und Außen und dem Selbst.

Tai-Chi wird als einfaches Körpertraining oder als weiter reichende Meditationsübung praktiziert. Häufig wird Tai-Chi auch als Meditation in der Bewegung bezeichnet. Es vereinigt in sich die Harmonie von Kraft, Bewegung und Konzentration.

4.10 Feng Shui und die Architektur der Praxisräume

Auch die Raumausstattung spielt für den Akupunkturerfolg durchaus eine Rolle. Der Raum sollte hell, ruhig, freundlich und abgetrennt vom übrigen Praxisbetrieb sein. Architektur, Gestaltung der Räume und die gewählten Farben sind besonders wichtig. Die Kombination verschiedener Farben bietet ein breites Spektrum an Möglichkeiten der Raumgestaltung (Vorhänge in den Zimmern, ansprechende Bilder an den Wänden).

Die Praxisräume lassen sich auch nach der chinesischen Kunst der harmonischen Wohnraumgestaltung – *Feng Shui* – ausrichten. Um in den Räumen Harmonie zu erzielen, lassen sich Pflanzen, Wasser und Holz integrieren. Man kann von Feng Shui einiges lernen. Denn es geht um mehr als nur darum, einzelne Möbelstücke zu verschieben, hier und da Farbe anzubringen oder einen Spiegel aufzuhängen. Feng Shui ist auch keine Frage von reinem Design. Räume können sehr schön gestaltet und trotzdem vollkommen unpraktisch sein.

Praxistipp

Wichtige Voraussetzungen für eine erfolgreiche Akupunkturpraxis sind:

- die gute Ausbildung des Arztes in TCM und Akupunktur,
- eine optimale Terminplanung,
- abgestimmte Praxisabläufe und
- die harmonische, räumliche Ausstattung der Praxis.

4.11 Beispiel: Akupunktur in der Arztpraxis

Bei *chronischen Schmerzen* kann die Akupunktur ein wertvoller Bestandteil der Therapie sein. Bei *Migräne und Spannungskopfschmerzen* ist die Akupunktur sehr wirkungsvoll, durch die Behandlung myofaszialer Triggerpunkte wird der Muskeltonus gemindert und die Muskulatur gelockert. Die Akupunktur eignet sich auch zur Behandlung der *Fibromyalgie*. Die Indikation *Schmerzen bei Kniegelenksarthrose* ist wissenschaftlich besonders gut untersucht und die schmerzlindernden Effekte durch die Akupunktur sind ebenso wissenschaftlich nachgewiesen wie die gute Wirkung bei Schmerzen der unteren Wirbelsäule. Die Akupunktur ist insgesamt in der Schmerzbehandlung sehr gut wirksam.

Funktionellen Herzbeschwerden und durch *vegetative Störungen* verursachte Beschwerden lassen sich durch Akupunktur behandeln und auch die *essentielle Hypertonie* kann durch die Akupunktur positiv beeinflusst werden. Bei der *essentiellen Hypertonie* setze ich die Akupunktur ergänzend vor allem ein, um Blutdruckschwankungen zu Beginn der Therapie ausgleichen zu können oder eine instabile Blutdrucksituation auszugleichen. Eine Dauertherapie der arteriellen Hypertonie erfolgt natürlich auch in meiner Arztpraxis mit entsprechenden antihypertensiven Pharmaka, die Akupunktur ist nur gelegentlich adjuvant indiziert.

Auch bei zahlreichen Störungen des Magen-Darm-Traktes sind die Behandlungserfolge teilweise sehr positiv. Gute Effekte zeigt die Akupunktur besonders beim *Reizdarmsyndrom*. Eine Vielzahl neuerer Studien ergab, dass die Akupunktur vor allem auch gegen *Übelkeit unter einer Chemotherapie*, bei auftretender *Übelkeit nach einer Narkose* oder bei *Schwangerschaftsübelkeit* sehr wirksam ist. Auch bei *Diarrhoe* wird die Akupunktur vorwiegend adjuvant eingesetzt und schmerzhafte Tenesmen werden schnell gebessert.

Die *erektile Dysfunktion* ist ebenfalls eine Indikation, die gut auf Akupunktur anspricht. Es handelt sich hierbei ja häufig um eine funktionelle Störung, die nicht unbedingt mit Lifestyle-Medikamenten behandelt werden muss. In der *Geburtsvorbereitung* bei Erstgebärenden führt die Akupunktur zu einer Geburtszeitverkürzung und lindert den Geburtsschmerz.

Unterstützend wirkt die Akupunktur bei *Schlafstörungen und Innerer Unruhe*, aber auch bei *Konzentrationsstörungen und Nervosität*. Obwohl es einige positive Untersuchungen zur Therapie der Angststörung gibt, ist der Evidenznachweis der Akupunktur bei dieser Indikation bisher allerdings unzureichend. Nach *zerebralem Insult* kann die Akupunktur zur Besserung der umfassenden Symptome – der Schmerzen, der depressiver Symptomatik und der Bewegungseinschränkung durch Paresen – und zur Unterstützung der Rehabilitation versucht werden, nach dem sich das Krankheitsbild stabilisiert hat.

Besonders die *allergische Rhinokonjunktivitis* ist der Akupunktur gut zugänglich. Bei der *Neurodermitis* kommen die gleichen Akupunkturpunkte zur Anwendung wie bei *Ekzemen* wobei die psychische Komponente der Erkrankung immer mit berücksichtigt werden sollte. Durch Akupunktur bei meinen eigenen Patienten wird zwar keine Heilung der atopischen Veranlagung erreicht, jedoch wird das Intervall der Krankheitsschübe deutlich verlängert und der Hautzustand kann längerer Zeit ohne den Einsatz von Steroiden stabilisiert werden. Auch in der Therapie der *Zoster-Neuralgie* konnte ich in meiner eigenen Praxis gute Erfahrungen machen. Durch die Akupunkturbehandlung lassen sich besonders neuralgiforme Schmerzen effektiv lindern.

Es sind nicht nur Schmerzen und orthopädische Erkrankungen, die sich über das Ohr behandeln lassen. Bewährte Indikationen der *Ohrakupunktur* sind auch Migräne und Kopfschmerzen, allergische Erkrankungen, psychovegetative Befindlichkeitsstörungen, Schlafstörungen und die Unterstützung der Nikotinentwöhnung.

4.12 Ayurveda

Ayurveda – das Wissen vom guten Leben – gehört ebenfalls zu den ältesten Medizin- und Gesundheitssystemen der Menschheit. Hinter dem Begriff verbirgt sich eine umfassende und mehrere tausende Jahre alte Gesundheitslehre mit eigenen Therapievorschlägen und Arzneien aus Indien. Ebenso wie die Traditionelle Chinesische Medizin ist auch Ayurveda inzwischen von der Weltgesundheitsorganisation (WHO) als medizinische Wissenschaft anerkannt und zahlreiche Forschungsgruppen führen derzeit weltweit wissenschaftliche Studien zur Wirkungsweise und Evidenz von Ayurveda durch (Keßler u. Michalsen 2013).

Die vier Veden (die Bücher der Weisheit) – Rig, Yajur, Sama, Atharva – sind die ältesten schriftlichen Überlieferungen altindischer Heil- und Pflanzenkunde. Das Wohlergehen des Menschen wird nach der ayurvedischen Vorstellung von den drei sogenannten Doshas bestimmt – *Vata*, *Pitta* und *Kapha*. Die Doshas sind die fundamentalen Prinzipien, die den Körperhaushalt des Menschen steuern. Sie beeinflussen alle Zellen des Körpers, alle Gewebe sowie den Aufbau der Organe und wirken so auf alle Abläufe im Körper. *Vata* ist die treibende Kraft des Menschen und steuert alle Aktivitäten, *Pitta* reguliert den Stoffwechsel des Körpers und *Kapha* bezeichnet alles, was für die Stabilität der Zellen notwendig ist und hält die Struktur des Körpers aufrecht.

Durch die Harmonisierung körperlicher und spiritueller Energien soll Krankheiten vorgebeugt werden. Wichtig dafür sind gesunde Ernährung, regelmäßige Körperübungen, Meditation sowie der bewusste Umgang mit sich selbst und anderen. Der Mensch ist gesund, wenn ein vollkommenes Dosha-Gleichgewicht vorliegt und Vata, Pitta und Kapha optimal aufeinander abgestimmt sind. Ein gesunder Lebensstil und die Meditation hält die Doshas im Gleichgewicht.

Ähnlich wie in der Traditionellen Chinesischen Medizin ist nach den Lehren des Ayurveda der Mensch gesund, wenn er im Einklang mit der Natur lebt. Bei einem Ungleichgewicht der Doshas kann das Gleichgewicht durch Ölbehandlungen und naturheilkundliche Medikamente nach indischen Originalrezepten wiederhergestellt werden.

4.13 Zusammenfassung

- Die Traditionelle Chinesische Medizin (TCM) besteht aus einem komplexen System vielgestaltiger Diagnose- und Behandlungsformen, die sich über mehrere Jahrtausende hinweg ausgebildet haben und die sich kontinuierlich weiterentwickeln. Eine der grundlegenden philosophischen Prinzipien dieser Heilkunde ist die Einheit von Körper, Geist und Seele.
- Dao ist das allumfassende und nicht beschreibbare Prinzip des Seins und bringt im Wechselspiel von Yin und Yang das materielle und spirituelle Substrat des menschlichen Lebens – die Lebenskraft Qi, die allem Lebendigen innewohnt – hervor.
- Symbol des Dao ist die Monade, eine in sich abgeschlossene und unteilbare Einheit, welche die Beziehung und wechselseitige Abhängigkeit von Yin und Yang veranschaulicht. Yin und Yang bedingen einander und sind zugleich gegensätzlich.
- In der Vorstellung der TCM fließt das Qi auf bestimmten Leitbahnen, den Meridianen, durch den Körper und ermöglicht durch seinen harmonischen Fluss alle Lebensvorgänge. Die Meridiane bilden ein unsichtbares Netz im Körper und gewährleisten eine fortlaufende Zirkulation des Qi.
- Eine gesunde Ernährung, ausreichende Bewegung und genügend Ruhephasen sind das Geheimnis für ein harmonisches Qi, für ein gesundes, zufriedenes, glückliches und langes Leben.
- Wird der gleichmäßige Fluss des Qi durch den Körper blockiert oder gestört, so entstehen Disharmonien, welche sich wiederum in Krankheiten äußern. Zur deren Behandlung bietet die chinesische Medizin vielfältige Möglichkeiten, die ideal aufeinander abgestimmt werden.
- Am häufigsten werden Akupunktur und chinesische Arzneimittel eingesetzt. Weitere Methoden sind Moxibustion, Tuina-Massagen, Schröpfen, Qigong, Tai-Chi und die Ernährungstherapie. Alle Behandlungsmethoden ergänzen einander und sollen dem Körper helfen, die natürliche Harmonie von Yin und Yang wiederzuerlangen und ein ungestörtes Fließen des Qi zu bewirken.
- Sowohl das eher bewegungsorientierte Tai-Chi als auch das mehr auf Atemtechniken konzentrierte Qigong bedienen sich einer Folge von fließenden Bewegungen und besonderer Atemtechniken.

- Ayurveda, die altindische Heilkunst und Gesundheitslehre, ist eine eigenständige Wissenschaft, die in Indien – neben der Schulmedizin und der Homöopathie – an den Hochschulen gelehrt wird. Im Vordergrund steht neben der Behandlung von Krankheiten die Förderung der Gesundheit im Zusammenspiel körperlicher, geistiger und spiritueller Kräfte.
- Neben tierischen, mineralischen und metallischen Produkten umfasst die ayurvedische Pharmakotherapie eine Vielzahl von Heilpflanzen.

5 Entspannungstherapie in der Komplementärmedizin

Wir achten auf unseren Atem, auf die Körperhaltung, unsere Gedanken und unsere Gefühle – Einfluss zu nehmen erfordert Zeit und geduldiges Üben. Mit dieser schlichten Formel gelingt es uns, die richtige Balance zwischen Körper und Geist zu finden. Wenn wir Achtsamkeit trainieren, üben wir zu fokussieren und dabeizubleiben. Wir schulen behutsam unseren Geist und nehmen den gegenwärtigen Augenblick war, ohne diesen zu bewerten. Achtsamkeit ist das zentrale Prinzip der östlichen Meditation. Für den Buddhismus, den Daoismus und Yoga ist die Achtsamkeit gleichermaßen bestimmend und bedeutet, mit uns selbst in Kontakt zu treten und unseren Geist zu üben.

Wir hatten Prof. Dr. Jon Kabat-Zinn bereits in Kapitel 2.2.1 „Die Ordnungstherapie als Grundlage der Naturheilkunde" kennengelernt. In den 1970er-Jahren arbeitete er in den USA an der *University of Massachusetts Medical School* in Worcester. In Asien hatte er vielfältige Erfahrungen mit Meditation und dem Hatha-Yoga gesammelt. Aus diesen Erkenntnissen, den Forschungsergebnissen der Verhaltensmedizin und Elementen der östlichen Meditation etablierte er dann das Meditationsprogramm „Mindfulness Based Stress Reduction (MBSR)" zur Stressreduktion. Grundlage seines Meditationsprogramms sind Achtsamkeitsübungen. Das Programm ist inzwischen nicht nur an über 250 Kliniken in den USA etabliert, sondern wird weltweit angewendet und wissenschaftlich überwiegend positiv bewertet (Grossmann et al. 2004).

5.1 Yoga

Yoga ist mit unserem Wort Joch verwandt und so bedeutet das Wort Yoga „Anspannen des Körper und des Geistes". Klassisches Yoga basiert auf der jahrtausendealten indischen Samkhya-Philosophie und ist deshalb weit mehr als eine banale Atem- und Körpertherapie. Die Vorstellung, durch Kultivierung von Körper und Geist die Erlösung zu erlangen, findet sich bereits in den ältesten dokumentierten Vorläufern des Yoga aus dem 7. Jahrhundert v. Chr., in denen die Beherrschung der Sinne, die Beobachtung des Atems und die innere Sammlung als Wege zum wahren Selbst beschrieben werden.

Viele Elemente des Yoga sind medizinisch äußerst sinnvoll. Seine volle Wirkung entfaltet Yoga allerdings ebenso wie Qigong oder Tai-Chi erst bei regelmäßigem Üben über einen längeren Zeitraum.

Mit Yoga lassen sich die Ansatzpunkte der Mind-Body-Medizin gleichermaßen stärken: die Bewegung, die Atmung und die Entspannung. Achtsamkeit heißt im Prinzip, alles das wahrzunehmen, was ist (Harrer 2009).

5.2 Meditation

Das Gegenstück zur „Entspannung in der sanften Bewegung" wie beim Yoga ist die „sanfte Bewegung in der Entspannung" bei der Meditation. Zu den Meditationstechniken zählen Sitzhaltungen, Körperübungen, Atemkontrolle und Übungen der Konzentration.

Die unterschiedlichen Formen der Meditation bewirken ähnliche körperliche und psychische Phänomene wie die Entspannungmethoden, haben jedoch darüber hinaus das Ziel der Erweiterung des Bewusstseins und die Aneignung einer tiefen, inneren Ruhe. Es ist allerdings nicht einfach zu beschreiben, was bei einer Meditation im Körper und im Gehirn geschieht. Um dies festzustellen, wurden buddhistische Mönche während ihrer Meditation wissenschaftlich untersucht. Man hatte ihnen Elektroden an den Köpfen angebracht, um Änderungen der elektrischen Ströme während einer Meditation feststellen zu können. Während der Meditation wurde bei den meditierenden Mönchen ein verstärkter Anteil von Gamma-Wellen gemessen. Diese Gamma-Aktivität war in einigen Fällen die höchste jemals bei Menschen gemessene. Die erhöhte Gamma-Aktivität, so das Resümee der Studie, könnte ein Resultat des durch die Meditation erreichten höheren Bewusstseins sein. Langjährige Meditation führt offensichtlich zu einer Verstärkung von Gehirnfrequenzen (Aamodt u. Wang 2010).

Für eine weitere Studie wurden tibetanische Mönche dann gebeten, während dem Hirn-Scan in einem Computertomographen zu meditieren. Die Ergebnisse waren überraschend: Die Auswertung der Hirn-Scans ergab, dass sich während der Meditation die neuronale Aktivität in einem Hirnareal verringert, welches für die räumliche Orientierung zuständig ist. Der meditierende Mönch verliert demnach den Kontakt zu seinem eigenen Körper und fühlt sich von Raum und Zeit losgelöst (Spitzer u. Bertram 2010).

5.3 Hypnose und Hypnotherapie

Bei der Hypnose wird durch direkte und indirekte Suggestion die Aufmerksamkeit des Patienten eingeengt, sodass ein veränderter Bewusstseinszustand (Trance) eingeleitet werden kann. Der Zustand der Hypnose ist ein besonderes Stadium zwischen Wachzustand und Schlaf. Bewusstseinsinhalte sind nicht völlig ausgeblendet, unbewusste Inhalte werden in diesem Stadium aber zugänglicher. In der Regel geht die Hypnose mit einem Zustand tiefster Entspannung einher. Diesen Entspannungszustand kann man aber auch mit geeigneten Techniken, z.B. dem Autogenen Training, selbst herbeiführen. Die moderne Hypnotherapie wurde maßgeblich von dem amerikanischen Psychiater Milton Hyland Erickson (1901–1980) geprägt. Die Milton-Erickson-Gesellschaft ist ein anerkanntes und internationales Forum zur Weiterentwicklung von Hypnotherapien.

5.4 Autogenes Training und Tiefenmuskelentspannung

Das **Autogene Training** (AT) wurde von dem deutschen Psychiater und Psychotherapeuten J.H. Schultz (1884–1970) zwischen 1910 und 1930 vor dem Hintergrund seiner Erfahrungen mit der Entspannungshypnose entwickelt. Während bei der Tiefenmuskelentspannung die Entspannung über die Willkürmuskulatur trainiert wird, findet der Zugang beim Autogenen Training über die Konzentration mithilfe spezieller suggestiv wirkender Formeln statt. Das Autogene Training ist eine einfach erlernbare Entspannungsmethode, die von den Patienten selbstständig im Alltag angewendet werden kann. Die Wirksamkeit des Autogenen Trainings konnte bei einer Vielzahl psychosomatischer Störungen nachgewiesen werden.

Die **Tiefenmuskelentspannung** wurde von dem amerikanischen Arzt Edmund Jacobsen (1888–1983) erarbeitet. Seine Forschungsergebnisse zur Tiefenmuskelentspannung veröffentlichte er erstmals 1929. Bei der Tiefenmuskelentspannung geht es um ein fortschreitendes, bewusstes Erlernen der Entspannung der willkürlichen Muskulatur. Hierzu werden die verschiedenen Muskelgruppen nacheinander aktiv leicht angespannt und wieder entspannt. Die Tiefenmuskelentspannung gilt neben dem Autogenen Training und dem Biofeedback als wichtigste Entspannungsmethode.

5.5 Biofeedback

Begründer der Biofeedbacktherapie ist der amerikanische Physiker Elmar Green. Beim Biofeedback wird dem Patienten ein normalerweise für ihn nur begrenzt oder gar nicht wahrnehmbarer autonomer physiologischer Prozess mithilfe von akustischen oder optischen Signalen rückgemeldet und damit wahrnehmbar gemacht. Die Aufgabe des Patienten besteht dann darin, den physiologischen Prozess, geleitet durch die apparative Rückmeldung, willkürlich zu kontrollieren.

Ziel der Biofeedbacktherapie ist, dass der Patient lernt, durch die apparative Rückmeldung den physiologischen Prozess willkürlich zu beeinflussen.

Vom Grundsatz und der Durchführung her ist das Biofeedback eine verhaltenstherapeutische Methode mit verschiedenen Anwendungsmöglichkeiten, bei der scheinbar nichtbeeinflussbare Körperfunktionen (Herzschlag, Hautwiderstand, Muskelspannung oder die Hirnströme im Neurofeedback) in optische oder akustische Signale umgesetzt werden. Für die Durchführung ist eine sorgfältige Vorbereitung erforderlich. Je nach vorliegenden Symptomen bringt der Arzt Elektroden an verschiedenen Stellen des Körpers an. Die abgeleiteten Signale werden über Kabel in ein Biofeedbackgerät geleitet und dort analysiert. So lassen sich unbewusst ablaufende Vorgänge messen und auf einem Bildschirm mittels eines Computers direkt darstellen. Durch die Rückmeldung der durch das Biofeedbackgerät „sichtbar" gemachten Signale kann ein Patient seine Fortschritte bei der Entspannung objektiv kontrollieren und beeinflussen.

Dieser Ansatz hat aber nichts mit Intuition zu tun. Der Patient fällt keine Spontanurteile. Stattdessen sitzt er vor dem Bildschirm eines Computers und beurteilt die Aufzeichnungen. Ziel der Biofeedbacktherapie ist die gezielte Wahrnehmung und Beeinflussung der körpereigenen Funktionen. Mit entsprechenden Signalen wird dem Patienten geholfen, ein Gefühl für eigene Körpervorgänge zu entwickeln.

Praxistipp

Bevor Sie in ein Gerät zur Biofeedback-Therapie investieren, ist eine umfassende Bewertung der Rentabilität zu empfehlen.

5.6 Komplementärmedizin und Schulmedizin – eine beispielhafte Annäherung

Schulmedizin und Komplementärmedizin haben in der Behandlung unserer Patienten ein großes Potenzial und sie können optimal aufeinander abgestimmt werden. Die Rezepte hierzu entdeckt man sehr schnell, wie es die AWMF-Leitlinie zur Therapie der Migräne beispielhaft aufzeigt.

Die AWMF-Leitlinie zur Therapie der Migräne (AWMF-Leitlinie 2012) führt nicht nur regelmäßigen Ausdauersport, sondern auch Entspannungstraining, Biofeedback-Training und Kognitive Verhaltenstherapie für die Behandlung von Patienten mit Migräne auf. Viel näher können sich Schulmedizin und Komplementärmedizin kaum sein, als es in dieser wissenschaftlich begründeten und somit evidenzbasierten Leitlinie aufzeigt wird:

- Die medikamentöse Therapie soll durch nicht medikamentöse Verfahren der Verhaltenstherapie (z. B. Entspannungsverfahren) ergänzt werden. Alternativ zur medikamentösen Therapie kann auch eine Verhaltenstherapie als Prophylaxe durchgeführt werden.
- Regelmäßiger aerober Ausdauersport wird empfohlen.
- Bei Patienten mit einer hochfrequenten Migräne sowie erheblicher Einschränkung der Lebensqualität sollten Verfahren der psychologischen Schmerztherapie (Schmerzbewältigung, Stressmanagement, Entspannungsverfahren) eingesetzt werden.

Unsere Welt ist nicht nur hochkomplex, sondern auch unübersichtlich und vielfältig, sodass eine Orientierung häufig sehr mühsam ist. Die evidenzbasierte Medizin kann uns helfen, die richtige Balance zwischen den Möglichkeiten der Schulmedizin und der Komplementärmedizin zu finden, und sie vermittelt uns nicht nur Einsichten über das „Wie“ und das „Warum“, sondern sie gibt uns auch vielfältige Ratschläge.

Machen wir uns aber auch klar, in welcher Welt wir leben. Das, was unsere Natur leistet, ist sinnvoll und richtig. Denken Sie nur an die ablaufenden Kaskaden zur Blutgerinnung und die natürlichen „Selbstheilungskräfte“ zur Wundheilung, wenn man sich aus Unachtsamkeit oberflächlich in den Finger schneidet. Aber auch bei leichteren und schweren Erkrankungen, bei Verletzungen und Funktionsstörungen des Organismus funktioniert die Selbstheilung. Wenn sie auch nicht immer zur Gesundung ausreicht und wir schulmedizinische Therapien einsetzen müssen – die Selbstheilung ist dennoch vorhanden. Ohne Selbstheilungskräfte wäre auch der Chirurg machtlos, denn eine noch so kleine Wunde würde trotz Naht nicht heilen.

> Die Komplementärmedizin unterstützt die Natur und unsere Selbstheilungskräfte. Sie fördert die Genesung und die Gesundheit des Menschen. Nicht mehr – aber auch nicht weniger.

Beim Yoga und bei der Meditation lassen wir die alltäglichen Sorgen hinter uns. Unsere Gedanken und Einstellungen, unsere Gefühle und die Körperwahrnehmung beeinflussen nicht nur unser Wohlbefinden, sondern auch die Selbstheilungskräfte und somit die Genesung.

Dieses Kapitel soll Inspiration sein, für Ärzte, die ihren Patienten helfen wollen, einen eigenen Weg zu finden, um sich ganzheitlich auf sich selbst einzulassen. Autogenes Training, Tiefenmuskelentspannung nach Jacobsen und die Hypnotherapie sind nur einige der Chancen, die unseren Patienten helfen, ihr Leben wieder ins Gleichgewicht zu bringen und die Kraft der Gedanken gezielt zur Genesung zu nutzen.

5.7 Zusammenfassung

- Yoga ist eine jahrtausendealte philosophische Lehre aus Indien. Den Hatha-Yoga, der heute bei uns vorwiegend gelehrt wird, gibt es seit etwa 1.200 Jahren. Yoga ist ein umfassendes Meditations-, Atem- und Entspannungsverfahren.
- Meditation ist mehr als nur Entspannungsübung. Es gibt viele verschiedene Meditationsarten, deren gemeinsames Ziel es ist, sich zu konzentrieren, Gedanken auszublenden und innerlich zur Ruhe zu kommen.
- Hypnose – benannt nach Hypnos, dem griechischen Gott des Schlafes – hat nichts mit Schlafen zu tun. Charakteristisch für die Hypnose sind verstärkte Alphawellen im Gehirn, wie sie auch im Zustand entspannter Wachheit auftreten. Diese Trance der Hypnose gilt als veränderter Bewusstseinszustand, bei dem das Unterbewusste aktiv ist. Der Einsatz von Hypnose in der Hypnotherapie ist wissenschaftlich anerkannt.
- Autogenes Training ist eine Form der Autosuggestion. Mithilfe der Entspannungsübungen des Autogenen Trainings und suggestiver Formulierungen gelingt es den Patienten, unbewusste Körperfunktionen zu steuern. Das Autogene Training ist ein bewährtes Entspannungsverfahren, das auch Kinder einfach erlernen können.
- Die Tiefenmuskelentspannung nach Jacobsen arbeitet mit dem einfachen Prinzip der Anspannung und Entspannung einzelner Muskelgruppen. Auch die Tiefenmuskelentspannung lässt sich leicht erlernen und zeigt schnell positive Effekte.
- Beim Biofeedback werden physiologische Messwerte mit speziellen Geräten aufgezeichnet und für den Patienten zur gezielten Einflussnahme wahrnehmbar gemacht.

6 Weitere Therapieverfahren

Sobald von Komplementärmedizin die Rede ist, denken die meisten Ärzte und Patienten als Erstes an Heilkräuter, Homöopathie und Akupunktur. Die Komplementärmedizin umfasst aber weit mehr als nur diese bewährten Methoden. Sie bietet zahlreiche Behandlungsmöglichkeiten, mit denen sich das Wohlbefinden fördern, Krankheiten verhindern und Erkrankungen behandeln lassen.

Es ist nicht immer einfach, eine klare Trennung zwischen Schulmedizin und Komplementärmedizin zu ziehen, da die Grenzen nicht eindeutig festzulegen sind. Unterschiedliche Behandlungsmethoden, die inzwischen zum Standardrepertoire der Schulmedizin gehören, haben sich jedoch häufig aus der traditionellen Medizin entwickelt, beispielsweise die physikalische Medizin, die Rehabilitationsmedizin, die Bewegungstherapie, die Entspannungstechniken oder die Ernährungsmedizin – ohne dass dies den behandelnden Ärzte immer bewusst ist. Gerade jetzt aber, zu Beginn des 21. Jahrhunderts, wo manche tradierten Antworten der modernen Medizin noch immer nicht überzeugen, verhelfen neue Blickwinkel und kluge Denkanstösse vielleicht zu einem anderen Ansatz und öffnen neue Perspektiven für die Patienten.

6.1 Manuelle Medizin und Chirotherapie

Die ersten Menschen, die Jäger und Sammler, lebten in einer rauen und gefährlichen Zeit, in der Verletzungen, Knochenbrüche und Luxationen an der Tagesordnung waren. Und immer schon in der Geschichte der Menschheit gab es auch Heiler und Schamanen, die Knochen und Gelenke behandelten, Gliedmaßen einrichteten und manipulative Techniken an der Wirbelsäule beherrschten. Der 4000 Jahre alte, aus der 12. Dynastie stammende ägyptische Papyrus „Smith" gibt hiervon ein beeindruckendes Zeugnis, und auch Hippokrates beschreibt in der Antike ähnliche Behandlungsformen des „Knochensetzens", um verschobene Wirbel ohne Schaden für den Patienten wieder einzurichten.

Über viele Jahrhunderte gerieten diese Behandlungsformen jedoch wieder in Vergessenheit und wurden Jahrhunderte später vor allem durch Laien und Heiler ausgeübt. Erst Ende des 19. Jahrhunderts änderte sich diese Situation grundlegend und in den USA wurde die Osteopathie und fast zeitgleich die Chiropraktik entwickelt.

Osteopathie

Der Begriff Osteopathie geht auf Andrew Tailor Still (1828–1917) zurück, der 1894 in Kirksville, USA, die erste osteopathische Schule gründete. Er setzte die Bezeichnung Osteopathie aus zwei griechischen Begriffen zu einem Wort zusammen, nämlich den Begriffen „Knochen“ und „leiden“. Still wird auch die Bemerkung „Leben ist Bewegung“ zugeschrieben. Er wandte traditionelle Handgriffe und Mobilisationstechniken mit großem Erfolg an und versuchte, seine Behandlungsmethoden auf eine wissenschaftliche Grundlage zu stellen. Still legte hierbei besonderen Wert auf die weichen Gewebe, die Muskulatur und Faszien und löste mithilfe bestimmter Techniken bestehende Blockaden und Verhärtungen der Muskulatur. Durch die Behandlung aller Gewebe wollte er vor allem auch die Wiederherstellung der körpereigenen Regulationsfähigkeit und die Selbstheilungskräfte des Menschen fördern. Für den Osteopathen hat eine Störung im Körper oder eine umschriebene Fehlfunktion immer auch Auswirkungen auf den gesamten Organismus, weshalb der ganze Mensch, im Sinne einer holistischen Betrachtungsweise, in die diagnostischen und therapeutischen Überlegungen des Osteopathen einbezogen wird.

Durch die Osteopathie werden nicht nur gestörte Strukturen des Bewegungsapparates behandelt, beispielsweise Muskelverspannungen oder eingeschränkte Gelenkfunktionen, sondern über reflektorische Zusammenhänge auch innere Organe beeinflusst. Die osteopathische Behandlung ist sehr zeitintensiv und kann bis zu 60 Minuten dauern. Nach den Grundprinzipien der Osteopathie ist der Mensch eine Einheit aus Körper, Geist und Seele. Dieses Prinzip findet seine Entsprechung u. a. in der Anthroposophischen Medizin, der asiatischen Medizin und in der Naturheilkunde. Nach Still findet Heilung dann statt, wenn es dem Therapeuten gelingt, alle Strukturen des Körpers harmonisch auszugleichen und die natürlichen Funktionen wiederherzustellen. Da die Natur den Menschen mit allen notwendigen Voraussetzungen zur Gesundung und Selbstheilung ausgestattet habe, seien Medikamente zur Behandlung nicht grundsätzlich notwendig.

Grundlage der osteopathischen Behandlung ist ein detailliertes Wissen über Struktur und Funktionen im menschlichen Körper. Zur Ausübung der Osteopathie ist deshalb eine genaue Kenntnis der Anatomie und Physiologie des Menschen und eine umfangreiche Schulung des Therapeuten Voraussetzung.

> Der Osteopath führt eine umfangreiche und sehr genaue Anamnese durch, um die Beschwerden des Patienten den entsprechenden anatomischen Strukturen des Patienten zuordnen zu können. Die körperliche Untersuchung erfordert viel Fingerspitzengefühl und ungewöhnliche Perspektiven, weil der Osteopath vor allem mit dem geschulten Tastsinn seiner Hände arbeitet.

Zwischenzeitlich haben sich verschiedene Richtungen der Osteopathie etabliert, die ihre Schwerpunkte unterschiedlich setzen. Neben den üblichen Anwendungen wie Mobilisation und Manipulation von Gelenken gibt es noch weitere Verfahren, die von einzelnen Osteopathen eingesetzt werden, etwa die Muskel-Energie-Technik und die Specific-Adjustment-Technique oder die Strain-Counterstrain-Technik. Allen diesen Techniken ist jedoch der ganzheitliche Zugang zum Patienten gemeinsam mit dem Ziel, die Selbstheilungskräfte anzuregen und zu unterstützen.

Die *Kranio-Sakral-Therapie* ist eine Methode, die von dem amerikanischen Arzt William G. Sutherland (1873–1954) auf Basis der klassischen Osteopathie begründet wurde. Sie beruht auf der Vorstellung, dass die Schädelknochen eine gewisse Beweglichkeit gegeneinander haben und Liquores in einem individuellem „kraniosakralen Puls" zirkulieren. Diese Flüssigkeitsbewegung lasse sich durch den Therapeuten im ganzen Körper erfühlen, vor allem aber am Kopf (Kranium) und dem Kreuzbein (Sakrum). Störungen der Pulsationen weisen auf Verspannungen der Muskulatur oder Dysfunktionen im Bewegungsapparat hin. Der Therapeut bewegt kaum wahrnehmbar die Schädelknochen gegeneinander und beeinflusst durch sanfte manuelle Techniken den Liquorpuls, wobei die Beschwerden gebessert würden.

Chiropraktik

Der Begriff Chiropraktik geht auf den amerikanischen Gemischtwarenhändler D. D. Palmer (1845–1913) zurück, der 1895 seinen ersten Patienten mit dieser Methode behandelte. Palmer, der auch ein Anhänger der Magnetbehandlung, dem Mesmerismus, war, konnte an die Traditionen der „Knocheneinrichter" anknüpfen, die bis in das 19. Jahrhundert tätig waren. 1897 eröffnete Palmer die *Palmer School* in Iowa, welche durch seinen Sohn als *Palmer School of Chiropractic* fortgeführt wurde. Aus der Chiropraktik hat sich im Laufe der Jahrzehnte die Chirotherapie entwickelt, die häufig synonym mit der manuellen Medizin benutzt wird. Die beiden in den USA etwa gleichzeitig entwickelten Verfahren der Chiropraktik und Osteopathie lassen sich nur schwer auseinanderhalten, weil sich die Methoden teilweise überschneiden. Die Chiropraktik ist eine Methode, die vor allem bei Beschwerden an der Wirbelsäule und an den Gelenken eingesetzt wird.

Manuelle Medizin und Chirotherapie

Still und Palmer hatten die Gelenke der Wirbelsäule und der Extremitäten zum Ausgangspunkt ihrer diagnostischen und therapeutischen Überlegungen gemacht. Bis Mitte des 20. Jahrhunderts hatten Ärzte jedoch kein besonderes Interesse an dieser Behandlungsform. Eher durch Zufall wurden dann einige deutsche Ärzte auf den Heilpraktiker Werner Peper aufmerksam, der eine

Chiropraktiker-Ausbildung in den USA absolviert hatte und die erlernten Techniken mit Erfolg anwandte. Er entwickelte ein Schulungskonzept und begann mit der systematische Unterweisung von Ärzten, welche die Grundlagen der Chiropraktik erlernten und im Verlauf weiterentwickelten. In den folgenden Jahrzehnten hat sich die manuelle Medizin dann nicht nur in der Komplementärmedizin fest etabliert, sondern erreichte auch in der Schulmedizin einen ursprünglich nicht zu erwartenden hohen Stellenwert. Inzwischen ist die manuelle Medizin nicht nur Bestandteil der Weiterbildungsordnung für den „Facharzt für Orthopädie und Unfallchirurgie“ und den „Facharzt für Physikalische und Rehabilitative Medizin“, es ist darüber hinaus auch der Erwerb der Zusatzbezeichnung „Manuelle Medizin/Chirotherapie“ möglich.

Die Bezeichnungen „Manuelle Medizin" oder „Chirotherapie" werden meist synonym verwendet und können nach erfolgter Weiterbildung als Zusatzbezeichnung wahlweise genutzt werden.

Definitionsgemäß befasst sich die manuelle Medizin mit der Diagnostik und Therapie reversibler Funktionsstörungen des Bewegungsapparates und ist in diesem Sinne direkt angewandte Anatomie des Halte- und Bewegungsapparates. Bei funktioneller, also reversibler, Bewegungseinschränkung ist das Gelenkspiel in einer oder mehreren Richtungen beeinträchtigt. Diese Gelenkstörung wird als „Blockierung“ bezeichnet.

Die Behandlungstechniken an den Gelenken werden *manipulativ* ausgeführt, d.h. mit einer plötzlichen und gezielten Krafteinwirkung. Eine solche Vorgehensweise ist, zumindest an der Wirbelsäule, speziell ausgebildeten Ärzten vorbehalten. *Mobilisation* hingegen bedeutet sanfte Krafteinwirkung auf blockierte Gelenke. Zur Behandlung von Dysfunktionen des Bindegewebes und der Muskulatur werden unterschiedliche *Weichteiltechniken* angewandt. Diese sind teilweise aus der klassischen Massagetherapie entlehnt. Durch die Weichteiltechniken werden einerseits muskuläre Verspannungen gelöst, andererseits wird die Durchblutung der Muskulatur und des Bindegewebes verbessert. Hieraus resultiert eine Optimierung des Gewebestoffwechsels. Die manualtherapeutischen Grifftechniken (Mobilisation, Manipulation, Weichteiltechniken) sind bei gezielter Anwendung und gekonnter Technik eine sehr wirksame Therapieform. Idealerweise werden sie mit anderen Behandlungsverfahren kombiniert – z.B. mit Akupunktur oder Neuraltherapie.

Praxistipp

Der Schlüssel zum therapeutischen Erfolg ist die bestmögliche „manuelle" Technik. Man muss sein Handwerk beherrschen, welches aus einem ganzen Bündel von Kompetenzen besteht.

In Deutschland dürfen Manipulationen nur von Ärzten durchgeführt werden, die weniger eingreifenden Mobilisations- und Weichteiltechniken hingegen auch von Physiotherapeuten, die hierfür besonders ausgebildet sind.

6.2 Mikrobiologische Therapie

Da ein Großteil der Krankheitserreger über den Magen-Darm-Trakt aufgenommen wird und der Magen-Darm-Trakt zahlreichen Antigenen ausgesetzt ist, spielt der Darm bei der Immunabwehr eine zentrale Rolle. Dies erklärt seine reiche Ausstattung mit immunkompetentem Lymphgewebe. Es macht ca. 25 % der Darmschleimhaut aus und entspricht in etwa dem der Milz. Es wird als darmassoziiertes Lymphgewebe oder **G***astrointestinal-***A***ssociated* **L***ymphoid* **T***issue* (GALT) bezeichnet. Dieses wiederum ist eng mit den übrigen Schleimhautoberflächen vernetzt. Dieses Netzwerk wird als **M***ucosa-***A***ssociated* **L***ymphoid* **T***issue* bezeichnet (MALT).

Das reichentwickelte lymphatische Gewebe im Colon muss im Zusammenhang mit der massiven Bakterienbesiedlung gesehen werden. Während der Magen und der obere Dünndarm weitgehend steril sind, nimmt die Zahl der Bakterien nach distal massiv zu. Ein großer Sprung um einen Faktor 10 000 bis 100 000 in der Bakterienzahl erfolgt caudal der Bauhin-Klappe – der Darm wird dann von bis zu 10^{15} Bakterien besiedelt. Das sind mehr Bakterien, als wir an Körperzellen besitzen. Die physiologische Darmflora schützt uns durch unterschiedliche Mechanismen ebenfalls vor der Ansiedlung aufgenommener Keime (Kolonisationsresistenz). Kommt es im Darm zu einem erneuten Antigenkontakt, wird sekretorisches IgA gebildet. Dieses dient der lokalen Abwehr auf Schleimhäuten, weshalb es mit Speichel-, Magen- und Darmsekreten ausgeschieden wird.

> Die Mehrzahl der Colonbakterien sind obligate Anaerobier: Bifidus und Bacteroides. Aerobe Stämme wie E. coli, Enterokokken und Lactobazillen machen weniger als 1 % der Gesamtzahl der Colonbakterien aus.

Da die Darmschleimhaut die größte Kontaktfläche des Körpers mit der Außenwelt darstellt, besteht hier natürlich eine besonders große immunologische Präsenz. Die Abwehrmöglichkeiten des Darmes sind:

- Darmflora mit Kolonisationsresistenz
- Darmschleim mit IgA und Lysozym
- Darmepithel als anatomische Barriere
- Immunologische Barriere (GALT)

Diese Abwehrbarrieren sind im Normalfall ausreichend wirksam, können aber unter der Einwirkung pathogener Substanzen, Bakterien oder anderer Noxen, durchbrochen werden und zu Störungen der Darmflora führen. Wissenschaftlich konnte bereits gezeigt werden, dass die physiologische Funktion des Immunsystems eng mit der Darmflora verknüpft ist. Auf dieser Grundlage basiert die Wirkung der mikrobiologischen Therapie.

6.2.1 Die Mikrobiologische Behandlung

Bei einer gestörten Besiedlung der Darmschleimhaut sollen mikrobiologische Präparate die physiologischen Milieuverhältnisse wiederherstellen und die gestörten Abwehrverhältnisse verbessern helfen. Hierbei spielt die Bakterienflora des Darmes eine wesentliche Rolle. So werden Bifidobakterien als Leitflora des Colon und Laktobazillen als Leitflora des Dünndarms angesehen.

Der Begriff der mikrobiologischen Therapie beschreibt den therapeutischen Einsatz von Mikroben (lebend oder abgetötet) oder deren Bestandteile. Für die mikrobiologische Therapie werden vor allem humansymbiontische Mikroorganismen verwendet (daher der Begriff *Symbioselenkung*, der häufig synonym für die mikrobiologische Therapie verwendet wird), wobei Probiotika, Präbiotika und Synbiotika unterschieden werden.

> Probiotika gehören zur physiologischen Mikroflora des Menschen und haben sich in experimentellen und klinischen Studien als wirksame Immunmodulatoren erwiesen. Ziel der mikrobiologischen Therapie ist die Verbesserung einer gestörten Abwehrlage und die Regulierung des gestörten Darmmilieus.

Zahlreiche Faktoren können das mikrobielle Gleichgewicht im Darm stören und zu Beschwerden und Erkrankungen führen. Bei vielen akuten und vor allem chronischen Infektionen sind Probiotika therapeutisch sinnvoll. Voraussetzung für deren Gabe ist die kritische Abgrenzung zu schweren und lebensbedrohlichen Infektionen oder drohenden Komplikationen.

Die Ursachen einer Störung der Darmflora sind vielfältig:

- **Infektionen**
  durch darmpathogene Keime und Darmparasiten, beispielsweise rezidivierende Clostridium-difficile Infektionen mit Saccharomyces boulardii.
- **Iatrogen**
  durch Steroidtherapie oder Immunsuppressiva, chronische Laxantieneinnahme, Antidiabetika, Radiatio bei Tumorerkrankungen, Operationen im Bauchbereich und besonders auch antibiotikaassoziierte Diarrhöe.

- **Beeinträchtigte Funktion des Gastrointestinaltraktes**
  Colon irritabile, Störung der Pancreas- und Gallefunktion, Karzinom, akute und chronisch-entzündliche Darmerkrankungen, Remissionserhalt bei Colitis ulcerosa.
- **Unverträglichkeiten**
  Nahrungsmittelallergien und -unverträglichkeiten, aber auch psychische Faktoren wie Stress und Burnout.

Die Auswahl eines mikrobiologischen Präparats erfolgt individuell unter Berücksichtigung der Immunlage des Patienten. Eine mikrobiologische Stuhluntersuchung kann die Auswahl absichern.

Stuhluntersuchung

In der Naturheilkunde dient die Stuhldiagnostik dazu, ein mögliches Ungleichgewicht in der Darmflora festzustellen. Falls ein Mangel an bestimmten Mikroorganismen (beispielsweise den erwünschten Laktobakterien) und eine Belastung mit unerwünschten Keimen (beispielsweise Candidapilzen) vorliegt, ist unter Umständen eine mikrobiologische Therapie indiziert. Darüber hinaus kann eine weiterführende Stuhldiagnostik zusätzlichen Aufschluss über die Ursachen von Darmerkrankungen geben.

Einen Hinweis auf die bestehende Immunfunktion des Darmes ergibt die Bestimmung des *sekretorischen IgA* (s-IgA), welche in spezialisierten Labors möglich ist. Ein verminderter s-IgA-Gehalt im Stuhl weist auf eine Beeinträchtigung des Darmimmunsystems hin und ist somit ebenfalls eine Indikation für die mikrobiologische Therapie.

Die Auswahl mikrobiologischer Präparate

In der Arztpraxis werden mikrobiologische Präparate vor allem oral verabreicht und über die für das Immunsystem wichtige Schleimhaut des Gastrointestinaltraktes resorbiert. Da die immunologischen Effekte ähnlich sind, ist die Wirkung der unterschiedlichen Präparate vergleichbar. Die mikrobiologischen Präparate werden überwiegend auf der Basis von Bifidobakterien, Laktobazillen, Enterokokken, E. coli und Saccharomyces sp. hergestellt. Bifidobakterien und Laktobazillen harmonisieren die enterale Flora und stimulieren die Immunfunktion. Hierdurch wird die Ansiedlung pathogener Keime erschwert. Die Wirkung von E. coli ist wesentlich ausgeprägter: Das GALT wird stimuliert und dadurch die körpereigene Abwehr aktiviert.

Mikrobiologische Präparate enthalten attenuierte oder vermehrungsfähige Bestandteile von Mikroorganismen. Die einzelnen Präparate haben eine unterschiedlich starke Wirkung auf das Immunsystem. So gelten Bifidobakterien- und Laktobazillenpräparate als weniger immunogen als Präparate aus E. coli und Saccharomyces boulardii, die bei Reisediarrhö oder als Begleitbehandlung bei einer Antibiotikatherapie eingesetzt werden.

Die Auswahl des geeigneten Präparates sollte sich nach den individuellen Beschwerden des Patienten und den Ergebnissen der mikrobiologischen Stuhluntersuchung richten. Die Dauer der mikrobiologischen Therapie richtet sich nach Art und Schwere der Erkrankung, die Behandlungsdosis der eingesetzten Präparate nach den Herstellerangaben.

Eine weitere Form der mikrobiologischen Therapie ist die *Vakzinetherapie.* Vakzine sind Arzneimittel, die aus inaktiven Keimen sowie deren Bestandteilen und Stoffwechselprodukten in speziellen Labors hergestellt werden. Die inaktivierten Mikroorganismen sollen die Immunabwehr gegenüber Krankheitserregern anregen.

Autovakzine Bei der Autovakzinetherapie werden in speziellen Labors aus von dem Patienten stammenden Keimen individuelle Arzneistoffe hergestellt. Als Keime werden häufig apathogene E. coli aus dem Stuhl des Patienten aufbereitet. Aber auch andere Keime werden eingesetzt, die aus Urin, Sputum und Vaginalsekret stammen können. Autovakzine werden oral – auch als homöopathische Potenzierung – eingenommen oder injiziert. Eine geringe Erhöhung der Körpertemperatur oder bei Injektion eine örtliche Reaktion mit Rötung und Schwellung ist im Sinne einer Reiz-Reaktions-Antwort durchaus erwünscht.

Heterovakzine Bei der Heterovakzinetherapie werden injizierbare Präparate aus patientenfremden, abgeschwächten Mikroorganismen hergestellt und injiziert. Es gibt Präparate, die aus einem Keimgemisch oder aus einer Keimart hergestellt werden. Ihr Wirkspektrum ist gegenüber der Autovakzinetherapie weniger spezifisch, dafür kann aber ein breiteres Erregerspektrum eingesetzt werden.

Wie so häufig gibt es auch bei der Vakzinetherapie unterschiedliche Therapiekonzepte. Umfassende Informationen erhalten Sie beim Arbeitskreis für mikrobiologische Therapie (www.amt-herborn.de).

Neben Lokalreaktionen kann es bei der Vakzinetherapie – wie immer bei Injektionen von Fremdsubstanzen – zu allergischen, in Einzelfällen auch zu schweren anaphylaktischen Reaktionen kommen. Auch sind unerwünschte Hautreaktionen, Rötung und Juckreiz sowie Hautausschläge an der Injektionsstelle möglich. Die Kontraindikationen für eine Vakzinetherapie sind ebenfalls zu beachten.

Indikationen der mikrobiologischen Therapie

Wegen der regulierenden Eigenschaften auf das Immunsystem und die Darmflora ergibt sich für die mikrobiologische Therapie ein weites Indikationsspektrum:

- **Atopische Erkrankungen**
  Neurodermitis, Heuschnupfen und Asthma Bronchiale, Urticaria und Nahrungsmittelallergien.
- **Akute, chronische und chronisch-rezidivierende Infekte**
  Chronisch-rezidivierende Gastritiden, Mykosen der Haut und Vaginalmykosen, Mundsoor, intestinaler Candidabefall und entzündliche Hauterkrankungen.
- **Darmerkrankungen**
  Akute Diarrhö, Reisediarrhö und antibiotikaassoziierte Diarrhö, chronisch entzündliche Darmerkrankungen wie M. Crohn und Colitis ulcerosa, Obstipationsneigung, Colon irritabile, Divertikulose und Laktoseintoleranz.
- **Als adjuvante Maßnahmen**
  Bei rheumatischen und malignen Erkrankungen.

Die mikrobiologische Therapie ist eine effektive und nebenwirkungsarme Behandlungsform, die in erster Linie eine Immuntherapie ist und darüber hinaus auch positive Effekte auf den Gastrointestinaltrakt und die Balance der Darmflora hat.

> Voraussetzung für eine erfolgreiche Therapie ist die klare Indikationsstellung. Vor allem ein verminderter s-IgA-Gehalt im Stuhlbefund sichert die Diagnose und die Indikation für eine mikrobiologische Therapie.

Abgesehen von gelegentlichen leichteren abdominalen Beschwerden, die dosisabhängig auftreten, sind unerwünschte Wirkungen durch die mikrobiologische Therapie nicht zu erwarten. Allerdings sind einige Kontraindikationen zu beachten. Deshalb sollte immer der Beipackzettel auf mögliche Kontraindikationen überprüft werden; außerdem sind die Herstellerangaben zu berücksichtigen. Vor allem immunsupprimierte Patienten und Patienten mit Autoimmunerkrankungen stellen eine Kontraindikation für Probiotika dar, was unbedingt beachtet werden muss.

Maligne Erkrankungen

Eine Krebserkrankung kostet viel Kraft und viele Therapien schwächen unsere Patienten zusätzlich. Krebsassoziierte Unterernährung ist ein unabhängiger Risikofaktor und verursacht neben dem Fatigue-Syndrom eine Abnahme der körperlichen und geistigen Leistungsfähigkeit, Antriebsverlust und eine Schwächung des Immunsystems. Aus dieser Situation resultieren vermehrte Infekte und gastrointestinale Störungen mit rezidivierenden Diarrhöen, wodurch die Lebensqualität des Patienten zunehmend vermindert wird – es entsteht ein Circulus vitiosus. Die primäre Prävention der krebsassoziierten

Unterernährung ist daher ein sinnvolles und erstrebenswerteste Ziel der ernährungsmedizinischen Betreuung von Krebspatienten. Deshalb ist es besonders wichtig, jeden Krebspatienten über die Bedeutung der Ernährung zu informieren. Hierdurch lernt der Patient schon während einer Chemotherapie, vor und nach einer Operation oder einer Strahlentherapie auf die „richtige" Ernährung achten.

Gesunde Ernährung ist aber nur einer der vielen Bausteine, die den Krebserkrankungen in unterschiedlicher Weise und auf verschiedenen Ebenen entgegenwirken. Ein weiterer Baustein ist die mikrobiologische Therapie. Sie verbessert nicht nur das Immunsystem des Körpers, sondern hat auch einen positiven Einfluss auf den Stoffwechsel und die Darmflora. In Kombination mit einer gesunden Ernährung werden die regulierenden Eigenschaften der mikrobiologischen Therapie besonders gefördert und dem Patienten kann gezielt geholfen werden.

Durch die mikrobiologische Therapie lässt sich eine Minderung der unerwünschten gastrointestinalen Nebenwirkungen von Chemo- und Strahlentherapie erzielen. Der gleichzeitige Einsatz von Probiotika und Ernährungstherapie nach einer Chemo- oder Strahlentherapie kann dazu beitragen, das Allgemeinbefinden der Patienten zu verbessern.

Ihr Einsatz bei Krebserkrankungen ist vor allem als adjuvante Maßnahme zu verstehen. Da die Reaktionslage von Tumorpatienten häufig aber auch sehr empfindlich ist, sollte die mikrobiologische Therapie sehr behutsam angegangen werden. Die Kontraindikationen sind entsprechend zu beachten.

6.3 Eigenblutbehandlung

Die Anregung und Unterstützung der Selbstheilungskräfte des Menschen wird als *Reiz-Reaktions-Therapie* oder als *Regulationstherapie* bezeichnet. Der Begriff Reiz-Reaktions-Therapie verdeutlicht das eigentliche Wirkprinzip der Eigenblutbehandlung. Durch die Eigenbluttherapie wird ein therapeutischer Reiz gesetzt, der innere regulative Prozesse anregt und somit eine spezifische Reaktion im Organismus hervorruft. Resultat der Therapie ist, dass natürliche Regulationsvorgänge optimiert und die Selbstheilung des Organismus gefördert wird.

Da mit der Behandlung kein speziell auf eine bestimmte Körperstruktur gerichteter Reiz gesetzt wird, wird die Eigenblutbehandlung auch als *unspezifische Umstimmungstherapie* oder *unspezifische Reiztherapie* bezeichnet. Ein Reiz auf die Regulationssysteme des Körpers aktiviert eine Vielzahl von körpereigenen Reaktionen, die insgesamt diese Umstimmung ausmachen und die vegetative Steuerung ebenso verbessern wie die immunologische Regulation und das körpereigene Abwehrsystem.

Die Wirkung vieler komplementärmedizinischer Verfahren beruht auf unterschiedlichen Reiz-Reaktionsmustern, die bei wiederholter Anwendung zu differenzierten Reaktionen des Organismus führen. Verschiedenen Faktoren machen das reinjizierte Eigenblut zu einem wirkungsvollen Stimulus auf die verschiedenen Ebenen des Organismus bis zu den einzelnen Zellverbänden: Durch die Blutabnahme und den kurzen Aufenthalt des Blutes außerhalb des Körpers werden die Bestandteile des Blutes geringfügig in ihrer Struktur verändert. Ebenso kann das Blut durch Zugabe von homöopathischen Arzneien aufgearbeitet oder als Ultraviolett-aktivierte Eigenbluttherapie mit UV-Licht bestrahlt werden. Durch Varianten der Eigenblutbehandlung lässt sich die Reaktion des Körpers entsprechend modulieren. Über den Blutkreislauf werden dann die Informationen über den ausgelösten Prozess und die eingeleitete Immunreaktion im ganzen Organismus verbreitet.

- **Einfache Eigenblutbehandlung**
  Die einfachste Variante besteht darin, das venös entnommene Blut unverändert intramuskulär zu injizieren. Das injizierte Volumen schwankt hierbei zwischen 0,1 ml und 5 ml Eigenblut.
- **Ultraviolett-aktivierte Eigenbluttherapie (UVE)**
  Das Blut, etwa 0,5–5 ml venöses Blut, wird in einer entsprechenden Apparatur mit UV-Licht bestrahlt. Das Blut wird hierbei zweimal an einer Ultraviolett-Lichtquelle mit einem ganz bestimmten Wellenspektrum vorbeigeleitet. Das mit UV-Licht behandelte Blut wird dann i. m. appliziert.
- **Hämatogene Oxidationstherapie (HOT)**
  Blut wird mit Sauerstoff aufgeschäumt, mit UV-Licht bestimmter Wellenlänge bestrahlt und anschließend venös in die Armvene reinjiziert.
- **Ultra-Violettbestrahlung des Blutes (UVB)**
  Venöses Blut wird mittels einer Quarzglasküvette bei liegender Flügelkanüle an einer UV-Lichtquelle vorbeigeleitet und anschließend über die liegende Flügelkanüle direkt in die Armvenen reinjiziert.
- **Auto-Sanguis-Stufenkur**
  Es wird etwa 1 ml Eigenblut aus der Armvene gewonnen. Anschließend wird ein individuell auf den Patienten abgestimmtes homöopathisches Arzneimittel zugemischt und das Blut-Homöopathisches-Arzneigemisch subcutan in den Oberarm injiziert. Dem in der Spritze verbleibenden Gemischrest kann dann ein weiteres homöopathisches Mittel zugesetzt werden. Nach erneutem Verschütteln wird wieder ein kleiner Teil dieses Gemisches nun an einer anderen Stelle der Haut subkutan injiziert. Der Vorgang kann mit dem jeweils in der Spritze verbliebenem Rest mehrfach wiederholt werden. Das Eigenblut wird durch den jeweiligen Verdünnungsschritt auf eine höhere homöopathische Potenzstufe gehoben.

Die Wahl der Methode hängt von den Beschwerden des Patienten ab. Die Durchführung der Eigenblutbehandlung ist relativ einfach. In der Regel wird eine kleine Menge Blut aus einer Armvene abgenommen und unmittelbar intramuskulär (bevorzugt intraglutäal) oder intrakutan bzw. subkutan reinjiziert. Die *intramuskuläre Anwendung* wird meistens bevorzugt. Unterschiedliche Empfehlungen bestehen zur optimalen Dosierung. Die Therapie sollte mit einer kleinen Menge Eigenblut beginnen (0,5–1 ml). Bei der *intrakutanen Injektion* werden etwa 0,5 ml Eigenblut auf 2–4 Quaddeln verteilt. *Subcutan* werden etwa 0,5–1 ml Eigenblut injiziert. Die subkutane Injektion größerer Mengen Eigenblut kann für den Patienten sehr schmerzhaft sein.

Die Abstände der Injektionen sind in Abhängigkeit von der Erkrankung und der Reaktion des Patienten zu wählen. Zu kurze Abstände überfordern häufig die Regulationsfähigkeit des Patienten. Vor jeder erneuten Injektion ist die Reaktion auf die vorangegangene Behandlung zu erfragen.

Neben dieser einfachen Variante kann das entnommene Blut aber auch unterschiedlich aufbereitet werden. Je nach Indikation können homöopathische oder anthroposophische Wirkstoffe zugesetzt werden oder es kann eine aktivierende Bestrahlung mit UV-Licht erfolgen.

> Allen Eigenblutbehandlungen ist gemeinsam, dass sie ein Netz biologischer Prozesse aktivieren, wobei die unterschiedlichen Verfahren auch unterschiedliche Reizqualitäten haben. Folge der Therapie ist vor allem eine Aktivierung immunologischer Prozesse und der zellulären Stoffwechselaktivität, was zu einer Verbesserung der Sauerstoffnutzung führt.

Die Eigenbluttherapie erfordert als unspezifische Reiztherapie keine weitere Diagnostik und kann mit allen komplementärmedizinischen Verfahren kombiniert werden. Sie ist eine einfache Maßnahme und nur mit relativ geringen Risiken belastet. Wie bei anderen Reiztherapien kann es auch bei der Eigenblutbehandlung zur Erstverschlimmerung als Zeichen der direkten Körperreaktion kommen. Diese Reaktionen treten häufig schon nach der ersten Eigenblutinjektion auf, z. B.:

- Lokale Rötung und Überwärmung an der Injektionsstelle.
- Temperaturerhöhung, Müdigkeit und Erschöpfung.
- Bei kreislauflabilen Patienten Kollapsneigung (deshalb vor einer Eigenbluttherapie den Patienten bitten, sich hinzulegen).
- Bei einer Eigenblutbehandlung von Hauterkrankungen tritt zunächst eventuell eine initiale Verschlechterung ein.

Die Eigenblutbehandlung ist eine sanfte Therapie ohne wesentliche Nebenwirkungen. Weisen Sie den Patienten dennoch immer auf das mögliche Auftreten von unerwünschten Wirkungen hin.

Praxistipp

Ich benutze in meiner eigenen Arztpraxis standardisierte Patientenaufklärungsbögen zur Eigenbluttherapie. Die Aufklärungsbögen sind bei Thieme Compliance erhältlich (www.diomed.de).

Indikationen

Wegen der unspezifischen Immunstimulation sind Eigenbluttherapien für ein relativ weites Anwendungsspektrum geeignet:

- Akute und chronische Infekte und Infektanfälligkeit, rezidivierender Herpes simplex und akute Entzündungen.
- Rekonvaleszenzförderung, Erschöpfung, vegetative Dystonie, Schlafstörungen.
- Tinnitus und Schwindel, klimakterische Beschwerden.
- Hauterkrankungen wie Neurodermitis, Ekzeme und Wundheilungsstörungen.
- Allergien, Heuschnupfen, allergisches Asthma bronchiale, atopisches Ekzem und Urticaria.
- Peripher-arterielle und venöse Durchblutungsstörungen, Raynaud-Syndrom.
- Akne und rezidivierende Furunkel und Abszesse.
- Konzentrationsstörungen und nachlassendes Erinnerungsvermögen, Vergesslichkeit.

Jeder Patient ist anders und jeder Mensch reagiert sehr individuell auf die Eigenblutbehandlung. Die unterschiedlichen Krankheitsbilder werden vor allem durch den immunstimulierenden Effekt dieser Reiz- und Umstimmungstherapie positiv beeinflusst. Die Behandlung bewirkt eine Steigerung der natürlichen Abwehrkräfte und eine Verbesserung der Selbstheilungsfähigkeit des Organismus durch die Einwirkung auf die individuellen Regulationssysteme des Menschen. Die Verbesserung des Befindens und die zunehmende Selbstheilungstendenz können durch homöopathische Heilmittel zusätzlich angeregt werden.

6.4 Zusammenfassung

- Die manuelle Medizin stellt ein System von Handgriffen und Techniken zur Diagnose und Therapie von Funktionsstörungen des Bewegungsapparates dar.
- Indikation für eine Manualtherapie ist beispielsweise die akute Blockierung von Segmenten der Wirbelsäule. Hierbei erfolgt eine gezielte und schonende Behandlung.

- Der wesentliche Wirkmechanismus der mikrobiologischen Therapie ist die Regulierung der physiologischen Darmflora durch Gabe von Bakterienpräparaten.
- Durch den therapeutischen Einsatz der mikrobiologischen Besiedlung des Darmes mit verschiedenen Keimen werden antigene Signale im Bereich des darmassoziierten Immunsystems gesetzt.
- Es werden durch die mikrobiologische Behandlung aber nicht nur Abwehrleistungen im darmassoziierten Immunsystem aktiviert, eine umfangreiche Vernetzung ermöglicht auch die Immunreaktion in einer Vielzahl von Organen und Körperstrukturen.
- Bei gastrointestinalen Beschwerden ist das Florabild ein wichtiger Indikator für die mikrobiologische Behandlung.
- Bei der Eigenblutbehandlung wird dem Patienten eine bestimmte Menge Blut entnommen, um es anschließend wieder zu injizieren.
- Das Blut wird unverändert oder nach Vermischung mit homöopathischen Arzneien oder nach Bestrahlung mit UV-Licht zur unspezifischen Reiztherapie eingesetzt.
- Die einfachste Variante in der Eigenblutbehandlung besteht darin, das venös entnommene Blut unverändert subkutan, intrakutan oder intramuskulär zu verabreichen. Weitere Methoden sind die Hämatogene Oxydationstherapie (HOT), die Ultraviolett-aktivierte Eigenblutbehandlung (UVE), die Ultraviolettbestrahlung des Blutes (UVB) und die Auto-Sanguis-Stufenkur.

7 Integrative Schmerztherapie

Bei vielen Leiden geht der Schmerz nicht vorüber. Er wird chronisch und bleibt auf Dauer. Die Beziehung zwischen Ursache und Wirkung ist dann völlig verloren gegangen. Schmerz, bisher nur ein Symptom, wird selbst zur Krankheit. Als Ärzte sehen wir uns immer wieder mit Schmerzen konfrontiert, weil sie eines der häufigsten Symptome sind, die einen Patienten dazu veranlassen, zum Arzt zu gehen. Chronische Schmerzen gehören, wenn sie auch weit weniger spektakulär kommuniziert werden als andere Erkrankungen, eindeutig zu den großen Herausforderungen der Medizin.

Umfangreiche Studien haben gezeigt, dass es typische Warnzeichen und Risikofaktoren gibt, die darauf hinweisen, dass Schmerzen chronifizieren und dass dieser Prozess immer weiter voranschreitet. Offenbar sind bestimmte Ursachen und Umstände notwendig, damit sich eine chronische Schmerzerkrankung ausbildet. Die Schmerzkrankheit führt schließlich ein Eigenleben und die Patienten werden vielfach von unterschiedlichen Schmerzerscheinungen geplagt, weshalb die Schmerzbehandlung auch eine gewisse Raffinesse erfordert. Die Schmerzkrankheit ist besonders arglistig.

7.1 Kleine Geschichte der Schmerztherapie

Die Menschen haben sich schon seit jeher dagegen gewehrt, sich dem Schmerz bedingungslos zu unterwerfen und suchten nach einer effektiven Schmerzbekämpfung. Und trotz mangelnder Kenntnisse des menschlichen Körpers und ohne Narkose oder Infektionsprophylaxe, wurden bereits in der Frühgeschichte der Menschheit operative Eingriffe vorgenommen. Noch Jahrtausende später war der Umgang mit Schmerzen allerdings nach wie vor ein empirischer, und die Heilkunde stand bei den meisten Naturvölkern in inniger Beziehung zu religiösen Kulten.

Von der Welt der Götter zur Medizinschule in Kos

Das „Neue“ beginnt etwa im sechsten und fünften Jahrhundert v. Chr. in der griechischen Antike. *Ilias* und *Odyssee*, die beiden großen epischen Dichtungen Homers, geben ein anschauliches Bild vom Leben und der Vorstellungswelt, vom Mythos und der Geschichte der antiken griechischen Gesellschaft wieder und gewähren auch erste Einblicke in die griechische Medizin dieser frühen Epoche. Krankheiten und Tod wurden dem strafenden Eingreifen von Göttern zugeschrieben und sind eine Domäne der Priester. Für Verletzungen und äußerlich sichtbare Erkrankungen hingegen war ein praktischer Arzt (griech. *iatros*) zuständig. Medizin und Religion überschnitten sich in vielen Punkten.

Mit dem Aufkommen der hippokratischen Medizin etwa im 5. Jahrhundert v. Chr. wandelte sich das Bild. Die Medizin entwickelte erstmals Erklärungsmodelle für Gesundheit und Krankheit und verband von nun an Empirie mit praktischem Heilwissen. Vor diesem Hintergrund entstand die Medizinschule von Kos und in ihr die hippokratische Medizin, die für fast zweitausend Jahre richtungsweisend bleiben sollte. Die Bezeichnung weist auf ihren Begründer, Hippokrates von Kos (ca. 460–375/351 v. Chr.) hin, den wohl berühmtesten Arzt der Antike. Die griechische Geschichte wird von vielen Zwischenstufen geprägt, in denen sich allmählich Altes und Neues vermischt, in denen die Mythologie schließlich durch neues Denken ersetzt wird.

Sehr viel wissen wir nicht von Hippokrates, vieles ist Legende. Sein wissenschaftliches Werk umfasst als *Corpus Hippocraticum* etwa 60 Schriften, die wahrscheinlich nicht alle von ihm selbst verfasst wurden, sondern eine Sammlung von Schriften verschiedener Autoren sind.

Um Krankheit zu erklären, arbeitete Hippokrates eine auf Flüssigkeiten und Flüssigkeitsmengen begründete vielschichtige Lehre aus, die er auf die unterschiedlichsten Krankheiten anwandte – den sogenannten Säften (lat. *humores*, daher *Humoralpathologie*), nämlich Blut, schwarze Galle, gelbe Galle und Schleim. Im gesunden Körper befänden sich diese vier Säfte in einem ausgewogenen Zustand, der jedoch leicht zu stören ist. Krankheit bedeute, dass durch Überwiegen des einen oder anderen Safts ein Ungleichgewicht eingetreten sei. Schmerz entstehe demnach dort, wo das Gleichgewicht der Säfte nicht mehr gegeben sei. Der römische Arzt und Philosoph Claudius Galenus (129 – ca. 200 n. Chr.), der von Griechenland nach Rom gekommen war und dort um das Jahr 160 praktizierte, verhalf der hippokratischen Viersäftelehre zu ihrer Blütezeit. In dem Bestreben, der medizinischen Diagnose und Therapie eine schematisch geordnete, erlernbare Grundlage zu geben, entwickelte Galen in bewusstem Rückgriff auf die hippokratische Säftelehre eine detaillierte und streng systematische Krankheitslehre. Galen starb etwa 200 n. Chr. in Rom, sein Einfluss aber überlebte ihn um Jahrhunderte und die Doktrin der Viersäftelehre behielt in der Medizin über Jahrhunderte ihre Gültigkeit.

Christliche Tradition und Käutermedizin

Im Abendland war der christliche Glaube für alle Lebensbereiche prägend und wurde von der Kirche überwacht und organisiert. Das Christentum setzte voraus, dass in Erwartung des ewigen Heils der auf der Erde erlittene Schmerz nicht nur ertragbar, sondern sogar erwünscht sei. Irdisch erlittener Schmerz würde später im Jenseits belohnt werden. Krankheit und Schmerz wurde als Strafe für begangene Sünden angesehen, gegen die Christus Heilung bringt, sofern der Kranke Reue empfindet und betet.

In der Behandlung von Schmerzen waren Kräuter und Heilpflanzen im Kontext der Medizinentwicklung stets ein wesentlicher Bestandteil. Die Krankenpflege wurde vor allem von kräuterkundigen Frauen, später auch von Mönchen in den Klöstern wahrgenommen.

Mohn wurde bereits im ägyptischen Papyrus Ebers als Heilmittel genannt. Galen beschrieb Opium im Sinne der erweiterten Säftelehre. Ebenso wie die Äbtissin Hildegard von Bingen (1098–1179) empfahl auch Paracelsus (ca. 1493/94–1541) die Anwendung von Pflanzen als Heilmittel.

Es war der Maler und Architekt Giorgio Vasari, der die *Renaissance* erstmals erwähnte – als Sammelbegriff für die Kunst seiner Zeit, die er als Wiederbelebung antiker Kultur beschrieb. Tatsächlich ist der Begriff recht gut gewählt, weckt er doch klare und positive Assoziationen. Eine neue Sichtweise und ein verändertes Selbstverständnis des Menschen gaben nun vielfach Anstöße zu einem Neubeginn – auch in der Medizin.

Die Humoralmedizin war bis Mitte des 19. Jahrhunderts universitäre Lehrmeinung. Krankheit wurde auch verstanden als fehlerhafte Zusammensetzung der Körpersäfte, als Dyskrasie. Die pathophysiologische Vorstellung der Einflussnahme durch Ausleitung krankheitsverursachender Säfte – durch Aderlass, Blutegel, Schröpfen, Brechmittel und Abführmittel – bestimmten das therapeutische Vorgehen der Ärzte.

In der Chirurgie allerding gab es nach wie vor nur wenig Veränderung. Sie spielte in der Heilkunst nur eine untergeordnete Rolle und blieb von den neuen anatomischen Erkenntnissen relativ unberührt. Das *Feldtbuch der wundtartznei* des Straßburger Arztes und Militärchirurgen Hans von Gersdorff (um 1455–1529) basiert auf dessen Erfahrungen im Krieg und erschien an der Schwelle zur Neuzeit im Jahre 1517. Durch den Gebrauch des Schießpulvers sahen sich die Chirurgen immer schlimmeren Wunden und Verletzungen gegenüber. Relativ modern in seiner Denkweise sah Gersdorff aber nicht nur die Kunst des Chirurgen, sondern auch die Schmerzlinderung als eigenständiges Therapieziel an.

Der am begeistertsten gefeierte Chirurg der Renaissance war jedoch Ambroise Paré (1510–1590), der sein Handwerk ebenfalls während des Krieges erlernte. Parés Werk gibt einen umfassenden Einblick in die Chirurgie seiner Zeit. Auch bei ihm gehörten die traditionellen Maßnahmen wie Aderlass, Schröpfköpfe und Blutegeltherapie noch zum therapeutischen Repertoire. Ganz besonders jedoch setzte er sich für eine adäquate Schmerzbehandlung ein. Durch Unterbindung der verletzten Gefäße zur Blutstillung und einer sorgfältigen Wundreinigung führte seine Therapie zu einer rascheren Wundheilung und weniger Schmerzen als die seinerzeit gängige Wundtherapie und Blutstillung mit siedendem Öl und Brenneisen. Erst viel später, um die Mitte des 19. Jahrhunderts, leiteten Antisepsis und Anästhesie die große Zeit der Chirurgie ein. Vor allem durch die Erkenntnisse der frühzeitlichen Anatomen entwickelte sich sukzessiv eine neue Auffassung von Krankheit und Schmerzentstehung. Die Philosophen Michel Montaigne (1533–1592) und René Descartes (1596–1650) waren die Ersten, die sich von der christlichen Auffassung über Schmerzen distanzierten. In seinen *Essais* stellte Montaigne den Schmerz nicht als etwas dar, das den Menschen von Gott auferlegt worden ist. Für ihn zählte Schmerz vielmehr zu den größten Übeln der Menschheit. Montaignes Skepsis gegenüber der bisher herrschenden Lehre hatte großen Einfluss auf Descartes (Bakewell 2012).

In seinem Werk *Über den Menschen* (1632) legte Descartes seine Vorstellung dar, dass der Organismus des Menschen mechanisch funktioniere wie eine Maschine. In seinem Buch entwarf er auch ein Modell für die Entstehung von Schmerzen. Das Besondere an diesem Modell war die Auffassung, dass ein Schmerzreiz passiv und unidirektional vom Rezeptor zum Gehirn geleitet würde und somit die Intensität des peripheren Reizes mit der empfundenen Schmerzintensität korreliere. Ist kein peripherer Reiz oder keine Gewebeschädigung nachweisbar, so sein Umkehrschluss, kann der Patient auch keine Schmerzen haben. Nach Descartes sollte man sich die Schmerzreaktion wie eine Art Seilzugmechanismus vorstellen: Er vergleicht den von einem Feuer bedrohten Fuß mit einer Glocke, an der ein Seilzug hängt. Wenn man am Seil zieht, bringt man die Glocke zum klingen. Ebenso wie ein Fuß, der sich zu nahe an einem Feuer aufhält, sich unmittelbar zurückzieht, wenn er die Verbrennung spürt.

Moderne Schmerztheorien betonen die Individualität des Schmerzes und weisen darauf hin, dass ein Reiz-Reaktionsschema, wie Descartes es entwickelte, nicht das wirkliche Schmerzempfinden repräsentiere. Schmerz ist vom Individuum abhängig, von seiner individuellen Empfindung, seiner Kultur, seiner Psyche.

Seit der Antike hatten sich viele Ärzte immer wieder intensiv darum bemüht, den Schmerz – vor allem vor chirurgischen Eingriffen – zu lindern. Opium und Alkohol fanden als Analgetika Anwendung, und im Mittelalter legte man den Patienten einen schlafmachenden Schwamm zur Schmerzlinderung auf das Gesicht.

Der Beginn der Anästhesie

Die Geschichte der modernen Anästhesie beginnt mit Humphrey Davy (1778–1829), der ein besonderes Gas entdeckte – das Distickstoffoxid (N_2O). Da es zu Schwindel führt und eine Neigung zum Lachen hervorruft, nannte man es *Lachgas*. Davys Vorschlag, Lachgas als Narkotikum bei Operationen einzusetzen, blieb jedoch in der Medizin viele Jahre ungehört (Eckart 2011). Zunächst war es nur eine Modeerscheinung in den USA, die vor allem im Varieté und auf den Jahrmärkten als Attraktion für die Belustigung der Besucher sorgte. Schon bald sollte die Modedroge jedoch in den Dienst der Medizin treten. Am 10. Dezember 1844 besuchte der Zahnarzt Horace Wells (1815–1848) in der Kleinstadt Hartford nahe Boston eine solche Jahrmarkts-Vorstellung, in der die Wirkung des Lachgases vorgeführt wurde. Dabei beobachtete Wells eine reduzierte Schmerzempfindlichkeit nach dem Einatmen des Gases. Motiviert von diesen Erlebnissen baute er einen eigenen Lachgasapparat. Im *Massachusetts General Hospital* in Boston sollte daraufhin die narkotisierende Wirkung des Gases vor dem berühmten Chirurgen John Collin Warren (1778–1856) und weiteren Persönlichkeiten demonstriert werden. Doch die Vorführung misslang und der betroffene Patient litt Höllenqualen.

Zwischenzeitlich hatte auch der ehemalige Schüler von Wells, der Zahnarzt William T.G. Morton (1819–1868) das gewaltige Potenzial der Entdeckung erkannt. Allerdings experimentierte er nicht wie Wells mit Lachgas, sondern benutzte Ether. Zur Sensation wurde am 16. Oktober 1846 (dem *Ether Day*) eine Tumoroperation, die wiederum der Chirurg John Collin Warren – diesmal an einem durch Ether narkotisierten Patienten – durchführte. Abermals im Operationssaal des *Massachusetts General Hospital* und mit Morton als „Anästhesisten". Mit diesem Ereignis begann der Siegeszug der Ethernarkose in der Chirurgie (Porter 2003).

Die Anästhesie hat seit ihrer Erfindung ungeheure Fortschritte gemacht. Mit der zunehmenden Anwendung und Erfahrung im Umgang mit verschiedenen Inhalationsnarkotika konnten fortan Operationen weitgehend schmerzfrei durchgeführt werden. Weniger zufriedenstellend allerdings blieb auch weiterhin eine adäquate Schmerztherapie. Dies änderte sich erst Ende des 19. Jahrhunderts und wurde ebenfalls zur weltweit verbreiteten Sensation.

Vom Kokain zur Lokalanästhesie

1859 war Kokain, ein Alkaloid aus Coca-Blättern, erstmals extrahiert worden. Sigmund Freud (1856–1939), der sich in Wien wissenschaftlich mit den psychotropen Wirkungen des Kokains befasste, wies den jungen Augenarzt Carl Koller (1857–1944) auf das Taubheitsgefühl hin, das durch Kokain in der Mundschleimhaut hervorgerufen wird. Koller entdeckte die anästhetischen Eigenschaften des Kokains und eröffnete so die Ära der Lokalanästhesie. Während zunächst die Infiltrationsbehandlungen das Feld beherrschten, wurden in den folgenden Jahren gezielte Betäubungsverfahren in Form verschiedener Leitungsanästhesien populär. Ein wesentlicher Fortschritt war die Synthese des weniger toxischen Procain (Novocain®) im Jahre 1905, ein herausragendes Resultat der damals erst allmählich aufstrebenden pharmazeutischen Forschung. Procain galt von nun ab für fast ein halbes Jahrhundert als Standard der anästhesiologischen Lokalanästhesie und wurde zum wichtigsten Medikament in der Neuraltherapie.

Der Frankfurter HNO-Arzt Gustav Adolf Spiess (1862–1948) machte ebenfalls eine bemerkenswerte Entdeckung, als er die ungewöhnlich schnelle Abheilung entzündlicher Prozesse nach Procain-Umspritzung beobachtete. Er wurde zum Begründer der therapeutischen Lokalanästhesie. Procain bestimmte auch das Leben der beiden Ärzte Ferdinand (1891–1966) und Walter (1897–1974) Huneke. Ferdinand Huneke entdeckte im Sommer 1925, dass die Lokalanästhesie nicht nur bei kleineren Operationen eine vorübergehende Gefühllosigkeit erzeugen kann, sondern häufig auch eine Besserung und Schmerzlinderung von bis dahin therapieresistenten chronischen Leiden erzielt, wenn man das Procain am jeweils richtigen Ort des Körpers anwendet. Mit der Zeit erarbeiteten die beiden Brüder eine weitere Methode, um mittels Injektionen von Lokalanästhetika auch Einfluss auf innere Organe zu nehmen. Die Neuraltherapie nach Huneke umfasst die Segmenttherapie, die Störfeldtherapie, die lokale Therapie an erkrankten Organen und die Lokalanästhesie an somatischen und vegetativen Leitungsbahnen. 1940 beobachtete Ferdinand Huneke das sogenannte *Sekundenphänomen*. Bei einer seiner Patientinnen verschwanden die Schmerzen einer bisher therapieresistenten Kapselarthritis der Schulter augenblicklich nach Infiltration einer alten Osteomyelitisnarbe am Unterschenkel (Huneke 1955).

Ausgangssubstanz aller Lokalanästhetika ist das Kokain. Aufgrund der schlechten Verträglichkeit und ausgeprägter zerebraler Komplikationen begann in der Folgezeit eine intensive Suche nach Substanzen mit ähnlichen Eigenschaften bei besserer Verträglichkeit. Zu Beginn des 20. Jahrhunderts wurde das Lokalanästhetikum *Procain* synthetisiert. Das später entwickelte *Lidocain*, ein Säureamid, zählt nach wie vor zu den am häufigsten angewandten Lokalanästhetika in der Medizin.

Schmerz durchdringt jeden Winkel des Menschen

Zu den Ersten, die die Auswirkungen von Schmerzen auf die Sinne erforschten, gehörten die beiden englischen Neurologen William H. R. Rivers (1864–1922) und Henry Head (1861–1940). Heads Engagement ging sogar so weit, dass er sich 1903 von einem Chirurgen zwei wichtige Nerven des linken Armes durchtrennen ließ – den N. radialis und den N. cutaneus brachii posterior. Anschließend wurden sie wieder zusammengenäht. Gemeinsam mit Rivers untersuchte Head über fünf Jahre den schrittweisen Genesungsprozess.

Eigene Erlebnisse während des Ersten Weltkrieges waren auch für den französischen Chirurgen René Leriche (1879–1955) ein guter Grund, sich dem Schmerzproblem zu widmen. Seine Hinwendung zu dieser Thematik kam auch durch wiederholte Begegnungen mit William Halsted (1852–1922), einem Pionier der Lokalanästhesie in den USA, und dem Wegbereiter der Neurochirurgie, Harvey Cushing (1869–1939), zustande. Durch beide angeregt, wandte Leriche verschiedene lokalanästhetische Techniken bei seinen chronisch schmerzgeplagten Patienten an. Auch er beobachtete, dass durch direkte Infiltration eines Lokalanästhetikums in eine Operationsnarbe die Schmerzen unverzüglich zum Verschwinden gebracht werden – ein Phänomen, welches bereits Ferdinand Huneke beschrieben hatte.

Der amerikanische Anästhesiologe John Joseph Bonica (1914–1994) war während des Zweiten Weltkrieges mit der Versorgung kriegsverletzter Soldaten in einem Armeehospital beauftragt. Viele der Soldaten litten unter unerträglichen Schmerzen und Bonica erkannte sehr schnell, dass diese durch unzureichende Therapiemaßnahmen häufig den Status einer eigenständigen Krankheit angenommen hatten. Das Auftreten und Vorhandensein von psychischen und sozialen Problemen, Depressionen sowie Medikamenten- und Alkoholabhängigkeit waren – davon war Bonica überzeugt – eine unmittelbare Folge dieser therapeutischen Unzulänglichkeiten. Bonica verstand es besser als jeder andere, dass chronische Schmerzen durch ein verflochtenes und vielschichtiges System unterschiedlicher Bedingungen entstehen und die Schmerzsyndrome jedes einzelnen Patienten völlig unterschiedlich in Erscheinung treten. Der einzelne Arzt sei mit diesen vielfältigen Krankheitserscheinungen völlig überfordert, weshalb Bonica sich konsequent für ein interdisziplinäres Vorgehen aussprach. 1961 wurde auf seine Initiative hin in Seattle die erste *pain clinic* in Betrieb genommen – das erste multidisziplinäre Schmerzzentrum der Welt. Die Konzeption der Klinik fand weltweit große Beachtung und es kam infolgedessen zum Aufbau gleichartiger therapeutischer Einrichtungen.

Bis hierhin war es ein sehr weiter Weg gewesen. Bonica hat gezeigt, dass es weit mehr bedarf als nur einer Handvoll Medikamente, eines medizinischen Handbuchs und einer Überweisung, um Schmerzpatienten *lege artis* behandeln zu können. In Deutschland erkannten nur wenige das Gebot der Stunde, und so dauerte weitere 10 Jahre, bis 1971 – auf Betreiben von Rudolf Frey (1918–1982) – die erste interdisziplinäre Schmerzklinik in Mainz eröffnet wurde.

Das wachsende Interesse an der Schmerztherapie und der Schmerzerforschung machte die Gründung von wissenschaftlichen Fachgesellschaften unausweichlich. Eine Vorreiterrolle übernahm die bereits 1967 in England und Irland gegründete *Pain Society*, auf deren Initiative hin auch eine Hospizbewegung entstand, um schwerstkranke und schmerzgeplagte Patienten stationär oder ambulant bestmöglich medizinisch versorgen zu können. 1973 regte John Bonica die Gründung der *International Association for the Study of Pain* (IASP) an, und in Deutschland entstand die *Deutsche Gesellschaft zum Studium des Schmerzes* (DGSS).

Die *International Association for the Study of Pain* (IASP), zu der auch die Deutsche Schmerzgesellschaft e.V. gehört, hat 1979 erstmals erläutert, was Schmerz eigentlich ist. Diese Definition wurde im Laufe der Jahre immer wieder aktualisiert – nicht zuletzt, weil man auch chronische Schmerzen berücksichtigen wollte.

Die Schaltzentrale selektiert und moduliert die Schmerzen

Die *Gate-Control-Theorie* beschreibt eine uralte Erfahrung der Menschen: Durch mechanisches Reiben an einer verletzten Stelle lässt sich das Schmerzempfinden lindern. Offensichtlich führt die Aktivierung der Schmerzleitung zum Verschluss eines Tores für bestimmte Schmerzempfindungen. Der englische Neurophysiologe Patrick Wall (1925–2001) und der 1929 geborene kanadische Psychologe Ronald Melzack – beide forschten am *Massachusetts Institute of Technology* (MIT) im amerikanischen Cambridge – veröffentlichten 1965 in der amerikanischen Fachzeitschrift *Science* eine Artikel über die Gate-Control-Theorie. Sie besagt im Prinzip, dass ein physiologisches Tor im Zentralnervensystem (ZNS) Schmerzreize zum Gehirn entweder durchlässt oder eben nicht.

Mit der Gate-Control-Theorie und der Erkenntnis, dass unser Gehirn Schmerzreize aktiv selektiert und moduliert und darüber hinaus emotionale Faktoren eine wesentliche Rolle bei der Schmerzempfindung spielen, wurde eine neue Ära in der Schmerzmedizin eingeleitet.

Eine weitere wichtige Erkenntnis der Theorie ist, dass auch emotionale Faktoren einen wesentlichen Einfluss auf dieses Tor haben können. Negative Gefühle, Angst und Stress öffnen das Tor für die Schmerzleitung, wohingegen positive Gedanken, Entspannung, Ablenkung und das Gefühl, die Dinge unter

Kontrolle zu haben, es schließen können, wodurch die Schmerzwahrnehmung reduziert wird. In gewisser Weise lässt sich das Schmerzempfinden steuern. Unsere Gedanken durchdringen stets unser Gefühlsleben, und auch emotionale Faktoren haben einen Einfluss auf das *Tor zum Gehirn*. Dies ist ein wesentlicher Ansatz der komplementären Schmerztherapie.

Schmerzen umfassend verstehen

1981 führte der amerikanische Psychiater George L. Engel von der *Rochester University* in New York das biopsychosoziale Krankheitsmodell ein. Es besagt, dass chronische Schmerzen nicht nur rein medizinische Ursachen haben, sondern auf komplexen Wechselwirkungen biologischer, psychologischer und sozialer Faktoren beruhen. Demnach ist Schmerz eine multidimensionale Erfahrung. Verursacht wird sie von charakteristischen Mustern von Nervenreizen durch wechselseitige Beziehungen. Dieses weitverzweigte Neuronen-Netzwerk (auch als Neuromatrix-Schmerztheorie bezeichnet) verbindet Großhirnrinde, Limbisches System und Thalamus – jene Hirnareale, die mit Gefühlen und emotionalen Reaktionen zu tun haben (Engel 1959).

Der Traum von einem Leben ohne Schmerzen ist so alt wie die Menschheit. Unsere antiken Vorfahren lebten in dem festen Glauben, Krankheit und Heilung seien durch Götter bestimmt. Die Fähigkeit, Kranke zu heilen und Schmerzen zu lindern stand in direktem Zusammenhang mit der Götterwelt. Die Ärzte waren deshalb häufig auch Priester und Priester waren auch Ärzte. Die Aufgabe der antiken Priesterärzte war es vor allem, zwischen den Sphären zu vermitteln (Morris 1996).

Seither ist eine lange Zeit vergangen und die medizinische Forschung hat sehr viele Fragen über die Schmerzentstehung und Schmerzverarbeitung beantworten können. Neue Arzneimittel wurden entwickelt, die medikamentösen Therapien konnten verfeinert und die Möglichkeiten für eine effektive Schmerzbehandlung erweitert werden. Die Frage aber, was Schmerz eigentlich ist, konnte auch die moderne Wissenschaft bisher nicht beantworten. Im Gegensatz zum akuten Schmerz, der als Warnsymptom vor Körperschäden schützt, sind chronische Schmerzen eine eigenständige und hochkomplexe Erkrankung, bei der die Schmerzen ihre Warnfunktion verloren haben.

Als Ärzte sehen wir uns immer wieder mit Schmerzen konfrontiert, weil sie eines der häufigsten Symptome sind, wegen derer ein Patient zum Arzt geht. Der Schmerz hat viele Gesichter, er wird „mit dem Körper erfahren, mit der Seele erlitten und mit dem Geist gedeutet“ (Reiber 2000, S. 2652). Grundlage der heutigen multimodalen Schmerztherapie, die sich im Laufe der Jahrhunderte entwickelt hat, sind auf internationalem Konsens basierende Leitlinien unter Berücksichtigung medizinischer und psychosozialer Aspekte entsprechend dem biopsychosozialen Ansatz. Wir können den Schmerz nicht verhindern, aber wir können Leiden lindern. Jeder Arzt ist gefordert, seinen Beitrag dazu zu leisten und den Betroffenen zu helfen. Die moderne Schmerzmedizin und die Komplementärmedizin bieten eine Vielzahl von Behandlungsansätzen für eine effektive Schmerztherapie – man muss sie nur anwenden.

Das Schmerzerleben in unterschiedlichen Kulturen

Schmerzen werden in verschiedenen Kulturen unterschiedlich erlebt. Die Art und Weise, wie die Menschen auf eine Verletzung oder Erkrankung reagieren und wie sie Schmerzen empfinden, hängt demnach ebenso von ihrer persönlichen Geschichte ab wie von den sozialen und kulturellen Bedingungen, in denen sie aufgewachsen sind und in denen sie leben (Breton 2003). Da kulturelle Unterschiede sich aber auch in der Sprache widerspiegeln, kann die Muttersprache ebenfalls die Art und Weise beeinflussen, in der wir denken und wie wir die Welt wahrnehmen. Sich in die Erlebniswelt seiner fremdländischen Patienten einzufühlen – in deren subjektives Erleben von Kranksein und Schmerz –, ist daher eine besondere Herausforderung für den behandelnden Arzt.

> Die Unterschiede in der Krankheits- und Schmerzbewältigung bei Menschen aus verschiedenen kulturellen Regionen sollte der Arzt konsequent bedenken. Gelingt eine vernünftige Wahrnehmung der kulturellen Unterschiede, führt dies häufig auch zu einer guten Arzt-Patient-Beziehung und die Compliance wird entscheidend verbessert.

7.2 Der Weg vom Schmerzreiz zum Bewusstsein

Schmerz wird dort empfunden, wo der Körper verletzt wird. Schmerz wird vorwiegend als physischer Vorgang aufgefasst, während *Leiden* das persönliche Erleben bzw. Erdulden beinhaltet. Die Medizin trennte bis vor Kurzem noch streng; Schmerz wurde physiologisch als objektives Phänomen erfasst, d. h. als messbare neuronale Aktivität und lokalisierte Empfindung, die durch Gewebeverletzung oder die Stimulation spezialisierter Nervenendigungen (Nozizeptoren) entsteht. Leiden hingegen umfasste lediglich die emotionale Komponente, als zusätzliche Gefühlsdimension, die den Schmerz begleitet.

Die Nozizeptoren

Was man früher als Schmerzrezeptoren bezeichnet hat, sind in Wirklichkeit Nozizeptoren – hergeleitet vom lateinischen *noxius* für schädlich. Nozizeptoren sind die peripheren Endigungen der nozizeptiven Afferenzen. Sie befinden sich als freie Nervenendungen in fast allen Gewebearten, nur nicht im Gehirn und im Knochengewebe. Sie können durch alle Arten von Reizen aktiviert werden, wenn diese nur stark genug sind. Nozizeptoren werden aber erst aktiviert, wenn ein Reiz eine bestimmte Schwelle überschreitet und eine Schädigung konkret droht oder eintritt. Sobald die Schmerzbotschaft über die Hinterwurzel in das Hinterhorn des Rückenmarks eintaucht, gibt es zahllose Verbindungen zu anderen Nervenzellen. Nozizeptive Nervenfasern erfüllen eine afferente Funktion, indem sie Informationen über einen Schmerzreiz zum zentralen Nervensystem leiten.

Angenommen, jemand schneidet sich mit einem Messer in die Hand. Dann spürt er als Erstes einen kurzen, stechenden Schmerz. Dieser Schmerz klingt rasch ab. Er ist als elektrisches Signal messbar, das von den Rezeptoren in der Haut über dicke, sogenannte A-Delta-Nervenfasern erst ins Rückenmark und dann über den Hirnstamm ins Gehirn weitergeleitet wird. Dass die A-Delta-Fasern die Botschaft so schnell weiterleiten können, liegt daran, dass sie von *Myelin* umhüllt sind. Dieses wurde 1854 vom Berliner Pathologen Rudolf Virchow (1821–1902) entdeckt. Außerdem werden die A-Delta-Fasern in regelmäßigen Abständen von Einschnürungen unterbrochen. Das elektrische Signal schwingt gewissermaßen die Nervenfaser entlang und kann eine Geschwindigkeit von 6–30 m/s erreichen. Auf diesem Weg werden auch Reflexe in Gang gesetzt: Man schneidet sich in die Hand und zieht sie unwillkürlich von der Gefahrenquelle weg.

Der tiefe, bohrende Schmerz hingegen wird von den viel langsamer leitenden, nicht myelinisierten und sehr dünnen C-Fasern weitergegeben, die den Schmerzreiz mit einer Geschwindigkeit von nur 0,5–2 m/s übertragen. Ein beispielsweise auf einen Fuß gegebener Schmerzreiz, der nur C-Fasern aktiviert, würde erst nach 1–2 Sekunden vom Gehirn bewusst wahrgenommen werden. Viel zu langsam, um sinnvoll Fluchtreflexe auszulösen. Kopfschmerzen hingegen beschreiben ebenso einen typischen C-Faser-Schmerz wie Muskelkrämpfe, Schmerzen durch Koliken oder Peritonitis.

A-Delta-Fasern und C-Fasern münden im Hinterhorn des Rückenmarks. Die dort befindlichen Neuronen können den ankommenden Reiz verstärken oder abschwächen. Über das Hinterhorn gelangen die Reize anschließend zum Thalamus im Zwischenhirn. Dieser ist ebenfalls nur eine Durchgangsstation und nicht das eigentliche Schmerzzentrum. Erst wenn Schmerzreize die Großhirnrinde erreichen, wird der Schmerz bewusst wahrgenommen. Im limbischen System findet dann auch die emotionale Bewertung statt und es wird geprüft, ob weitere Reaktionen notwendig sind. Die Blackbox für das Verstehen des Schmerzempfindens ist nach wie vor unser Gehirn. Mit der Narkose werden nicht die Schmerzen, sondern das Bewusstsein ausgeschaltet.

Aufgabe des nozizeptiven Systems ist es, drohende Gewebeschäden rechtzeitig zu erkennen oder Informationen über entstandene Gewebeschäden bereitzustellen. Schmerzaufnehmende Nervenfasern sind zum einen die dünnen und markhaltige A-Delta Fasern, die mit Geschwindigkeiten von etwa 15 m/s zentralwärts leiten und an der Körperoberfläche liegen. Sie vermitteln die scharfe, stechende Schmerzempfindung, die gut lokalisierbar ist. Weitaus häufiger und vor allem in den inneren Organen lokalisiert sind die dünnen, marklosen C-Fasern, die mit Geschwindigkeiten von weniger als 1 m/s leiten. C-Fasern vermitteln die diffusen, dumpfen, ziehenden Schmerzen, die nur schwer zu beschreiben und zu lokalisieren sind.

Die Nozizeption bezeichnet lediglich einen neurophysiologischen Prozess, während der Schmerz jedoch ein vielschichtiges, subjektives und emotionales Empfinden ausdrückt, dessen Intensität zusätzlich von der psychosozialen Situation, von verschiedenen Stressoren und der individuellen Schmerzerfahrung geprägt wird. Schmerz ist eine bewusste Empfindung.

Mit den differenzierten Erkenntnissen der Schmerzforschung setzte sich allmählich eine neue Sicht des Schmerzmechanismus durch, die zunehmend Anerkennung findet. Seit 1979 definiert die *International Association of Pain* (IASP) Schmerz als „ an unpleasant sensory and emotional experience associated with actual or potential tissue damage, or described in terms of such damage“ (IASP 1986, S. 210). Mit dieser Definition wird in der Medizin ein Umdenken reflektiert. Schmerz ist nun nicht mehr primär ein physiologisches Phänomen, er ist vielmehr als Gesamtheit aus physiologischen Abläufen, Schmerzerinnerung und psychischen Prägungen zu begreifen. Die emotionale Komponente ist nicht nur ein hinzukommendes Element zum getrennt ablaufenden körperlichen Vorgang, sondern integraler Teil der Schmerzerfahrung. Insbesondere Ronald Melzacks und Patrick Walls Gate-Control-Theorie haben dieses Umdenken in der Medizin und die daraus resultierende Schmerzdefinition des IASP entscheidend befördert.

Chronischer Schmerz – mehr als nur ein Symptom

Schmerz ist das, was wir alle kennen. Akute Schmerzen sind Erfahrungen unseres täglichen Lebens. Bei manchen Menschen wird Schmerz jedoch zu einem kontinuierlichen Begleiter. Schmerz ist aber weit mehr als nur ein Symptom. Was Schmerz tatsächlich ist, darüber kann die Wissenschaft nur spekulieren. Noch immer bereitet es ihr bemerkenswerte Schwierigkeiten, Schmerz zu erfassen und zu objektivieren. Schmerz lässt sich nur mit unterschiedlichen Begriffen – scharf, dumpf, brennend, ziehend – beschreiben. Dies sind lediglich Umschreibungen und Schilderungen vom individuellen Fühlen und Empfinden des Schmerzes, nicht aber eine genaue Definition der Schmerzqualität respektive der -intensität.

Das Schmerzerleben lässt sich auch nicht auf das bekannte Reiz-Reaktionsmuster – Verletzung der Köperintegrität → Aktivierung von Nozizeptoren → Zuleitung der Schmerzimpulse über afferente myelinisierte Delta-A-Fasern und unmyelinisierte C-Fasern zum Hinterhorn im Rückenmark → Weiterleitung über aufsteigende Schmerzbahnen im Rückenmark zu Thalamus, Hypothalamus und limbischen Hirnregionen → Projektion und Registration der Schmerzimpulse im zerebralen Cortex → bewusstes Erleben des Schmerzes – reduzieren. Das bedeutet, dass es im Gehirn nicht „das" einzelne Schmerzzentrum gibt, sondern die Wahrnehmung von Schmerzen mit allen Sinnes- und Empfindungsanteilen entsteht – letztlich als Antwort auf einen Schmerzreiz in einem Netzwerk unterschiedlicher Zentren unseres Gehirns.

Schmerz ist ein komplexes und vielschichtiges Phänomen, eine subjektive Empfindung, die in unserem Gehirn stattfindet – ohne Bewusstsein gibt es keinen Schmerz –, welche aber durch eine Vielzahl unterschiedlicher Faktoren moduliert wird. So ist beispielsweise die Beziehung zwischen subjektiver Schmerzempfindung und Stärke einer Verletzung durchaus variabel. Wie intensiv wir einen Schmerzreiz empfinden, hängt nicht nur vom fortgeleiteten Schmerzsignal zum Gehirn ab, sondern auch vom Zusammenspiel biologischer, psychologischer, kultureller und sozialer Faktoren. Moderne Schmerztheorien bestätigen weitgehend dieses biopsychosoziale Modell der Schmerzentstehung. Krankheit und Gesundheit sind im biopsychosozialen Modell als ein dynamisches Geschehen definiert.

Ein Weg in die Schmerzkrankheit

Mit seiner Wanderung hat der Patient längst begonnen. Er hat den ganzen Weg nach Hilfe abgesucht und schließlich die Orientierung verloren. Er war in viele Seitenstraßen gelangt und von einer Überweisung zur anderen gependelt. Die einzige Erfahrung auf seiner Reise vom Orthopäden zum Neurologen, vom Neurologen zum Schmerztherapeuten, von diesem zum Hausarzt und zum Radiologen und schließlich zurück zum Orthopäden, war der anhaltende Ausnahmezustand, in den er mit der Schmerzkrankheit geraten war.

Was also tun, wenn jemand in einer bestimmten Situation seines Lebens nicht mehr weiter weiß, wenn er sich in einer Krise befindet und der Schmerz derart bestimmend und durchdringend ist, dass nichts mehr gelingen kann – wenn innere Leere den Alltag beherrscht und der leidende Mensch ganz einfach Hilfe braucht und nicht nur ein Potpourri an Schmerzmedikamenten und gut gemeinten ärztlichen Ratschlägen?

Die effektivste Behandlung chronischer Schmerzen ist ihre Prophylaxe. Akute Schmerzen müssen so behandelt werden, dass es erst gar nicht zur Chronifizierung kommt. Über ganz Deutschland verteilt finden sich spezialisierte klinische Schmerzzentren und -ambulanzen, an denen erfahrene Mediziner, Psychologen und Physiotherapeuten die Patienten wirkungsvoll behandeln. Von vielen Fachleuten wird aber beklagt, dass die verfügbaren Erkenntnisse und Therapien bei weitem nicht flächendeckend angeboten werden. Und viele Mediziner, die Patienten mit chronischen Schmerzen in ihren Praxen oder Kliniken betreuen, sind nur mäßig vertraut mit neuen schmerzmedizinischen Forschungserkenntnissen und den daraus resultierenden Behandlungsstrategien.

Nach Meinung von Fachleuten stellen chronische Schmerzen heute eine eigenständige Krankheit dar. In wissenschaftlichen Studien werden dabei für die Festlegung, ob es sich um chronische Schmerzen handelt, willkürliche Zeiträume von 3 oder auch 6 Monaten Schmerzdauer genannt (▶ Tab. 7-1).

Für den betroffenen Schmerzpatienten spielt eine solche Einteilung allerdings nur eine untergeordnete Rolle. Im klinischen Alltag werden anhaltende Schmerzen auch dann als chronisch bezeichnet, wenn eine bestimmte Dauer von 3 oder 6 Monaten nicht erreicht wird.

Für die Patienten und ihre Angehörigen kann es besonders belastend sein, wenn keine Ursache für das lange Andauern der Schmerzen gefunden wird. Der Schmerz entsteht im Gehirn und nicht dort, wo wir den Schmerz empfinden. Chronische Schmerzen hinterlassen Spuren im Gehirn und es bildet sich ein Schmerzgedächtnis aus.

Besonders bei der Behandlung der Schmerzerkrankung hat die moderne Medizin viel von ihrem Zauber verloren. Trotz großartiger Erfolge bei der Heilung zahlreicher Erkrankungen gibt es beim chronischem Schmerz eine merkwürdige Panne. Obwohl Schmerzen als eine der Hauptmanifestation von Krankheit erscheinen, ist es bemerkenswert, wie wenig wir nach wie vor vom Schmerz verstehen. Wissenschaftlich gesehen ist insbesondere die Schmerzkrankheit nach wie vor ein Buch mit sieben Siegeln. Unklar ist beispielsweise, warum Schmerzen bei manchen Menschen zur Chronifizierung neigen, bei anderen dagegen nicht – selbst wenn beide Gruppen ein vergleichbares Krankheitsbild aufweisen. Sowohl die medizinische Technologie als auch die Diagnostik ist kaum in der Lage die Ursachen einer Schmerzerkrankung zu erkennen und die Therapie bleibt häufig ungenügend (Bilkey 1995).

Tab. 7-1 Akuter Schmerz versus chronischer Schmerz

Akuter Schmerz	Chronischer Schmerz
Krankheitssymptome	Eigenständige Schmerzkrankheit
Warnfunktion	Keine Warnfunktion
Tage bis Wochen andauernd	Monate bis Jahre andauernd
Eindeutige Ursache diagnostizierbar	Ausgangspunkt häufig insuffiziente Schmerztherapie eines ehemalig akuten Schmerzes

> Chronischer Schmerz ist eine ernst zu nehmende chronische Krankheit mit allen ihren Einschränkungen und Behandlungsschwierigkeiten und nicht nur Leitsymptom einer Erkrankung. Chronische Schmerzen prägen neben dem Körper des Menschen auch seine Psyche und seine Seele.

Man hat häufig keine andere Wahl, als mit dem Schmerz auszukommen, mit ihm zu leben. Eine Wahl allerdings hat man: zu entscheiden, wie viel vom Leben der Schmerz einnimmt.

Integratives Schmerzverständnis

Der Schmerz drängt der Medizin geradezu einen Paradigmenwechsel auf: der Übergang von einer Medizin des Körpers zu einer Medizin, die den ganzen Menschen berührt. Und wir müssen zu unterscheiden lernen zwischen dem lauten, dem akuten Schmerz und dem leisen, beständigen chronischen Schmerz. Schmerz und Leiden lassen sich nicht trennen. Integratives Schmerzverständnis erkennt den leidenden, den schmerzkranken Menschen. Die Schmerztherapie ist aber weit mehr als nur einfach oder ausschließlich ein Problem von uns Ärzten. Die Patienten haben häufig die Tendenz, den Schmerzen zu entfliehen, anstatt zu lernen, sie zu bewältigen. Sie geben Verantwortung ab, schonen sich und überlassen die Schmerzerkrankung eher den Spezialisten, als dass sie selbst versuchen, Einfluss auf den Heilungsprozess zu nehmen. Sie schonen sich.

> Obwohl sich körperliche Aktivität als wirksame Therapie bei vielen chronischen Erkrankungen etabliert hat, wird ihr Potenzial zur Unterstützung der Behandlung bei der Schmerzerkrankung unterschätzt. Ein Grund mag sein, dass die Medizin inzwischen nur noch Schwarz und Weiß kennt und sich nicht um ein vollständiges Bild des schmerzgeplagten Menschen bemüht.

Die Inaktivität jedoch verursacht weitere Probleme: Der Mangel an Bewegungsreizen führt zu einem Abbau an Muskelmasse und Leistungsfähigkeit, was wiederum Kraft und Ausdauer schwächt. Hierdurch wird das körperliche und seelische Wohlbefinden noch stärker beeinträchtigt und alltägliche körperliche Aktivitäten werden infolgedessen immer anstrengender. Ein Circulus vitiosus entsteht, an dessen Ende immer die Schmerzkrankheit siegt. Diesem Zirkelschluss kann gezielt entgegengewirkt werden, denn unser Körper ist vielschichtig und hat viele Ansatzpunkte zur Linderung von Beschwerden. Wird nur eine Variable verändert, so führt dies zu zahlreichen Wirkungen im Organismus.

Was sollten Ärzte also tun?

Eine Landkarte erstellen, die den Patienten in seiner Selbstverantwortung für die Genesung unterstützt und ihm hilft, effektiver in seinem Engagement zu werden. Der Ansatz lautet – neben einer adäquaten Schmerztherapie – die Dinge zum Besseren zu ändern. Viele Schmerzpatienten haben die Neigung, nur die negativen Seiten ihres Lebens zu betrachten. Wenn man sie dazu anhält, sich auf das zu konzentrieren, was ihnen dabei hilft, die Symptome zu lindern können auch positive Ergebnisse erzielt werden. Jeder Mensch hat Ressourcen in sich, um Gewohnheiten zu ändern. Hierbei sollte aber nicht versucht werden, alle Aspekte des Verhaltens auf einmal zu modifizieren. Werden Angewohnheiten jeweils nur um kleine Schritte berichtigt, wird sich auf Dauer auch das Denken allmählich wandeln. Natürlich erfährt man auch Rückschläge. Dann gilt es, sich nicht davon überrumpeln zu lassen, sondern sich erneut aufzurappeln und einen weiteren Versuch zu wagen. Die Verantwortung für die Neuorientierung seines Lebens liegt beim Patienten, die Verantwortung für dessen Motivation zur Verhaltensänderung bei uns Ärzten.

Und was sollten die Schmerzpatienten tun?

Zum Beispiel walken. Walking ist eine gute Möglichkeit, ohne besondere Anstrengung zu trainieren. Schon eine halbe Stunde täglich verbessert die körperliche Leistungsfähigkeit und erhöht die Lebensqualität. Es gibt kaum einen Grund, der gegen dosierte Bewegung spricht. Körperliche Aktivität ist beinahe in allen Phasen einer Schmerzerkrankung möglich. Zu einem umfassend und sinnvoll zusammengestellten Fitnessprogramm gehören neben dem wohldosierten Herz-Kreislauf-Training auch Muskelaufbautraining und Stretching. Diese Aktivitäten bringen besonders dem Schmerzpatienten einen erheblichen Nutzen. Kardiotraining festigt Herz und Kreislauf und verbrennt Kalorien, Muskel- und Krafttraining stärkt die Knochen und die Muskulatur, und Stretching hält die Patienten mobil und verbessert die Beweglichkeit der Gelenke. Wenn man es mit einem so mächtigen Gegner wie der Schmerzerkrankung zu tun bekommt, dann muss die Strategie auch beinhalten, selbst aktiv zu werden und zu handeln (► Tab. 7-2).

Nach dem biopsychosozialen Ansatz darf sich der therapeutische Zugang bei chronischen Schmerzverläufen nicht ausschließlich auf die Verabreichung einer geeigneten Kombination von Analgetika beschränken. Strategien zur Behandlung müssen an unterschiedlichen Punkten ansetzen. Die Idee dahinter ist, durch bestimmte Aktivitäten zur Bewältigung des Schmerzes beizutragen, gesunde Anteile zu unterstützen, das Wohlbefinden zu steigern und Fehlfunktionen im Bewegungsapparat zu korrigieren. Der Patienten muss einen Weg finden, weniger auf die Schmerzen zu fokussieren. Ist man abgelenkt und emotional positiv gestimmt, fühlt man die Schmerzen auch weniger. Im Grunde sind es nicht mehr als ein paar Stunden in der Woche, die der Patient in seine Lebensqualität investiert.

Der Patient muss die Kontrolle über seinen Körper zurückgewinnen und wieder Verantwortung für sein Leben und seine Gesundheit übernehmen. Er muss lernen, auf seinen Körper und dessen Zeichen zu hören. Wir Ärzte müssen ihm dabei helfen, diese Eigenverantwortlichkeit zu erkennen. Erfolgreich ist der Prozess aber nur bei einer gut funktionierenden Arzt-Patient-Beziehung. Wann ein Patient mit der Aktivität beginnen kann und welche Bewegungsform geeignet ist, lässt sich natürlich nicht allgemeingültig beantworten und muss durch den behandelnden Arzt entschieden werden.

Tab. 7-2 Die Therapie muss passen: Was kann der Patient selbst für sich tun? Positive Effekte durch Steigerung der Leistungsfähigkeit und Erhöhung der Lebensqualität

Basistherapie	Wirkung
Physiotherapie und Massagen	Muskelschwächen aufspüren und gezielt trainieren. Die Beweglichkeit wird verbessert. Massagen lösen Verspannungen und stimulieren die Durchblutung.
Muskelaufbautraining	Dosiertes Muskelaufbautraining. Besserung der Beweglichkeit. Positive Effekte auf den gesamten Bewegungsapparat. Verbessert die Koordination und die Haltung.
Gymnastik-Kurse	Verbessern die Selbstwahrnehmung, die Körperhaltung und die Bewegungsmuster im Alltag. Gezielte Gymnastik gleicht nicht nur Fehlbelastungen aus, sondern kräftigt auch den Bewegungsapparat.
Spazierengehen; Walking und Jogging; Schwimmen; Fahrradfahren	Vielfach gesundheitsfördernde Wirkungen. Steigerung der Ausdauer und der körperlichen Leistungsfähigkeit. Je nach Bewegungsform muskuläre Kräftigung und Erhöhung der Flexibilität. Steigerung des Wohlbefindens durch Freisetzung körpereigener Endorphine.
Autogenes Training; Progressive Muskelentspannung nach Jacobson; Meditationsübungen; Tai-Chi und Qigong	Zu den Übungen zählen viele verschiedene Techniken zum Entspannungstraining und zur Selbstwahrnehmung. Mithilfe von Wahrnehmungsübungen lösen sich Verspannungen und das Körpergefühl verbessert sich. Die Übungen sorgen für psychische Ausgeglichenheit und Fokussierung auf das eigene Wohlbefinden. Im Sinne der chinesischen Medizin auch Training des Geistes.
Ernährungsumstellung	Freude am Essen und an der Ernährung bedeutet auch Steigerung der Lebensqualität. Ernährungsumstellung zur Gewichtsabnahme motiviert zusätzlich. Prävention gegen weitere Erkrankungen.

7.3 Wie wir unser Rüstzeug nutzen können

Schmerztherapie – das klingt so einfach. Und tatsächlich, in vielen medizinischen Fachbüchern wird die Schmerzbehandlung oft als relativ mühelos beschrieben. Schließlich bietet uns die Pharmakotherapie eine Unzahl von Schmerzmedikamenten an, und Stufenschemata und Behandlungsempfehlungen zeigen auch detailliert auf, wie die Schmerztherapie erfolgen kann. Doch das Problem ist: So einfach ist die wirksame Schmerzbehandlung nicht. Denn nicht immer helfen die verordneten Medikamente ausreichend gegen die Schmerzen. Darüber hinaus können die unerwünschten Wirkungen der eingesetzten Arzneimittel besonders heimtückisch sein. Die besten Beispiele dieser schwierigen Situation liefern unsere unzähligen Patienten, die an chronischen Schmerzen leiden und bei denen die verordneten Arzneien häufig genug die Schmerzen nur wenig lindern oder im schlimmsten Fall überhaupt keine Wirkung zeigen. Da hilft auch die Kombination verschiedener Pharmaka nicht immer weiter, von den zahlreichen Nebenwirkungen der Medikation ganz abgesehen.

Die effektive Schmerztherapie ist und bleibt eine Herausforderung für uns Ärzte, der wir uns stellen müssen.

Patienten mit chronischen Schmerzen bringen häufig eine lange Leidensgeschichte mit, wenn sie unsere Arztpraxis erstmals betreten. Sie berichten von der Ausprägung der Schmerzen und der Entwicklung ihrer Schmerzkrankheit über Wochen und Monate oder gar über Jahre hinweg und von ihren vielfältigen Erfahrungen mit verschiedenen Medikamenten und unterschiedlichen Therapieversuchen – die ihnen geholfen haben oder auch nicht. Jeder Arzt, der seinen geplagten Schmerzpatienten bestmöglich helfen möchte, muss diese Schmerzgeschichte seiner Patienten genau kennen.

Als Ärzte können wir den Schmerz unserer Patienten nicht erkennen. Wir sind auf dessen Beschreibung angewiesen. Je kränker der Mensch ist und je mehr er leidet, desto eingeschränkter kann seine Wahrnehmung und die Beschreibung seiner Schmerzen sein. Schmerz ist eine subjektive Erfahrung, die oftmals nur vage mit der Schmerzursache korreliert und sich nur schwer wissenschaftlich exakt definieren lässt. Wir bewegen uns in der „terra incognita" der Medizin.

Integrative Schmerzanamnese ist mehr als nur ein kurzes ärztliches Gespräch. Sie umfasst neben der gewissenhaften Schmerzanamnese auch die psychologischen und sozialen Aspekte und Befunde. Und ebenso sollte der kulturelle Hintergrund der betroffenen Patienten – wie wir in Kapitel 7.1 „Das Schmerzerleben in unterschiedlichen Kulturen" gesehen haben – in die Beurteilung einbezogen werden.

7.3.1 Anamnese und Untersuchung

Ein erfolgreiches Patientengespräch beginnt mit Zuhören. Zu Beginn des Gesprächs kommen vor allem offene Fragen zum Einsatz. Zumeist ergeben sich aus den Antworten Rückschlüsse auf die Einstellungen, Motive und Ansichten des Patienten. Während des Anamnesegesprächs hat der Arzt auch die Möglichkeit, sich über das Erleben und das Verhalten des Patienten ein umfassendes Bild zu machen. So gilt es, Körperhaltung, Gestik, Mimik und unterschiedliche emotionale Beteiligungen zu erfassen. Während der Anamnese entsteht nicht nur das Vertrauensverhältnis zwischen Arzt und Patient, das Erstgespräch entscheidet darüber hinaus häufig auch über den weiteren Verlauf der Behandlung.

> Die Anamnese ist mit der anschließenden körperlichen Untersuchung wesentlicher Bestandteil der Diagnostik und somit Grundlage für alle therapeutischen Maßnahmen.

Es ist unmöglich, Schmerz genau zu beschreiben. Wir können ihn nur mit Begriffen der Erfahrungen, die Schmerzen auslösen, schildern. Schmerzen stellen deshalb nur ein Symptom und keine Diagnose dar. Eine sorgfältige Schmerzanalyse ist deshalb der erste Schritt zur Schmerzdiagnose (► Abb. 7-1).

Zur optimalen Vorbereitung des Erstgeprächs hat der Patient bereits alle ärztlichen Unterlagen abgegeben. So finden Sie schon im Vorfeld die richtigen Informationen zum Gesprächsinhalt und können als sein zukünftig behandelnder Arzt das Gespräch entsprechend planen. Außerdem sind Sie auch umfassend über bereits erfolgte Untersuchungen und Therapien informiert. Selbstverständlich ist es aber nicht möglich, den Gesprächsverlauf bis ins kleinste Detail vorzubereiten.

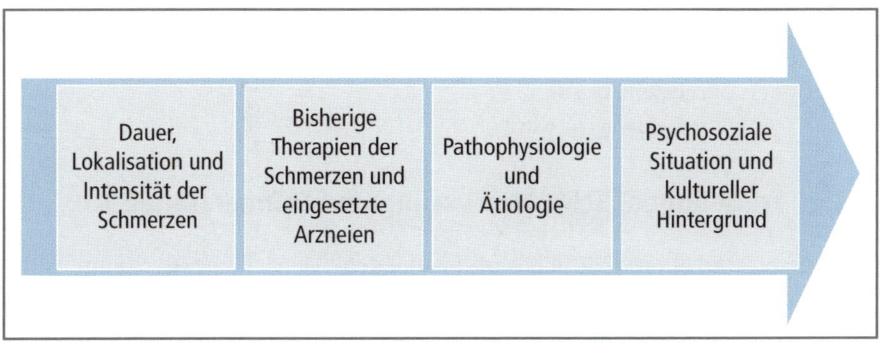

Abb. 7-1 Zur diagnostischen Eingrenzung der Schmerzsymptomatik empfiehlt sich ein standardisiertes Vorgehen.

Beim Eintreffen in der Arztpraxis erhält der Patient einen standardisierten Schmerz-/Anamnese-Fragebogen ausgehändigt, den er während der Wartezeit in Ruhe ausfüllen kann. Grundsätzlich gilt, dass das anschließende ärztliche Gespräch in einer störungsfreien und ruhigen Atmosphäre ablaufen muss. Anamnese, Therapieplanung und Dokumentation erfordern auch immer ausreichend Zeit, die von Ihrem Praxisteam bereits während der Terminvergabe eingeplant werden muss. Wie viel Zeit benötigt wird, hängt von der speziellen Erfahrung des Arztes ab, von seinen Vorkenntnissen über den Patienten sowie von der Dauer und dem Umfang der Beschwerden.

Grundkenntnisse einer psychosomatisch orientierten Gesprächsführung sind wichtig für den Umgang mit chronisch Schmerzkranken. Eine Weiterbildung in *psychosomatischer Grundversorgung* ermöglicht Ihnen, diese zu erwerben. Eine wertvolle Gelegenheit zur Reflexion der eigenen Interaktionsstrukturen sowie zur Verarbeitung der zuweilen recht fordernden Ansprüche von Schmerzpatienten an den Arzt bietet Ihnen die Teilnahme an einer Balint-Gruppe. Diese ärztlichen Arbeitsgruppen treffen sich regelmässig um unter Leitung eines erfahrenen Psychotherapeuten über Problempatienten und Belastungen im ärztlichen Alltag zu sprechen.

Nach Anamnese und klinischer Untersuchung wird mit dem Patienten besprochen, welche weiteren apparativen oder konsiliarischen Untersuchungen erforderlich sind. Nach der klinischen Untersuchung erfolgt eine Untersuchung nach den Regeln der Komplementärmedizin. Bei einer Untersuchung nach Kriterien der chinesischen Medizin beispielsweise gehören Zungen- und Pulsdiagnose ebenso dazu wie das Tasten von Triggerpunkten und die Untersuchung vegetativer Zeichen. Diese zumindest im Ansatz unverzichtbaren Untersuchungskomplexe werden dann gegebenenfalls ergänzt durch Untersuchungsmethoden wie bei der Manualtherapie oder der Störfeldbehandlung. Am Ende dieser Erstuntersuchung steht dann nicht nur eine schulmedizinische Diagnose, sondern auch ihre korrespondierende komplementäre Diagnose – in unserem Fall eine TCM-Diagnose. Auch sollten die Erwartungen des Patienten an die komplementäre Schmerztherapie erfragt und mögliche Therapieoptionen dargestellt werden.

7.3.2 Fragebogen, Schmerzmessung und Schmerztagebuch

Schmerzen sind ein individuelles und von jedem Menschen anders empfundenes Sinnes- und Gefühlserlebnis. Bis heute gibt es kein sicheres Verfahren, um die exakte Schmerzstärke zu ermitteln. Es stehen aber einige Hilfsmittel zur Verfügung – Schmerzfragebogen, visuelle Schmerzskalen und Schmerzdokumentation als Tagebuch –, um Schmerzverläufe dokumentieren und die Wirksamkeit therapeutischer Maßnahmen beurteilen zu können. Die regelmäßige Schmerzbewertung anhand dieser Werkzeuge und Dokumente ist eine wichtige Voraussetzung dafür, den Bedarf an Schmerzmitteln korrekt einzuschätzen bzw. den Zeitpunkt für eventuell erforderliche Veränderungen der Schmerzmitteldosierung rasch zu bemerken. Die Schmerzmessung erlaubt zudem die Überprüfung der Effektivität einer laufenden Schmerztherapie.

Der Schmerzfragebogen

Ergänzend zum direkten Gespräch werden häufig Schmerzfragebögen eingesetzt, um die mit den Schmerzen einhergehenden Symptome standardisiert zu erfassen. Darüber hinaus lassen Fragebögen auch eine erste Beurteilung der Schmerztoleranz des Patienten zu und ermöglichen die Bewertung der Schmerzverarbeitung. Aufgrund der guten Vergleichbarkeit eignen sich Schmerzfragebögen auch sehr gut zur Verlaufsbeurteilung und zur Bewertung des Behandlungserfolges. Die Verwendung von Fragebögen hat in der Schmerztherapie deshalb einen hohen Stellenwert. Durch die Fragebögen wird sichergestellt, dass alle relevanten Aspekte der Schmerzkrankheit erfasst und dokumentiert werden. Schmerzfragebögen sind über die Deutsche Schmerzgesellschaft (www.dgss.org) erhältlich.

Praxistipp

Bereits vor der Untersuchung durch den Arzt kann der Schmerzfragebogen vom Patienten ausgefüllt werden und eine wichtige Orientierung zur individuellen Schmerzsituation geben.

Die Fragebögen richten sich auf das aktuelle Befinden des Patienten und erlauben eine gezielte Verlaufskontrolle und Einschätzung der Wirksamkeit der Therapie. Sie werden überwiegend zur Eingangsdiagnostik und gelegentlich auch in größeren Abständen zur Beurteilung des Verlaufs der Schmerzerkrankung eingesetzt

Standardisierte Skalen zur Schmerzmessung

Ein einfaches, wenn auch grobes Hilfsmittel ist die *Visuelle Analogskala* (VAS) zur Erfassung der Schmerzstärke. Der Patient wird aufgefordert, seinen Schmerz einem Punkt auf einer Linie zuzuordnen. Der linke Anteil der Skala bedeutet Schmerzfreiheit, am rechten Ende der Skala wird der stärkste vorstellbare Schmerz angegeben. Einige der Skalen verwenden unterschiedliche Farbtöne, um zunehmenden Schmerz zu symbolisieren. Der Patient erhält bei dieser Skala keine Zahlenwerte als Einschätzungshilfe der Schmerzstärke. Die VAS ist die gebräuchlichste Methode in der Schmerzdiagnostik (► Abb. 7-2).

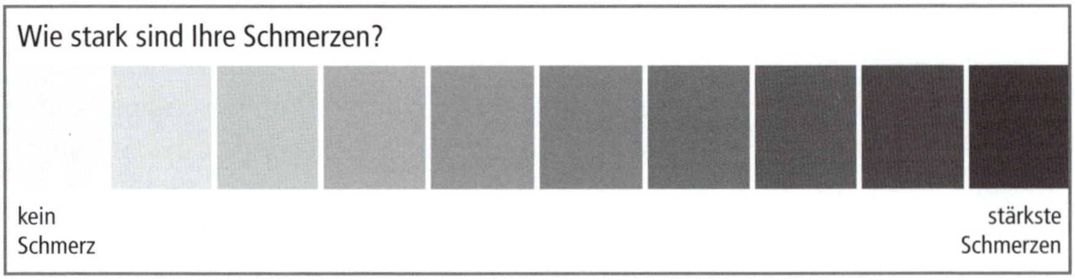

Abb. 7-2 Die visuelle Analogskala (VAS) ermöglicht dem Patienten die Einschätzung seiner Schmerzen.

Bei der *Numerischen Rangskala* (NRS) hingegen wird die Schmerzstärke als Zahl repräsentiert. Auf der Skala – die von 1 bis 10 reicht – entspricht die „0“ der völligen Schmerzfreiheit und die „10“ dem stärksten vorstellbaren Schmerz.

Die *Verbale Ratingskala* (VRS) hilft dem Patienten, den Schmerz in festgelegten Begriffen darzustellen. Je nach verwendeter Skala handelt es sich um unterschiedliche Angaben von Kategorien, in die sich der Betroffene einordnen kann:

Kein Schmerz → geringer Schmerz → mäßiger Schmerz → starker Schmerz → unerträglicher Schmerz.

> Ratingskalen sind sehr effektive Instrumente und lassen sich einfach anwenden. Für die Erfassung der Schmerzstärke und der Schmerzempfindlichkeit im Verlauf ist es wichtig, immer dieselbe standardisierte Skala zu verwenden.

Nicht nur die Schmerzstärke, sondern auch die Schmerzempfindlichkeit ist eine wichtige Größe, die der Arzt kennen sollte, um die Therapie möglichst passgenau zu wählen. Auch für die Messung der Empfindlichkeit gegenüber Schmerzen ist er auf die Mitarbeit des Patienten angewiesen. Sie erfolgt mithilfe der sogenannten *Quantitativen sensorischen Testung* (QST) über die Haut. Die in der QST verwendeten Testgeräte ahmen mechanische Reize wie Druck, Berührung oder Vibrieren und Temperaturreize wie warm oder kalt nach.

Zusätzlich stehen weitere Möglichkeiten zur Verfügung, etwa der *Pain Disability Index* (PDI) oder der *Allgemeine Depressions-Score* (ADS), um die sozialen Beeinträchtigungen bzw. die Depressivität beurteilen zu können (Pioch 2005).

Schreiben Tag für Tag – das Schmerztagebuch

Für die Behandlung chronifizierter Schmerzsyndrome sollte die Schmerzmessung nicht auf Arztbesuche beschränkt werden. In einem Schmerztagebuch kann der Patient Auskunft geben über seine Schmerzen, deren Intensität, seine emotionale Stimmung, den Einfluss auf seine Lebensqualität, den Schlaf und die Alltagsbewältigung. Diese Dokumentation dient vor allem dazu, den Schmerzverlauf besser beurteilen zu können und dem betroffenen Patienten die Möglichkeiten zu geben, Aussagen über sein aktuelles Befinden zu machen. Besonders die Erhebung im Schmerztagebuch ergibt nicht nur eine Zusammenschau des Schmerzprofils im Verlauf eines Tages, sondern erlaubt auch eine Aussage über den Verlauf innerhalb längerer Zeiträume.

Schmerztagebücher sind ganz unterschiedlich aufgebaut. Sie enthalten immer ein Instrument zur Erfassung der Schmerzintensität (beispielsweise VAS oder NRS) und standardisierte Fragenkomplexe. Schmerztagebücher dienen der Verlaufsdokumentation im Alltag des Patienten sowie der Beurteilung der Wirksamkeit von medizinischen Therapien und Medikamenten.

7.4 Integrative Schmerztherapie in der Arztpraxis

Millionen von Patienten leiden unter Schmerzen durch Arthritis und Arthrose; Millionen klagen über quälende Rückenschmerzen und in die Hunderttausende geht die Zahl der Patienten mit schweren Migräne-Attacken. Am meisten gefürchtet jedoch sind die Schmerzen, die mit einer Krebserkrankung einhergehen können. Eine kausale Therapie zur Linderung von chronischen Schmerzen ist jedoch oft nicht möglich. Die symptomatische Schmerztherapie steht im Vordergrund. Es steht aber außer Frage, dass Schmerztabletten und andere Pharmaka nicht die einzig mögliche Antwort auf das Schmerzleiden sein können. Die Komplementärmedizin bietet eine Fülle von Möglichkeiten, um den schmerzgeplagten Patienten zu helfen.

7.4.1 Grundzüge der integrativen Schmerztherapie

Noch immer bereitet es uns Ärzten erhebliche Schwierigkeiten, den Schmerz und die Schmerzerkrankung in allen ihren Dimensionen zu erfassen und im klinischen Alltag die individuellen Besonderheiten des Schmerzkranken zu beurteilen.

Integratives Schmerzverständnis umfasst zugleich die körperliche und die psychische Bestimmtheit des Schmerzes. Und die Patienten erfahren durch die intergrative Schmerztherapie, was sie außerhalb dieser Behandlung noch nicht gefunden oder erfahren haben. Sie werden lernen, wie sie sich selbst in die Behandlung einbringen können und wie sie eine Problemstellung lösen, die sie sich vielleicht selbst gesetzt haben. Sie lernen die Welt neu zu ordnen – in Wichtiges und in zu Vernachlässigendes. „Man sollte alles so einfach wie möglich machen, aber nicht einfacher", so ein Aperçu von Albert Einstein. Dies ist eine strenge aber gleichzeitig reizvolle Regel, die auch für die Schmerztherapie gilt. Eine andere Regel könnte sein: die Chronologie des Tages zu modifizieren. Ziele einer multimodalen Behandlung im körperlichen Bereich sind Steigerung von Fitness und Belastungskapazität sowie von Koordination und Körperwahrnehmung. Außerdem sollen die Patienten lernen, ihre persönlichen Belastungsgrenzen besser zu kontrollieren. Mit den psychotherapeutischen Verfahren will man die emotionale Beeinträchtigung verringern, das auf Ruhe und Schonung ausgerichtete Krankheitsverhalten sowie die Einstellungen und Befürchtungen in Bezug auf Aktivität und Arbeitsfähigkeit verändern. Moderne Behandlungsansätze in der Therapie chronischer Schmerzen gehen daher oft weit über die Verordnung von Medikamenten und operativen Eingriffen hinaus. Sie berücksichtigen Verfahren wie psychologische Schmerzbewältigungsstrategien, Entspannungsübungen, Stressbewältigungsverfahren, physikalische und manuelle Therapiemethoden. Und auch der Arzt muss sich für die einzelnen Schritte der Behandlung entscheiden. Er muss Alternativen aufzeigen, Unzufriedenheit des Patienten, Ängste und Zweifel sowie ungeklärte Fragen thematisieren. Er muss Wünsche des Patienten berücksichtigen, Neigungen und Abneigungen. Fragen werden aufgeworfen, denen der Arzt vermutlich nachgehen wird.

Integrative Schmerztherapie bedeutet, das Schmerzverständnis aus dem Elfenbeinturm der akademischen Wissenschaften zu lösen, auf Schwarz-Weiß-Denken zu verzichten, die individuellen Besonderheiten der betroffenen Patienten zu entdecken und diese angemessen bei der Schmerzbehandlung zu berücksichtigen. Durch Ablenkung von einem schmerzenden Ereignis – durch Achtsamkeitsübungen, Entspannungstechniken, Verhaltenstherapie, Kunst- und Musiktherapie, aber auch über intensiven Sport und Bewegung – kann man sich in gewissem Maße vom Schmerzerleben distanzieren und die Schmerzschwelle erhöhen. Genauso gilt aber auch das Gegenteil: Angst und Depressionen, Stress, Aufmerksamkeit für den Schmerz, Gedanken und Gefühle können die Schmerzschwelle senken und das Schmerzerleben verstärken. Ziel einer integrativen Schmerztherapie ist ein stufenweises, ganzheitliches Konzept. Dieser Ansatz erfordert schmerztherapeutische Kenntnisse, ein umfassendes Wissen der Komplementärmedizin und der Psychosomatik.

Bei einem chronischen Schmerzpatienten müssen nicht nur die somatischen Ursachen der Schmerzen berücksichtigt werden, sondern darüber hinaus die Psyche, das soziale Umfeld und die gesellschaftlichen Rahmenbedingungen (beispielsweise Arbeitsplatzsituation, private Lebenssituation etc.). Chronischer Schmerz ist eben nicht nur eine rein körperliche Angelegenheit, sondern ein „bio-psycho-soziales" Phänomen.

Insbesondere bei der Behandlung von Schmerzkranken sollten sich die unterschiedlichen Maßnahmen nicht verzetteln, sondern verschiedene Wirkfaktoren bewusst synergistisch kombiniert werden. Der Befund und der Behandlungsplan müssen ärztlicherseits immer wieder kontrolliert und modifiziert werden. Ziel muss auch sein, den Patienten zu motivieren, häusliche Übungsprogramme regelmäßig in eigener Verantwortung anzuwenden. Verschiedene Schmerzsyndrome bedürfen einer fachübergreifenden Zusatzbetreuung. Dem behandelnden Allgemeinarzt kommt auch die Funktion der Koordination zu. Dabei muss er entscheiden, was er selbst leisten kann und welche diagnostischen und therapeutischen Aufgaben er an ärztliche Kollegen delegieren muss.

Chronischer Schmerz ist und bleibt eine Herausforderung – für uns Ärzte und für den Patienten –, gerade weil Schmerzen oft nicht vollständig gelindert werden können. Das Ziel liegt auf einem gemeinsamen Weg: Schmerz zu lindern und trotz Schmerz ein lebenswertes Leben zu führen.

7.4.2 Medikamente in der Schmerztherapie

Ein wichtiger Baustein in der modernen Schmerzbehandlung sind Medikamente. Zur akuten Schmerztherapie stehen eine Vielzahl von Analgetika zur Verfügung, die eine symptomatische und effektive Schmerztherapie ermöglichen. Auch bei chronischen Schmerzen sind Medikamente eine wichtiger Teil der Therapie. Es muss aber ausdrücklich darauf hingewiesen werden, dass die Wirksamkeit der Schmerzmittel hier deutlich geringer ist und die zur Verfügung stehenden Analgetika einen chronischen Schmerz häufig weder ausreichend noch anhaltend lindern können.

Die Weltgesundheitsorganisation (WHO) hat vor etwa 20 Jahren die Schmerzmedikamente für den Einsatz bei Tumorschmerzen in drei unterschiedliche Gruppen (entsprechend der Stärke der Schmerzen) eingeteilt. Diese Einteilung gilt – mit gewissen Einschränkungen auch für chronische Schmerzen – bis heute (▸ Tab. 7-3).

Analgetika werden eingeteilt in Opioidanalgetika und Nicht-Opioidanalgetika. Weitgehend verlassen wurde die ursprüngliche Differenzierung in zentral wirksame Opioidanalgetika und peripher wirksame Nicht-Opioidanalgetika, da in einer Reihe von wissenschaftlichen Untersuchungen gezeigt werden konnte, dass Opioidanalgetika nicht nur im Zentralnervensystem, sondern auch in der Peripherie wirken und dass auch Nicht-Opioidanalgetika zentrale Effekte ausüben können.

Indikation von Opioiden sind schwerste Schmerzen, die nicht durch andere Analgetika behoben werden können. Das in der Schmerztherapie seit vielen Jahren fest etablierte Stufenschema der WHO zur Behandlung von Tumorschmerzen umfasst Vorgaben zur Kombination von Opioiden und nicht-opioiden Schmerzmitteln sowie begleitenden Behandlungsstrategien.

In der Gruppe der *sauren antipyretisch-antiphlogistischen* Analgetika werden die nichtsteroidalen Antiphlogistika zusammengefasst. Ihr Wirkprinzip beruht auf einer Hemmung der Cyclooxygenasen 1 und 2 im Arachidonstoffwechsel und daraus resultierender Suppression der Prostaglandinsynthese. Die Wirkqualitäten sind entsprechend analgetisch, antipyretisch und antiphlogis-

Tab. 7-3 Auswahl an Analgetika
Bei jeder Verordnung von Medikamenten müssen Indikation, absolute und relative Kontraindikation beachtet werden.

Einteilung der Analgetika	Substanzen zur Schmerzbehandlung
Nicht-Opioidanalgetika	• Saure antipyretisch-antiphlogistische Analgetika (ASS, Diclofenac, Ibuprofen, Naproxen, Celecoxib) • Nichtsaure antipyretische Analgetika (Paracetamol, Metamizol) • Analgetika ohne antipyretisch-antiphlogistische Wirkung (Flupirtin)
Opioidanalgetika	• Die Opioide unterscheiden sich in ihrer Wirksamkeit an den drei Rezeptortypen und werden eingeteilt in • Agonisten (Morphin, Oxycodon, Codein, Dihydrocodein, Fentanyl, Tilidin, Tramadol), • partielle Agonisten (Buprenorphin), • Antagonisten (Naloxon) • sowie gemischte Agonisten-Antagonisten (Pentazocin).
Koanalgetika (additive Schmerztherapie)	• Trizyklische Antidepressiva (Amitriptylin) • Antikonvulsiva (Carbamazepin, Gabapentin, Pregabalin)

tisch und im Fall von Acetylsalicylsäure (ASS) auch thrombozytenaggregationshemmend. Hinzu kommen die spezifischen, COX-2-hemmenden Coxibe.

Zu den *nichtsauren antipyretischen* Analgetika zählen im Wesentlichen Paracetamol und Metamizol. Deren Effekte auf die periphere Cyclooxygenasen sind eher schwach, sodass es nicht zur Hemmung der peripheren Prostaglandinsynthese kommt und Paracetamol und Metamizol folglich keine antiphlogistischen Eigenschaften vorweisen.

Analgetika *ohne antipyretisch-antiphlogistische Wirkung* sind oral wirksame Analgetika, die weder Prostaglandinsynthesehemmer noch Opioidrezeptoragonisten sind. Zu ihnen gehört Flupirtin.

Die erwünschte Wirkung aller in der Schmerztherapie verwendeten Substanzen ist die Analgesie. In individuell unterschiedlicher Häufigkeit und Ausprägung können jedoch jederzeit auch unerwünschte Medikamentenwirkungen auftreten, welche die Therapie erschweren oder limitieren können:

- Bei nichtsteroidalen Antiphlogistika stehen gastrointestinale Nebenwirkungen im Vordergrund (Übelkeit, Magenschmerzen, okkulte Blutungen, Ulzerationen, gastrointestinale Blutungen). Bei COX-2-Hemmern sind es vor allem kardiovaskuläre Nebenwirkungen (Hypertonie, Myokardinfarkt, Apoplex).

- Die Anwendung von Opioiden führt in der Initialphase häufig zu Übelkeit, Erbrechen, Schwindel und Müdigkeit. Diese unterliegen häufig einer Toleranz, d. h. sie reduzieren sich mit der Dauer der Einnahme.
- Häufige Nebenwirkungen bei trizyklischen Antidepressiva sind Müdigkeit, Mundtrockenheit, Herzrhythmusstörungen, Miktionsstörungen, Glaukombildung und Obstipation.
- Unter Antikonvulsiva treten Schwindel, Müdigkeit, allergische Reaktionen und Leberfunktionsstörungen auf.

Dies ist nur eine kleine Auswahl von möglichen Nebenwirkungen der eingesetzten Analgetika. Die Langzeitanwendung von nichtsteroidalen Antiphlogistika und Coxiben ist wegen des hohen Risikos für das Auftreten unerwünschter Wirkungen immer problematisch – beispielsweise wegen des Risikos gastrointestinaler Blutungen bei Einsatz von nichtsteroidalen Antiphlogistika und des erhöhten kardiovaskulären Risikos der Coxibe.

Im Gegensatz hierzu werden Antidepressiva und Antikonvulsiva eher zu kurz angewendet. Häufig wünschen die Patienten ein Absetzen dieser Präparate, da sie keine Besserung der Wirkung verspüren. Bei beiden Substanzgruppen muss aber erst ein wirksamer Plasmaspiegel aufgebaut werden, weshalb es mitunter 3–6 Wochen dauern kann, bis eine analgetische Wirkung eintritt.

Da bei der Therapie von chronischen Schmerzen die ständige Dämpfung der Schmerzintensität eine wichtige Rolle spielt, müssen die Schmerzmittel auch regelmäßig (nach der Uhr) eingenommen werden, um so einen kontinuierlichen Medikamentenspiegel im Blut aufrechtzuerhalten. Diese Medikamenteneinnahme muss oft über längere Zeiträume, durchaus auch mehrere Monate bis Jahre, fortgesetzt werden.

Bei der medikamentösen Schmerztherapie muss aber auch bedacht werden, dass viele Patienten – neben den Medikamenten zur Schmerzbehandlung – häufig weitere Arzneien einnehmen, sodass auch unerwünschte Wechselwirkungen auftreten können. Um Komplikationen zu vermeiden, muss der Arzt nicht nur alle vom Patienten eingenommenen Medikamente kennen, sondern sich auch mit den Wechselwirkungen der Medikamente vertraut machen. Um eine medikamentöse Polypragmasie zu vermeiden, ist es für den behandelnden Arzt hilfreich, sich auf eine überschaubare Anzahl von bekannten Präparaten zu beschränken.

Praxistipp

Für eine sichere und effektive Anwendung der medikamentösen Schmerztherapie sollte eine sorgfältige Therapiekontrolle und -dokumentation erfolgen. Hierzu bieten sich – neben den regelmäßigen Gesprächen mit den Patienten – Instrumente zur Erfassung der aktuellen Situation an (Schmerzfragebogen, Schmerzskalen, Schmerztagebuch).

Fast alle Patienten mit chronischen Schmerzen werden im Verlauf ihrer Schmerzkrankheit mit den unterschiedlichsten Medikamenten behandelt. Bei chronifiziertem Schmerz kann die unregelmäßige Einnahme eines Schmerzmittels die weitere Chronifizierung jedoch sogar fördern. Die Langzeiteffektivität dieser Therapie scheint ebenfalls eher gering zu sein, wie ich auch in meiner eigenen Arztpraxis häufig feststellen kann.

Eine Vielzahl wissenschaftlicher Daten zeigen aber auch, dass neben Medikamenten auch nichtmedikamentöse Therapieverfahren hilfreich sind, um eine klinisch relevante Schmerzreduktion zu erreichen. Bei Patienten mit chronischen Schmerzen sind in meiner Arztpraxis die analgetischen Medikamente nur ein Baustein eines umfassenden therapeutischen Gesamtkonzepts.

Einbeziehung phytopharmakologischer Analgetika

Phytotherapie ist die Anwendung von pflanzlichen Arzneien zur Vorbeugung und Behandlung von Krankheiten. Gemäß dem Arzneimittelgesetz von 1978 zählt die Phytotherapie neben der Homöopathie und der Anthroposophischen Medizin zu den sogenannten *besonderen Therapierichtungen*. Allen drei Therapierichtungen ist die Verwendung von Pflanzen und Pflanzenanteilen gemein. Sie unterscheiden sich jedoch in ihren anthropologischen Ansätzen sowie in ihren theoretischen Wirksamkeitsüberlegungen voneinander (Brock 1998). Nach dem deutschen Arzneimittelgesetz gelten für Phytopharmaka dieselben Anforderungen wie für chemisch definierte Arzneimittel im Hinblick auf deren pharmazeutische Qualität, Wirksamkeit und Unbedenklichkeit.

Einzelne pflanzliche Arzneimittel wie z. B. die Teufelskralle sind in ihrer schmerzlindernden Wirkung vergleichbar mit peripheren bzw. nichtsteroidalen Analgetika. Voraussetzung ist die ausreichende Dosierung. Phytoanalgetika sind in ihrer analgetischen Wirksamkeit jedoch nicht vergleichbar mit chemisch-synthetischen Opioiden oder Opiaten und somit ungeeignet für den äquivalenten Einsatz gemäß den WHO-Richtlinien. Das bedeutet, ihre primäre Anwendung liegt nicht in der Behandlung akuter starker Schmerzen oder Tumorschmerzen. Alle Phytoanalgetika, die als wirksam evaluiert wurden, werden differenziert indikationsbezogen eingesetzt. Es sind keine generellen Analgetika bei jeglichen Schmerzzuständen.

7.4.3 Akupunktur

Die chinesische Medizin betrachtet den Menschen in seiner Ganzheit und ist nicht in einzelne Fachrichtungen getrennt wie unsere westliche Medizin. Ihr Anliegen ist es, Krankheiten nicht nur zu heilen, sondern auch der Entstehung schwerer und chronischer Krankheiten vorzubeugen. Die Akupunktur wird von der Weltgesundheitsorganisation und führenden Akupunkturgesellschaften für viele Krankheitsbilder empfohlen.

Die Akupunktur wird zunehmend als Bereicherung der Schmerztherapie empfunden. In vielen Fällen ist die „Nadeltherapie“ genauso wirksam wie westliche Therapien. Grundsätzlich gilt aber: Akupunktur kann heilen, was gestört ist, sie kann aber nicht „reparieren“, was bereits zerstört ist. So kann sie bei einer Gelenkerkrankung mit Knorpelschädigungen nicht den Verlust des Knorpels rückgängig machen. Sie kann aber die damit einhergehenden Schmerzen an Bändern, Muskeln und im Bereich der Gelenkkapsel deutlich verringern. Eine Beobachtungsstudie konnte zeigen, dass eine Schmerztherapie mit Akupunktur besonders bei chronifizierten Patienten erfolgreich ist, während Patienten mit eher akuten Schmerzen weniger von der Akupunktur profitieren (Hammes 2002).

> Medikamentöse Schmerzbehandlung und Akupunktur lassen sich gut kombinieren. Es ergeben sich vielfältige synergistische Effekte, die zu einer Erhöhung des Therapieerfolgs führen können. Die Wirkung der Akupunktur kann zu einer Einsparung an Schmerzmedikamenten und der damit verbundenen Verminderung von Nebenwirkungen beitragen.

7.4.4 Neuraltherapie nach Huneke

Die Neuraltherapie nach Huneke ist der diagnostische und therapeutische Einsatz von Lokalanästhetika in der Segmenttherapie und zur Störfeldbehandlung. In der *Segmenttherapie* werden schmerzhafte Punkte und Areale – beispielsweise Triggerpunkte oder Muskelansätze – infiltriert, wodurch das gesamte Segment eines Spinalnerven beeinflusst wird. Zu einem Segment gehören alle Gewebe, die von einem Spinalnerven versorgt werden: Haut, Muskulatur, Knochen und viszerale Organe. Die Segmenttherapie wird vor allem bei lokal begrenzten und unkomplizierten Schmerzen eingesetzt.

Die Behandlung über ein *Störfeld* nutzt neuronale Verknüpfungen aus, um nach einer Infiltration mit einem Lokalanästhetikum eine Schmerzlinderung in einem weit entfernten Areal zu erreichen. Durch die Lokalanästhesie wird das Störfeld ausgeschaltet. Bei chronischen Schmerzen wird vor allem die Störfeldbehandlung angewandt. Nach Huneke kann jede chronische Erkrankung durch ein solches Störfeld ausgelöst worden sein und jede Stelle des Körpers kann zu einem Störfeld werden.

7.4.5 Physiotherapie und Physikalische Therapie

Die befundorientierte physikalische Behandlung bei Schmerzen hat einen sehr hohen Stellenwert. Ziel der physikalischen Medizin ist die Wiederherstellung gestörter Körperfunktionen und die Verbesserung der Körperwahrnehmung. Hierbei wird auf ein breites Spektrum an aktiven und passiven Therapiemaßnahmen zurückgegriffen, die auf der Anwendung von physikalischen Reizen beruhen.

Krankengymnastik und Bewegungstherapie werden verordnet, um Heilungsprozesse an Gelenken und Muskeln, Sehnen und Bändern zu fördern. Kausal wirkt die Krankengymnastik zur Muskelkräftigung und zum Abbau muskulärer Dysbalancen. *Massagen* sind eine spezielle Form der manuellen Therapie bei schmerzhaften Erkrankungen der Stütz- und Bewegungsorgane. Es kommen verschiedene Techniken zur Anwendung. Bei der *manuellen Medizin* handelt es sich um eine mit den Händen ausgeübte Untersuchungs- und Behandlungstechnik für reversible Störungen an den Stütz- und Bewegungsorganen. Bewegungseinschränkungen an einzelnen Gelenkgruppen oder Gelenken werden erfasst und je nach Befund passiv mobilisiert oder durch Übungen stabilisiert. Durch spezielle Handgriffe lassen sich Fehlstellungen am Bewegungsapparat beseitigen.

Wärme in jeder Form wirkt lindernd auf chronische Schmerzen des Stütz- und Bewegungsapparates. Kälte vermindert die Nozizeption und wird vorwiegend bei akuten Schmerzzuständen des Stütz- und Bewegungsapparates lokal eingesetzt.

Bei der *Elektrotherapie* wird elektrische Energie für Heilzwecke verwendet. Aufgrund unterschiedlicher physikalischer und biologischer Wirkungen unterscheidet man hochfrequente Ströme als *Kurzwellen*, verminderte als *Mikrowellen*, niederfrequente Stromarten als Galvanisation und Mittelfrequenzströme als Interferenzstromtherapie.

Bei der *transkutanen elektrischen Nervenstimulation (TENS)* handelt es sich um eine apparative Methode der Schmerztherapie, bei der durch Impulsgeneratoren erzeugte, definierte elektrische Impulse mithilfe von geeigneten Elektroden mit dem Ziel der Schmerzreduktion auf die Haut geleitet werden.

> Sowohl der physikalischen Medizin als auch der Akupunktur liegt ein Reiz-Reaktionsprinzip zugrunde, welches die körpereigenen Fähigkeiten unterstützt. Hierdurch ergeben sich ideale Kombinationsmöglichkeiten sowie Synergieeffekte.

7.4.6 Entspannungstherapie

Heute sind Entspannungstherapien aus der Behandlung von Patienten, die unter chronischen Schmerzen leiden, nicht mehr wegzudenken. In nahezu jeder Einrichtung, die Schmerzkranken eine multimodale Behandlung anbietet, gehört mindestens ein Entspannungsverfahren routinemäßig zur Behandlung.

Allen Entspannungstherapien ist gemein, dass sie dem Patienten helfen, seine Selbstkontrolle zu schulen und so Gefühlen des „Sich-ausgeliefert-Fühlens" entgegenzuwirken. Sie fördern die Fähigkeit, sich auf bestimmte Dinge oder auch auf das eigene Erleben zu konzentrieren. Dies kann Menschen helfen, störende Außenreize zu ignorieren und eigene Bedürfnisse besser wahrzunehmen.

Alle Entspannungstherapien führen zu einer Entspannungsreaktion und damit zu einer körperlichen und seelischen Beruhigung. Insbesondere bei der Behandlung chronischer Schmerzen können Entspannungstherapien dabei helfen, den Teufelskreis aus Schmerzen und ansteigender Muskelspannung zu durchbrechen, welche sich gegenseitig verstärken und zu einer dauerhaft erhöhten Muskelspannung führen können. Ziel aller Entspannungsverfahren ist ein verbessertes emotionales und körperliches Wohlbefinden der Patienten.

Eines der bekanntesten Verfahren zur Entspannung ist die *Progressive Muskelrelaxation nach Jacobson*. Das Wirkprinzip beruht auf einer willentlichen, aufeinanderfolgenden Anspannung einzelner Muskelgruppen mit nachfolgend bewusstem Loslassen. Während der Übung konzentrieren sich die Teilnehmer auf die jeweils vom Therapeuten angegebene Muskelgruppe und spannen sie gerade spürbar für etwa zehn Sekunden an, wobei sie versuchen, diese Anspannung bewusst wahrzunehmen. Danach wird die jeweilige Muskelgruppe bewusst entspannt und die Teilnehmer versuchen erneut, den Unterschied wahrzunehmen.

Das *Autogene Training* ist ebenso wie die Progressive Muskelentspannung ein sogenanntes übendes Verfahren, wobei es sich um eine konzentrative Selbstentspannung handelt. Anders als bei der progressiven Muskelentspannung ist der Patient hier nicht aktiv; er soll vielmehr durch die Anleitung bestimmte Empfindungen des Körpers wahrnehmen bzw. sich vorstellen (z. B. „Mein rechter Arm wird warm.").

Achtsamkeit und Meditation: In jüngerer Zeit halten auch Achtsamkeitsübungen und Meditation zunehmend Einzug in die Behandlung von Patienten mit chronischen Schmerzerkrankungen. Ihren Ursprung haben meditative Verfahren in religiösen Übungen, die der Erweiterung des Bewusstseins dienen sollen. Achtsamkeitsbasierte Meditationsübungen können Schmerzpatienten helfen, ihren körperlichen Zustand besser zu akzeptieren, um somit wieder mehr Energie und Kraft für Aktivitäten oder den Genuss der für sie persönlich bedeutsamen Dinge aufzubringen. Und auch die *Hypnose* kann helfen, Schmerzen zu reduzieren. Die Hypnotherapie kann die Wirkung anderer eingesetzter Behandlungsformen verstärken und von den Patienten auch in Form der Selbsthypnose erlernt werden. Nach heutigem Kenntnisstand beeinflusst die Hypnose nicht die physiologischen Schmerzprozesse selbst, sondern vornehmlich die Wahrnehmung und kognitive Verarbeitung des Schmerzes.

Biofeedback ist ein Verfahren, bei dem physiologische Prozesse der bewussten Wahrnehmung zugänglich gemacht werden. Diese Körperprozesse werden kontinuierlich aufgezeichnet und dem Patienten optisch oder akustisch zurückgemeldet. Der Patient lernt, diese Körperfunktionen bewusst zu beeinflussen. Nur durch Rückmeldung ist Lernen möglich. In der Schmerztherapie lernt der Patient, den Zusammenhang zwischen Stressoren und den körperlichen Reaktionen darauf zu erkennen. Sie ist eine psycho-physiologische Behandlungsmethode, die Zusammenhänge zwischen Psyche und Körper als Basis der Therapie verwendet. Ziel ist es, dass der Patient durch die apparative Rückmeldung den physiologischen Prozess willkürlich zu beeinflussen lernt.

Die Römer prägten den Ausdruck „festina lente", Eile mit Weile. Und sie waren nicht das einzige Volk der Antike, das den Akt bewusster Unterlassung kannte. Der chinesische Philosoph Laozi schuf die Lehre vom *Wu-Wei*, dem passiven Handeln. Diese Beispiele zeigen wieder einmal, dass die Menschen der Antike offenbar weiser waren als wir in der Moderne.

7.4.7 Aus- und ableitende Verfahren

Schröpfbehandlungen dienen der Lockerung von verhärteten, verspannten Arealen in der Haut, dem Bindegewebe und der oberflächlichen Muskulatur. Geschröpft wird über den sogenannten Gelosen. Darunter versteht man eine umschriebene Verhärtung, eine Verquellung und Schwellung des subkutanen Bindegewebes. Diese kommen häufig mit Myogelosen vor. Durch die Schröpftherapie kann ein lokaler Schmerz- und Verspannungszustand gebessert werden.

7.4.8 Lebensstiländerung und Ernährungstherapie

Strategien zur Selbsthilfe sollen frühzeitig entwickelt und eingeübt werden. Der Patient wird in die Behandlung aktiv einbezogen und übernimmt Eigenverantwortung. Zwei Ziele stehen mit der Lebensstiländerung im Vordergrund: zum einen, die gesunden Anteile des Menschen zu stärken, und zum anderen, Strategien zur Krankheitsbewältigung zu entwickeln. Der Weg ist geprägt durch das Erlernen eines gesundheitsfördernden und -stabilisierenden Lebensstils und damit durch das Einleiten einer langfristigen Verhaltensmodifikation. Dies kann geschehen durch

- Bewegungstherapie und Körperwahrnehmungsschulung,
- Erlernen verschiedener Entspannungsmethoden und Stressbewältigungstrainings sowie
- Ernährungsschulung und Ernährungsumstellung.

Die Ernährung ist eine der wesentlichen Säulen der Naturheilkunde. Die ernährungstherapeutische Bedeutung bei Schmerzsyndromen ist allgemein bekannt – beispielsweise stoffwechselbedingt wie bei der Arthritis urica oder bei

Nahrungsmittelunverträglichkeiten oder Nahrungsmitteln, die Schmerzen triggern können (man denke z. B. an Migräne).

> Der Schmerzkranke soll so früh wie möglich aktiv in den Therapieprozess einbezogen werden. Hierbei wird ein großer Stellenwert auf die Förderung der Eigenkompetenz und der Eigenbefähigung gelegt.

7.4.9 Hydro- und Balneotherapie

Die Wirksamkeit eines warmen Bades kann durch pflanzliche Zusätze verstärkt werden. Im Rahmen balneotherapeutischer Maßnahmen haben sich verschiedene Badezusätze bei degenerativen und chronisch-entzündlichen Erkrankungen der Gelenke und Weichteile bewährt. Die Warmwassertherapie ist eine sinnvolle Ergänzung zu anderen analgetischen Maßnahmen und kann vom Patienten zuhause in der eigenen Badewanne Anwendung finden. Die Hyperämisierung durch das warme Wasser und die Badezusätze fördern zusätzlich den muskulären Entspannungseffekt.

Auch Heilpflanzenöle (beispielsweise Rosmarinöl, Arnika- und Johanniskrautöl) haben sich als lokale Einreibungen bei Erkrankungen des Bewegungsapparates als schmerztherapeutisch adjuvante Maßnahme bewährt. Hier ist besonders auf Überempfindlichkeitsreaktionen und Allergien zu achten.

Wärmende Bäder sollten generell nicht bei akut entzündlichen Prozessen angewandt werden. Des Weiteren ist zu beachten, dass ätherische Öle prinzipiell allergische Reaktionen auslösen können.

7.4.10 Psychotherapie in der Schmerztherapie

Die Verfahren und Techniken der Schmerz-Psychotherapie stammen vorwiegend aus der Verhaltenstherapie. Bei chronischen Schmerzpatienten sind Psychotherapieverfahren vor allem dann indiziert, wenn entweder eine psychische Komorbidität – vor allem eine Angst- oder depressive Erkrankung oder eine alleinige oder zusätzliche Persölichkeitsstörung – vorliegt. Ist die Ursache der Schmerzen ein psychovegetativer Spannungszustand wie beispielsweise bei der chronischen Lumboischialgie oder bei chronischen Kopfschmerzen, so sind als wesentliche Ergänzung der Therapie Entspannungsverfahren die Methode der Wahl. Bei psychischen Störungen mit dem Leitsymptom Schmerz sind je nach Art der Störung unterschiedliche psychotherapeutische Verfahren indiziert – vor allem dann, wenn der Schmerz das Leitsymptom einer depressiven Erkrankung oder einer Angsterkrankung darstellt. Bei der häufigen psychischen Störung mit dem Leitsymptom Schmerz – der somatoformen Schmerzstörung – ist in der Behandlung der betroffenen Patienten viel gewonnen, wenn der behandelnde Arzt sie vor einer Chronifizierung bewahrt und einem Medikamentenabusus schützt. Außerdem sollte er den Patienten zu einer psychotherapeutischen Behandlung motivieren.

In der Behandlung chronischer Schmerzen haben sich Entspannungsverfahren wie Autogenes Training, Muskelrelaxation nach Jacobsen und Biofeedback ebenso bewährt wie verhaltenstherapeutische Behandlungsverfahren und das damit einhergehende Schmerzbewältigungstraining. Ziel des Schmerzbewältigungstrainings ist eine Veränderung der Denk- und Verhaltensmuster des Patienten im Umgang mit seinen Schmerzen. Dazu gehören beispielsweise die Steigerung der körperlichen Aktivität und die Verminderung einer Schonhaltung. In diesem Sinne werden nicht die Schmerzen beseitigt, vielmehr wird dem Patienten eine Steigerung der Selbstkompetenz im Umgang mit seinen Schmerzen ermöglicht.

7.4.11 Homöopathie in der Schmerztherapie

In der Homöopathie ist die genaue Charakterisierung des Schmerzgeschehens für die homöopathische Arzneimittelfindung unabdingbar. Ein Grund hierfür ist, dass nahezu jede der homöopathischen Arzneien eine Arznei für den betreffenden Schmerzpatienten sein kann. Dies macht die Auswahl so schwierig. Daher ist eine genaue Differenzierung notwendig, um die dem Schmerzgeschehen ähnlichste Arznei zu eruieren und eine Eingrenzung der infrage kommenden Homöopathika zu ermöglichen.

Selbstverständlich sind bei der homöopathischen Anamnese auch die seelischen und geistigen Eigenschaften des Patienten genauestens zu beachten. Dadurch reduziert sich die Anzahl der Arzneien und im Idealfall ist nur eine homöopathische Arznei das Ergebnis der ärztlichen Bemühungen. Ist die Arzneimittelwahl getroffen, erhebt sich die Frage nach der Arzneizubereitung, der Potenzwahl und der Verabreichung:

- Welche homöopathische Arznei wird verordnet?
- Welcher Potenz soll der Vorzug gegeben werden?
- Welcher Arzneiträger ist angebracht (Globuli, Tabletten, Dilution, Ampullen, Externa (Salben oder Creme))?

Die genaue Anamnese ist eine Grundvoraussetzung, um das passende Arzneimittel zu finden. Nicht nur das Krankheitsbild, sondern der Mensch in seiner Ganzheit bildet die Quelle für die homöopathische Therapie. Neben den körperlichen Krankheitserscheinungen fließen auch die seelischen und geistigen Eigenschaften eines Menschen in die Arzneimittelauswahl mit ein. Bei chronischen Schmerzpatienten umfasst die ausführliche Anamnese nicht nur das aktuelle Schmerzgeschehen, sondern auch die Biografie des Patienten. Der

Mensch ist das zentrale Thema im Rahmen der homöopathischen Arzneimittelfindung.

7.5 Gut ist nicht gut genug – die Organisation der Schmerzpraxis

Die Probleme beginnen häufig schon mit der Terminvergabe. Es fehlt ein einheitliches Verständnis, wie etwas geregelt sein sollte. Der Arzt gibt seinen Mitarbeitern bzw. Mitarbeiterinnen die Anweisung, dass die Patienten regelmäßig einbestellt werden müssen, um den Erfolg seiner medizinischen Behandlung im Verlauf überprüfen zu können. Sie bemerken schon beim Lesen dieser wenigen Zeilen, wie unbefriedigend diese Anordnung ohne Verbindlichkeit ist. Reicht eine monatliche Kontrolle oder eine wöchentliche? Soll der Patient dreimal im Monat einbestellt werden oder nur alle drei Monate? Muss für die Therapiekontrolle nur ein kurzer Termin in der Sprechstunde reserviert werden oder braucht der Arzt Zeit für ein ausführliches Gespräch?

Die Miterbeiter bzw. Mitarbeiterinnen beginnen zu improvisieren, vergeben nach Gefühl Termine und versäumen es, die notwendigen Unterlagen schon im Vorfeld bereitzustellen (Schmerzskalen, Fragebögen, Facharztberichte, Röntgenbilder etc.), sodass der behandelnde Arzt für das Patientengespräch nur unzureichend vorbereitet ist. Hat der Patient dann das Sprechzimmer verlassen, sind wieder alle mit ihrer Routine beschäftigt, ohne zu analysieren, warum etwas schief gelaufen ist und ohne das gesundheitliche Problem des Schmerzpatienten zu lösen. Zwangsläufig tritt das Problem wieder auf, weil der Patient einen neuen Termin – nach der persönlichen Ansicht und dem Gefühl des terminvergebenden Mitarbeiters bzw. der Mitarbeiterin – erhält. Diese Situation ist typisch für eine Praxiskultur, in der vornehmlich improvisiert wird. Oft fehlen verlässliche Mechanismen, um die einzelnen Elemente zu einem System zu fügen.

Wenn man sich die Strategie und Arbeitsweise in manchen Arztpraxen ansieht, stellt man sehr schnell fest, dass man es nur mit Flickwerk zu tun hat. Das Geheimnis einer erfolgreichen medizinischen Behandlung beruht aber nicht nur auf den einzelnen „Zutaten" – Strategie, Organisation, Kommunikation und medizinischem Equipment. Vielmehr gibt es eine Vielzahl von zusätzlichen Faktoren, die darüber entscheiden, ob das Behandlungsergebnis für den Patienten eher bescheiden, durchschnittlich oder bestmöglich sein wird.

Insbesondere in der Komplementärmedizin spielt nicht nur die Zusammenstellung und die Reihenfolge der „richtigen" Zutaten eine wesentliche Rolle, sondern auch die Kombination der einzelnen Therapien und das Verständnis dafür, wie alles ineinander greift. Es geht nicht darum, hier ein Stück und dort ein Stück zu nehmen und dann alles in einen großen „Therapietopf" zu werfen.

Wer die Schmerzbehandlung vom Zufall befreien möchte, braucht eindeutige Regeln, die für Transparenz, Klarheit und Verbindlichkeit sorgen – nämlich Standards und Prozesse. Ein *Standard* gibt vor, wie etwas geregelt sein sollte. Er ist auf der Basis begründeter Qualitätsvorstellungen schriftlich fixiert und setzt damit für die Arztpraxis eine Norm fest. Der Standard legt demnach fest, was in der Praxis in welcher Qualität zu geschehen hat. Beim *Prozess* hingegen geht es um das Wie, um einen bestimmten Ablauf und seine einzelnen Bestandteile. Prozessbeschreibungen sind immer dann sinnvoll, wenn sich ein bestimmter Vorgang wiederholt. Sie sind wichtige Instrumente für die Praxis.

Qualität hat auch für eine Arztpraxis eine herausragende Bedeutung und braucht klare Regeln. Es gibt aber keine einfache Antwort auf die Frage, wie man dabei vorgehen soll, keine schnelle Lösung, sondern verschiedene Wege, um das Ziel zu erreichen. Wählen Sie die Methode, die Ihnen für Ihre Praxis und Ihre Patienten am geeignetsten erscheint.

Warum hört der Schmerz nicht auf?

Schmerz ist mehr als ein Symptom. Trotz wachsenden Wissens in der Medizin wird im praktischen Vorgehen kaum zwischen akuten und chronischen Schmerzen unterschieden. Die Schmerzbehandlung war und ist eine originäre Aufgabe jeden Arztes. Empfehlungen für das Akutschmerzmanagement liegen in Form von Leitlinienempfehlungen für Kopf-, Rücken- und Tumorschmerzpatienten vor. Die Behandlung von chronischen Schmerzen ist bisher jedoch häufig insuffizient geblieben.

Manche Ärzte verstehen Schmerz noch immer als rein biologisches Reiz-Reaktions-Phänomen und haben den bereits vor Jahrzehnten eingeleiteten Paradigmenwechsel von einem rein biologischen zu einem bio-psycho-sozialen Krankheits- und Schmerzmodell nicht nachvollzogen. Sie haben nicht wahrnehmen wollen, dass bei chronischen Schmerzen gleichzeitig und gleichwertig die somatischen, psychischen und sozialen Bedingungen sowohl in der Diagnostik als auch in der Therapie berücksichtigt werden müssen (Beck et al. 2002). Die Komplementärmedizin bietet diese integrative Betrachtungsweise im Sinne eines „ganzheitlichen" Schmerzverständnisses. Ziel ist, innerhalb einer stufenweise aufgebauten Schmerztherapie alle Ebenen einzubeziehen: Schulmedizin und Komplementärmedizin; Pharmakotherapie und Pflanzenheilkunde, Akupunktur und Naturheilkunde, gezielte psychologische Betreuung und Homöopathie.

Qualifizierungsangebote

Die Zusatzbezeichnung *Spezielle Schmerztherapie* umfasst die gebietsbezogene Diagnostik und Therapie chronisch schmerzkranker Patienten, bei denen der Schmerz seine Leit- und Warnfunktion verloren und einen selbstständigen

Krankheitswert erlangt hat. Voraussetzung für den Erwerb der Zusatzbezeichnung sind die Anerkennung zum Führen einer Gebietsbezeichnung mit Patientenbezug, eine 12-monatige ganztägige Weiterbildung an einer anerkannten Weiterbildungsstätte und die Teilnahme an einem von der Ärztekammer anerkannten interdisziplinären Kurs über Schmerztherapie von 80 Stunden Dauer. Die Weiterbildung wird mit einer Prüfung abgeschlossen. Auskunft erteilen die Ärztekammern.

Wer nicht die Zusatzbezeichnung *Spezielle Schmerztherapie* erwerben möchte, kann die Kenntnisse zur Schmerzbehandlung auch im Rahmen der Akupunkturleistung erweitern. Für die kassenärztliche Abrechnung von Akupunkturleistungen nach den Abrechnungsziffern des EBM (Einheitlicher Bewertungsmaßstab) ist neben der Zusatzbezeichnung Akupunktur eine Weiterbildung in Schmerztherapie von 80 Stunden und zusätzlich in psychosomatischer Grundversorgung – ebenfalls von 80 Stunden Dauer – Voraussetzung.

Des Weiteren ist die regelmäßige Teilnahme in einem anerkannten Qualitätszirkel notwendig, der 4 Fallkonferenzen pro Jahr zum Thema „chronischer Schmerz" beinhaltet. Der Gemeinsame Bundesausschuss (GBA) hat bisher nur zwei Indikationen zur vertragsärztlichen Behandlung zugelassen, weshalb derzeit nur zwei Akupunkturleistungen über den EBM abgerechnet werden können: Chronische Schmerzen der Lendenwirbelsäule seit mindestens sechs Monaten und chronische Schmerzen in mindestens einem Kniegelenk durch Gonarthrose, ebenfalls seit mindestens sechs Monaten bestehend.

Qualitätssicherungsvereinbarung

Kassenärztlich tätige Ärzte können an der Qualitätssicherungsvereinbarung Schmerztherapie teilnehmen. Dazu müssen sie bestimmte Struktur- und Prozessvoraussetzungen erfüllen (Qualifikation, Struktur der Einrichtung, Fallzahllimitationen, Dokumentation, Nachweis interdisziplinärer Schmerzkonferenzen) und eine Prüfung vor einem Ausschuss der regionalen Kassenärztlichen Vereinigung ablegen. Die teilnehmenden Ärzte können dann zusätzliche EBM-Ziffern abrechnen.

AWMF-Leitlinien

Leitlinien sind systematisch entwickelte Hilfen für Ärzte zur Entscheidungsfindung in spezifischen Situationen. Sie gründen auf aktuellen wissenschaftlichen Erkenntnissen und in der Praxis bewährten Verfahren. In der Regel beruhen sie auf wissenschaftlicher Evidenz, sie können aber auch durch Expertenmeinungen unterstützt werden. Der Grad der Evidenz und der daraus abgeleiteten Empfehlungen sind gekennzeichnet. Leitlinien sollen – ebenso wie andere Informationsquellen – eine Orientierung für ärztliche Entscheidungen geben, jedoch nicht die einzige Richtschnur ärztlichen Handelns sein.

Die *Arbeitsgemeinschaft wissenschaftlich medizinischer Fachgesellschaften (AWMF)* veröffentlicht auf ihrer Homepage (www.awmf.org) Leitlinien zu unterschiedlichen Themen, wenn sie bestimmten Qualitätsanforderungen genügen. Dabei werden die Qualitätsniveaus S1 (Expertenkonsens) bis S3 (systematische Entwicklung, evidenzbasiert, interdisziplinär erstellt) unterschieden. Leitlinien zur Schmerztherapie finden Sie auf der Homepage der AWMF.

7.6 Zusammenfassung

- Die Heilkunde hatte sich schon im Altertum entwickelt und stand bei vielen Völkern in Beziehung zu religiösen Kulten. Häufig wurde sie deshalb vor allem von den Priestern ausgeübt. Im Mittelalter waren es vor allem die Mönche, welche die Heilkunde in den Klöstern praktizierten. Insbesondere die Benediktiner aus Italien verbreiteten ihre medizinischen Kenntnisse gemeinsam mit der christlichen Lehre.
- Mit der Einführung der Anästhesie 1846 durch den amerikanischen Zahnarzt William Morton und der Antisepsis 1874 durch Joseph Lister wurde eine völlig neue Ära der Medizin eingeläutet.
- Jeder klinisch tätige Arzt wird mit Schmerzproblemen seiner Patienten konfrontiert. Schmerzen sind der häufigste Grund, warum Patienten einen Allgemeinarzt aufsuchen. Daher sollte jeder Arzt Schmerzen richtig diagnostizieren und entsprechend behandeln können.
- Schmerz ist kein rein körperliches Ereignis, sondern ein existenzielles. Es leidet der Mensch als Ganzes. Schmerz soll nicht chronifizieren, da der Körper durch den Schmerz sensibilisiert wird und es zu Anpassungsvorgängen kommt, die den Schmerzpatienten in seiner Persönlichkeit verändern.
- Erstuntersuchung und eine sorgfältige Anamnese entscheiden über den weiteren Verlauf der Behandlung. Eine gute Terminplanung der Sprechstunde, ausreichend Zeit für den Patienten und eine sorgfältige Vorbereitung sind unumgänglich.
- Die wichtigste Person in Ihrem Arbeitsalltag ist der Patient. Das erfolgreiche Patientengespräch beginnt beim Zuhören.
- Die Messung der Schmerzintensität ist selbstverständlicher Bestandteil jeder Erstanamnese und jedes weiteren Patientenkontaktes. Neben der durchschnittlichen Schmerzintensität sollte immer auch nach der maximalen Intensität gefragt werden.
- Standardisierte Fragebögen und Schmerzskalen haben einen hohen Stellenwert in der Schmerzbewertung. Viele Fragebögen enthalten Instrumente zur Erfassung verschiedener Schmerzdimensionen

8 Integrative Onkologie

Sobald ein Patient mit der Diagnose Krebs konfrontiert wird, ist diese sein stetiger Begleiter. Angst vor der Erkrankung und ihren Folgen, Angst vor der Therapie, vor Schmerzen, vor Hilflosigkeit, Leiden und Sterben – die betroffenen Menschen leben in einem Albtraum. Viele Krebspatienten können nicht geheilt werden und müssen lernen, mit ihrer Erkrankung zu leben – sie werden zum chronisch Kranken. Krebs ist eine Erkrankung, die individuelles Vorgehen und individuelle Lösungen erfordert und für die es verschiedene Blickwinkel braucht, um zu begreifen, dass die Erkrankung den Betroffenen nicht nur körperlich unerbittlich schädigt, sondern auch seelisch, emotional und sozial. Für den betreuenden Arzt bedeutet das, die diagnostischen und therapeutischen Ansätze genau abzuwägen und in der medizinischen Behandlung auch die psychosoziale Situation und die Lebensqualität des Patienten zu berücksichtigen.

In den vergangenen hundert Jahren hat die Anzahl von Menschen, die an Krebs erkranken und an bösartigen Tumoren sterben, erheblich zugenommen. Krebserkrankungen sind nach Herz-Kreislauf-Erkrankungen derzeit die zweithäufigste Todesursache und werden in absehbarer Zeit zweifellos an der Spitze der Mortalitätsursachen stehen. Das Risiko einer Krebserkrankung nimmt mit zunehmendem Alter zu. Die Mechanismen der Entstehung maligner Tumoren und hämatologischer Neoplasien sind Gegenstand intensiver Forschung. Inzwischen geht die Wissenschaft von der Annahme aus, dass der Entstehung einer bösartigen Erkrankung ein multifaktorielles Geschehen zugrunde liegt. Die Entwicklung maligner Erkrankungen ist Folge unterschiedlicher exogener und endogener Faktoren:

- **Exogene Faktoren**
  - Chemikalien und Giftstoffe
  - Ionisierende Strahlung
  - Infekte durch Viren und Bakterien
- **Endogene Faktoren**
  - Defekte der DNA-Reparatur
  - Chromosomenfehlverteilung
  - Genetische Veränderungen, Mutationen

Viele Krebsformen werden auch mit der Ernährung in Verbindung gebracht. Unsere heutigen Nahrungsgewohnheiten mit ihrem geringen Gehalt an Ballaststoffen und Antioxidantien spielt für einige Formen bösartiger Erkrankungen eine nicht zu unterschätzende Rolle.

Praxistipp

Den Krebs so früh wie möglich festzustellen ist gegenwärtig die größte Chance, ihn effektiv zu bekämpfen. Informieren Sie Ihre Patienten deshalb immer wieder über die möglichen Früherkennungsuntersuchungen.

8.1 Krebs – Das leise Leiden

Jede Krebserkrankung zieht eine Vielzahl von Folgeuntersuchungen nach sich. Bei diesem Staging geht es vor allem darum, den Typ der Erkrankung und das Ausmaß ihrer Verbreitung im Körper so genau wie möglich zu bestimmen. In den Krankenhäusern stehen währenddessen die Hierarchien der einzelnen Fachbereiche nebeneinander und versuchen in Tumorkonferenzen einen Konsens für die Behandlung zu finden. Konfrontiert mit z. T. widersprüchlichen Expertenmeinungen müssen sich die Betroffenen – häufig ohne wirklich ausreichend informiert zu sein – für eine oder mehrere Behandlungsmethoden, bei denen es um ihr Leben geht, entscheiden.

Jeder Zweite von uns erkrankt im Laufe seines Lebens an irgendeiner Art von Krebs, und jeder Vierte verstirbt daran. Krebs bedroht uns während des ganzen Lebens – von der Kindheit bis ins hohe Alter. Krebs ist ein gefährlicher und mächtiger Gegner, der nur mit vereinten Kräften besiegt werden kann.

Mehr als die Hälfte der Krebspatienten nutzt unkonventionelle Verfahren und Heilmittel – oftmals ohne Wissen der behandelnden Ärzte. Ungefähr 75 % aller Bundesbürger wenden Naturheilmittel an (Beuth 2004), in der Aachener Feldstudie „Mamma-Karzinom“ nutzten über 84 % der befragten Brustkrebspatientinnen Therapien der Komplementärmedizin (Kroll et al. 2005). Hinter nüchternen Zahlen verbergen sich menschliche Tragödien verzweifelter Patienten in existenziellen Krisen.

Wissenschaftlich gesehen verfügen Krebszellen über eine unbegrenzte Möglichkeit der Zellteilung, was ihnen gewissermaßen Unsterblichkeit verleiht. Bereits 1855 erkannte Rudolf Virchow (1821–1902) das Wesen der Zellteilung. Er betrachtete Proben von Krebszellen unter dem Mikroskop und stellte ein gestörtes und krankhaftes Zellwachstum fest. Die Ursachen für das Versagen der körpereigenen Abwehrmechanismen gegen dieses ungezügelte Wachstum der Zellen sind bis heute nicht endgültig geklärt.

Integrative Onkologie ist Schulmedizin, ergänzt um komplementäre Heilmethoden.

8.2 Kleine Geschichte der Onkologie

Aus der vorchristlichen ägyptischen und griechischen Kultur sind zahlreiche Schilderungen bösartiger Erkrankungen überliefert. In den früheren Schriften Ägyptens, Indiens und Chinas gibt es oftmals erste Hinweise auf Erkrankungen, die mit „Geschwülsten" übersetzt wurden. Im 5. Jahrhundert v. Chr. hielt der Geschichtsschreiber Herodot das Schicksal der Perserkönigin Atossa fest, die durch diese schriftliche Quelle zur ersten namentlich bekannten Krebspatientin wurde – sie hatte wohl ein Geschwür an der Brust.

Der Begriff Krebs tauchte erstmals in den hippokratischen Schriften des 5. vorchristlichen Jahrhunderts auf. Im Zentrum des Interesses der antiken Ärzte standen die mit bloßem Auge sichtbaren Krankheitszeichen vor allem an der Brust und der Haut. *Karkinos* nannten die Griechen das, was sie sahen, und gaben den Geschwüren damit einen Namen: Krebs.

Die Bezeichnung Krebs wurde von griechischen Ärzten geprägt. Sie leitet sich vom Mammakarzinom ab, da dessen Erscheinungsform eine an einen Krebs erinnernde Struktur aufweist.

Die Theorien zur Entstehung des Leidens waren von den damals vorherrschenden humoralpathologischen Auffassungen geprägt. Dieses Krankheitsmodell, das die körperliche Gesundheit und Krankheit vom Gleichgewicht der im Körper befindlichen „humores" – Blut, Schleim, gelbe und schwarze Galle – abhängig machte, sah vor allem die schwarze Galle als verantwortlich für das Entstehen von Krebsleiden an. Diese Meinung vertrat auch Galenus von Pergamon und entwickelte die Theorie der Krankheitsentstehung weiter. Für den Krebs machte er einen Hang zur Melancholie und einen Überschuss an schwarzer Galle verantwortlich.

Vorstellungen von einer Dysbalance der Säfte sollten bis in die Neuzeit ein medizinisches Dogma bleiben und damit eine Therapie rechtfertigen, die auf Diäten, pflanzliche Arzneien und ausleitende Verfahren zurückgriff. Aufgrund Galens Humorallehre wurden die Patienten mit Aderlässen, Brechmitteln und Einläufen traktiert, um die schuldigen Säfte aus dem Körper auszuleiten (Porter 2003, Bleif 2013).

Gegen Ende des 19. Jahrhunderts definierte man Krebs dann als zelluläres Gebilde, das durch übermäßiges Wachstum in einem bestimmten Gewebe entsteht. Als eine der Erklärungen für die Entstehung von Krebs bot sich die aufkommende Bakteriologie an. Die Entdeckungen Louis Pasteurs (1822–1895) und Robert Kochs (1843–1910) ließen hoffen, auch die Ursache der Krebserkrankungen in einem bakteriellen Erreger zu finden.

8.2.1 Seit der Antike kämpft die Medizin gegen Krebs

In der griechischen hippokratischen Medizin wurden die krebserkrankten Patienten mit diätetischen Maßnahmen, Salben und Pflanzenheilmitteln behandelt. Vereinzelt wird in der antiken und mittelalterlichen Literatur auch das Ausbrennen der Geschwülste angeraten. Die Ärzte versuchen sich immer wieder an Operationen, doch die Ergebnisse sind ernüchternd und die Eingriffe für die Patienten eine unglaubliche Tortur. Ist diese überstanden, müssen sie noch fürchten, ihr Leben durch Wundbrand zu verlieren. Erst die Einführung der Narkose gab den Chirurgen die Möglichkeit, die Operationen am schlafenden Patienten auszuweiten und durch aseptische Bedingungen war es schließlich möglich, auch die postoperativen Mortalitätsraten zu senken.

1895 experimentierte der Physiker Wilhelm Röntgen (1845–1923) in seinem Würzburger Labor mit den Strahlen, die noch heute seinen Namen tragen. Der therapeutische Einsatz der Röntgenstrahlen blieb zunächst den äußerlichen Krankheiten vorbehalten. Erst allmählich begann eine Handvoll rühriger Ärzte und Wissenschaftler, eine Tiefentherapie für die Behandlung auch der inneren Organe zu entwickeln – es ist der Beginn der Radioonkologie.

Seit etwa 1940 traten neben der Chirurgie und der Strahlentherapie vermehrt auch medikamentöse Behandlungsformen auf. Auch die dritte Therapieform – die Chemotherapie, ein Begriff, den Paul Ehrlich (1854–1915) 1907 geprägt hatte – hat ihren Ursprung in Deutschland. Ehrlich begann mit der Suche nach Substanzen, die die medikamentöse Behandlung von Krebserkrankungen ermöglichen sollten. Er setzte ganze Serien chemischer Experimente mit unterschiedlichen Farbstoffen in Gang, während der Berliner Immunologe August von Wassermann (1866–1925) erste Erfolge bei Tierversuchen mit Schwermetallen und Eosin erreichen konnte. Dennoch erbrachte die Chemotherapie in den folgenden Jahren keine wesentlichen Fortschritte. Es dauerte noch viele Jahrzehnte, bis neben Stahl und Strahl das dritte Standbein der Krebstherapie gefunden wurde und in den 1950er-Jahren zur Entwicklung der ersten wirksamen chemotherapeutischen Wirkstoffgruppe, den Alkylanzien führte. Zum ersten Mal hatten die Ärzte nun Medikamente zur Verfügung, die Krebszellen töten konnten. Aus diesen ersten Schritten wurde eine Vielzahl weiterer zellteilungshemmender Medikamente entwickelt, die weltweit im täglichen Einsatz sind.

Ein Teil der heutzutage gebräuchlichen Zytostatika sind natürlichen Ursprungs, d.h. sie werden aus Pflanzen oder Bakterien gewonnen. Vinblastin und Vincristin sind reine Naturstoffe. Sie werden aus der Pflanze isoliert, von den vielen anderen Inhaltsstoffen abgetrennt und gereinigt. Auch wenn sie aus Pflanzen stammen, sind es doch Zellgifte. Wie alle anderen Zytostatika hemmen sie die Zellteilung und führen schließlich zum Absterben der Zellen. Obwohl es sich um pflanzliche Substanzen handelt, sind diese Medikamente äußerst wirksam und stehen im Nebenwirkungsspektrum den chemischen Stoffen in nichts nach.

Im August 1962 sammelte der Botaniker Arthur Bürkles in den Wäldern Kaliforniens, Washingtons und Oregons unterschiedliche Pflanzenarten. Darunter befanden sich auch Blätter, Früchte und Zweige eines Baumes, der nur in den Küstenregionen Washingtons zu finden ist – die pazifische Eibe *Taxus brevifolia*. Zwei Pharmakologen stellten bei ihren Versuchen schon bald fest, dass alkoholische Extrakte der pazifischen Eibe das Wachstum von Tumorzellen in der Kultur hemmen konnten. Nach seiner Quelle nannten sie den Stoff Taxol. Seit den 1990er-Jahren gehören Taxol und Taxotere mit zu den wichtigsten und am häufigsten eingesetzten Zytostatika. Sie werden bei soliden Tumoren, vor allem aber in der Behandlung von Brustkrebs eingesetzt (Bleif 2013).

> Alle Chemotherapeutika sind Zytostatika. Es handelt sich um Stoffe, welche die Zellteilung hemmen und die Vermehrung von Zellen unterbinden.

In der Praxis werden die Zytostatika häufig nicht nur alleine eingesetzt, sondern bringen als Polychemotherapie weitaus bessere Therapieergebnisse. Bei bestimmten Krebserkrankungen wie Leukämie und Lymphomen können heutige Medikamente eine vollständige Heilung herbeiführen, bei anderen Krebsarten erhöhen sie als begleitende, adjuvante Therapie die Heilungschancen.

8.3 Die Akteure in der Onkologie

Bei Tumorerkrankungen mit realistischen Heilungschancen liegen in der Regel klare, standardisierte Behandlungsrichtlinien vor, die wenig Raum für Entscheidungsunsicherheiten lassen. Beim Vorliegen eines solchen kurativen Therapiekonzepts wird mit multimodalen, z. T. einschneidenden Therapieverfahren versucht, den Patienten von seiner Tumorerkrankung zu heilen. Hierbei werden mitunter erhebliche Nebenwirkungen der Therapie in Kauf genommen, um die Heilungschancen zu verbessern. Eine damit verbundene Einschränkung der Lebensqualität, teilweise auch bleibende Therapiefolgen, werden vom Patienten ertragen, solange die definitive Heilung erreichbar scheint.

Neben der bestmöglichen chirurgischen Entfernung eines malignen Tumors sind zusätzliche Behandlungsverfahren notwendig, um verbleibende Tumorzellen abzutöten oder in ihrem Wachstum zu hemmen:

- **Radiotherapie**
  - Bestrahlung des Tumors mit zytotoxischen Gammastrahlen oder Betastrahlen

- **Chemotherapie**
  - Lokale oder systemische Behandlung mit Zellgiften, den Zytostatika
- **Hormontherapie**
  - Hemmung von Tumoren, welche durch Hormone zum Wachstum angeregt werden, durch Antihormone oder Synthesehemmer von Hormonen
- **Enzyminhibition**
  - Hemmung von Tumoren durch Hemmung von Enzymen (z. B. Proteinkinasen) der zellulären Signalübertragung
- **Immuntherapie**
  - Hemmung von Tumoren *antigenspezifisch* (durch monoklonale Antikörper) oder *nicht-antigenspezifisch* durch Immunmediatoren (Zytokine)

Die Chemotherapie wird bei den meisten Krebserkrankungen in Kombination mit Operation und/oder Bestrahlung durchgeführt. Bei der *adjuvanten* Therapie soll die nachgelagerte Gabe der Medikamente verbliebene tumoröse Gewebe oder Rezidive vernichten. Bei der *neoadjuvanten* Therapie ist beabsichtigt, schon im Vorfeld einer Operation oder Bestrahlung den Tumor zu reduzieren, um bessere Voraussetzungen für die nachfolgenden therapeutischen Maßnahmen zu schaffen. Der koordinierte Einsatz multimodaler Therapiekonzepte – Chirurgie, Strahlentherapie und medikamentöse Therapie – konnte in den letzten Jahren die Heilungsraten bei Krebserkrankungen verbessern.

Chirurgische Onkologie

Ziel der heutigen chirurgischen Onkologie ist die vollständige Entfernung des Tumorgewebes. Bei tumorchirugischen Eingriffen wird heute vielfach auf sogenannte minimalinvasive Techniken zurückgegriffen. Chirurgische Maßnahmen zur palliativen Beseitigung von Symptomen der Krebserkrankung sind heutzutage vielfach durch endoskopische Interventionen ersetzt worden. Immer häufiger werden in der chirurgischen Onkologie zur Behandlung solider Tumoren multimodale Therapiekonzepte angewandt, sodass der Chirurg heute in einem engen Verbund mit Radiologen, Strahlentherapeuten, Hämatologen und Onkologen zusammenarbeitet. Eine enge Kooperation mit dem Pathologen ist heute im Vorfeld (Biopsie), während der Operation (Schnellschnittdiagnostik), besonders aber auch zur Erfassung des individuellen Tumorstadiums mit der sich hieraus ergebenden differenzierten Behandlung unabdingbar.

Strahlentherapie und Brachytherapie

Die hochenergetische Tiefentherapie gehört heute zu den gängigen Behandlungsverfahren in der onkologischen Strahlentherapie. Sie erlaubt eine differenzierte Anwendung, indem maximale Wirkung in der Tiefe bei minimaler

Belastung der äußeren Gewebe gewährleistet wird. Durch begleitende bildgebende Verfahren wie Computer-Magnetresonanz- oder Positronenemmissionstomografie wird heute die vollständige Tumorerfassung im dreidimensionalen Bild erreicht, was eine umfassende Bestrahlungsplanung ermöglicht.

In der *Brachytherapie* werden heutzutage durch sogenannte Afterloading-Verfahren kleine Strahlenquellen ferngesteuert, direkt an den Tumor gebracht und nach einer bestimmten Zeit wieder entfernt. Das Afterloading wird häufig bei Unterleibstumoren der Frau angewendet. Beim Prostatakrebs der Männer werden demgegenüber schwach strahlende Strahlenkörper (Seeds) in das Gewebe implantiert und verbleiben dort.

Chemotherapie

Bei der Chemotherapie setzt man verschiedene Medikamente ein, die das Tumorwachstum auf unterschiedliche Weise hemmen können. Die verwendeten Medikamente werden entweder synthetisch hergestellt oder sie sind Abkömmlinge von in der Natur vorkommenden Zellgiften. Die beiden Vinca-Alkaloide Vinblastin und Vincristin sind beispielsweise reine Naturstoffe. Sie werden aus der Pflanze isoliert und gereinigt. Wie alle anderen Zytostatika hemmen sie die Zellteilung und führen zum Absterben von Zellen. Vinca-Alkaloide greifen nicht die DNA selbst, sondern Proteine des Spindelapparates an. Auch sie haben schwere Nebenwirkungen. Ein besonderes Problem der Vinca-Alkaloide ist darüber hinaus, dass sie in höherer Dosierung auch schwere Nervenschäden hervorrufen können. Die Vinca-Alkaloide werden nicht nur bei Leukämien, sondern auch bei vielen soliden Tumoren verwendet.

Seit den 1990er-Jahren gehören Taxol und Taxotere – benannt nach der pazifischen Eibe (Taxus brevifolia) – zu den am häufigsten eingesetzten Chemotherapeutika. Sie werden vor allem bei der Behandlung von Brustkrebs und manchen Formen von Lungenkrebs eingesetzt.

> Zytostatika sind Substanzen, deren hauptsächliche Wirkung es ist, die Zellteilung zu blockieren. Sie bestehen aus Einzelsubstanzen oder einer Kombination verschiedener Medikamente, die in einer Abfolge von Therapiezyklen eingesetzt werden. Probleme der Zytostatika sind ihre Toxizität und die Resistenzentwicklung. Bis heute lässt sich keine der häufigsten Krebserkrankungen des Erwachsenen ausschließlich durch Medikamente heilen.

Rund 30 % der heute gebräuchlichen Zytostatika sind natürlichen Ursprungs, d. h. sie werden zum Beispiel aus einer Pflanze oder aus Bakterien gewonnen. In der Praxis der Tumorbehandlung werden sie längst nicht mehr nur alleine eingesetzt, sondern bringen im Rahmen einer Polychemotherapie, also der Kombination mehrerer Substanzen, auch bessere Behandlungsergebnisse.

Probleme der Zytostatika sind vor allem ihre Toxizität und die Resistenzentwicklung.

> Die Targeted Therapy ist eine zielgerichtete Therapie mit neuen Medikamenten, die gesunde von krebskranken Zellen unterscheiden können, während die herkömmliche Chemotherapie alle teilungsaktiven Zellen angreift und bei begrenzter Wirkung Nebenwirkungen mit sich bringt.

Wie viele normale Zellen sind auch manche Tumorzellen gegen chemotherapeutische Medikamente unempfindlich oder sie entwickeln während der Behandlung eine Resistenz gegen diese. Dem wird durch die Tyrosinkinase-Hemmer entgegengewirkt. Sie können an spezifische Rezeptorstellen der Tumorzellen andocken und so das Krebswachstum blockieren. Eine weitere Form ist die Hochdosistherapie mit Stammzellersatz. Bei dieser wird unter Entnahme, Sicherung und späterer Rückgabe der blutbildenden Stammzellen des Knochenmarks eine bis zu fünfmal stärkere Dosis an Zytostatika verabreicht. Tabelle 8.1. gibt einen Überblick der die verschiedenen Zytostatika und deren Wirkung. Wegen der möglichen mutagenen und kanzerogenen Wirkung vieler Zytostatika müssen bei ihrer Handhabung geeignete Schutzmaßnahmen für das medizinische Personal getroffen werden.

Das gemeinsame Wirkprinzip der Zytostatika besteht darin, dass sie über unterschiedliche Mechanismen die Zellteilung erschweren oder verhindern. Eine solche Wirkung ist zwar bei Tumorzellen aufgrund deren hoher Proliferationsgeschwindigkeit besonders ausgeprägt, betrifft aber auch anderes Gewebe mit hoher Teilungsrate (hämatopoetisches System im Knochenmark, intestinale Schleimhaut, Haare, Keimzellen, embryonales und fetales Gewebe etc.). Daraus resultieren die schweren Nebenwirkungen der Zytostatika. Anthrazykline weisen eine dosisunabhängige Kardiotoxizität auf, deren Folge Herzrhythmusstörungen und eine therapierefraktäre Herzinsuffizienz sein können. Bleomycin kann eine Lungenfibrose induzieren und bei gleichzeitiger Gabe von Allopurinol und 6-Mercaptopurin kann es ebenfalls zu schweren toxischen Nebenwirkungen kommen. Ursache ist die Blockierung des Abbaus von 6-Mercaptopurin über die Xanthinoxidase, da diese durch Allopurinol gehemmt wird. Folge ist die Akkumulation von 6-Mercaptopurin.

Zwischen normalen und malignen Geweben bestehen nur sehr geringe pharmakodynamische und biologische Unterschiede. Dadurch erkärt sich die geringe therapeutische Breite der meisten Zytostatika. Toxische Einflüsse auf verschiedene Zellen und Organsysteme sind daher praktisch unvermeidbar. Die Nebenwirkungen der Zytostatika manifestieren sich häufig als vorhersehbare, dosisabhängige Toxizität oder aber als dosisunabhängig und schlecht vorhersehbar. Sie umfassen:

- Übelkeit und Erbrechen
- Alopezie
- Blutbildveränderungen
- Polyneuropathie
- Pulmonale Toxizität und Kardiotoxizität

Das Lebensalter des Patienten, gestörte Organfunktionen sowie Begleitmedikamente können durch die Beeinflussung der Pharmakokinetik das Toxizitätsrisiko der Zytostatika verändern. Lebererkrankungen können durch eine

Tab. 8-1 Verschiedene Zytostatika und deren Wirkungen

Substanzklasse	Wirkung	Auswahl
Alkylanzien	Verhindern die Replikation und somit die Bildung neuer DNA-Doppelstränge.	Cyclophosphamid, Busulfan, Cisplatin, Carboplatin, Chlorambucil, Estramustin
Vinca-Alkaloide (Mitosespindelgifte)	Verhindern die Ausbildung des Spindelapparates. Hierdurch wird die Trennung der Chromosomensätze in der Mitose gestört.	Vinblastin, Vincristin, Vindesin, Vinorelbin, Vinflunin
Taxane (Mitosespindelgifte)	Fördern die Bildung anomaler Mikrotubuli und die Depolymerisierung von Tubulinpolymeren, sodass nicht genügend Tubulin für die Synthese von Mikrotubuli und Spindeln verfügbar ist.	Paclitaxel, Docetaxel
Topoisomerase-Hemmstoffe	Führen zu irreversiblen Bruchstellen in der DNA.	Topotecan, Irinotecan, Etoposid
Antimetabolite	Hemmen Schlüsselenzyme der Purin- und Pyrimidinsynthese sowie der DNA- und RNA-Synthese. Führen zu Strangbrüchen durch Einbau falscher Basen.	Methotrexat, Fluorouracil, Cytarabin, 6-Mercaptopurin, Azathioprin, 6-Thioguanin, Capecitabin, Gemcitabin
Zytostatisch wirksame Antibiotika	Blockieren die Reparaturmechanismen der DNA. Führen zu Strangbrüchen innerhalb der DNA oder blockieren die RNA-Synthese.	Bleomycin, Doxorubicin, Epirubicin, Daunorubicin, Dactinomycin, Mitomycin C, Etoposid, Topotectan, Irinotecan

verminderte Bioaktivierung von Zytostatika, die erst in aktive Metaboliten umgewandelt werden, zu einer Wirkungsgabschwächung führen. Eine verzögerte enzymatische Inaktivierung kann bei Leberfunktionsstörungen oder bei einer verzögerten renalen Ausscheidung bei Nierenfunktionsstörungen zu einer verlängerten Halbwertszeit und damit zu einer gesteigerten Toxizität führen. Auch die Begleitmedikation tumorunabhängiger Krankheiten kann zu Interaktionen führen und mögliche toxische Effekte verstärken.

Auch Phytopharmaka, chinesische Kräuter und Naturheilmittel sind nicht unproblematisch. Sie haben z. T. erhebliche Risiken, da besonders auch pflanzliche Substanzen mit Medikamenten der Tumortherapie in Wechselwirkung treten können. Folge kann eine Wirkungsverstärkung oder -abschwächung sein – insbesondere bei der Chemotherapie:

- Die Patienten sollten während einer Chemotherapie kein Johanniskraut einnehmen und keinen Grapefruitsaft trinken. Auch Echinacin (Sonnenhut), Ginkgo, Pfefferminze, Rotklee und Baldrian können die Wirkung einer Chemotherapie verändern.
- Patientinnen, deren Brustkrebs Hormonrezeptor-positiv ist, sollten insbesondere hoch dosierte Extrakte aus Pflanzen, die Phytoöstrogene enthalten, vermeiden – zum Beispiel aus Rotklee oder Soja. Dasselbe gilt für entsprechende Nahrungsergänzungsmittel. Auch Ginseng und Granatapfelkonzentrate sollten bei Hormonrezeptor-positivem Brustkrebs nicht eingenommen werden.
- Kräuter der chinesischen Medizin können dazu führen, dass die Wirkung einer Chemotherapie oder einer Strahlenbehandlung abgeschwächt wird.
- Ebenso kann grüner Tee die Wirkung spezieller Chemotherapien beeinflussen.

Dies ist nur eine kleine Auswahl von Präparaten, die in der Komplementärmedizin Anwendung finden und von den Patienten – häufig ohne Wissen des Arztes – eingenommen werden. Der Arzt muss sich deshalb ausführlich über die eingesetzten Kräuter und Phytopharmaka, deren Indikationen, Nebenwirkungen und Verträglichkeiten sowie über die möglichen Interaktionen umfassend informieren und seine Patienten entsprechend beraten.

Eine hohe Kompetenz des Arztes, verbunden mit einer guten Koordination aller Maßnahmen – wissenschaftlich onkologisch und komplementärmedizinisch – und der intensiven interdisziplinären Kooperation mit allen Beteiligten ist unverzichtbare Basis einer optimalen Arzt-Patient-Beziehung.

Antihormonelle Therapie

Bei hormonsensiblen Tumoren kann durch den Einsatz von Hormonen, Hormonanalogen und Hormonantagonisten eine antiproliferative Wirkung auf Tumorzellen erreicht werden. Als hormonsensible Tumoren gelten in erster Linie das Mamma-, Prostata-, und Endometriumkarzinom sowie mit gewissen Einschränkungen das Ovarialkarzinom. Die Hormontherapie von Tumoren stellt eine tumorselektive Chemotherapie dar. Ziel dieser Therapie ist es, die Wachstumsförderung durch die körpereigenen Östrogene oder Androgene auf solche Tumorzellen zu hemmen, welche die jeweiligen Rezeptoren ausbilden. Für die antihormonelle Behandlung beim Mammakarzinom und beim Prostatakarzinom werden GnRH-Analoga, Tamoxifen, Aromataseinhibitoren, Fulvestant, Everolimus und Antiandrogene verwendet. Die verschiedenen Möglichkeiten einer hormonellen Tumorbeeinflussung sind:

- **Additive Hormontherapie**
  - Östrogene beim Prostatakarzinom
  - Androgene beim Mammakarzinom
  - Gestagene beim Mammakarzinom und Endometriumkarzinom
  - Corticoide bei Lymphomen und beim Plasmozytom
- **Ablative Hormontherapie**
  - Antiöstrogene beim Mammakarzinom und Endometriumkarzinom
  - Antiandrogene beim Prostatakarzinom
  - Aromatasehemmstoffe beim Mammakarzinom

In der Regel sind die unerwünschten Nebenwirkungen der Hormontherapie geringer als die der Chemotherapie.

Monoklonale Antikörper und Zytokine

Seit über 100 Jahren wird beim Menschen versucht, das Tumorwachstum durch eine Immuntherapie zu beeinflussen.

Monoklonale Antikörper richten sich gegen bestimmte Strukturen auf der Zelloberfläche. In der Namensgebung sind Antikörper durch die Endung „-mab“ (**m**_onoclonal_ **a**_nti_**b**_ody_) zu erkennen. Antikörper werden heute synthetisch in der Regel in Form monoklonaler Antikörper hergestellt. Sie werden vom Patienten häufig relativ gut vertragen, dennoch kann es während der Infusionstherapie oder kurz danach zu Überempfindlichkeitsreaktionen kommen. Typische Beispiele sind Antikörper, die sich gegen das Antigen CD20 auf Lymphozyten richten (Rituximab) oder gegen den EGFR-2-Rezeptor (Trastuzumab) und gegen den EGFR-1-Rezeptor (Panitumumab oder Cetuximab). Ein weiterer Antikörper ist Bevacizumab, der sich aber nicht gegen ein Protein auf der Zelloberfläche richtet, sondern gegen den Wachstumsfaktor VEGF (**v**_ascular_ **e**_ndothelial_ **g**_rowth_ **f**_actor_), der zu der Neubildung von Gefäßen im Tumorwachstum führt.

Zytokine sind Botenstoffe des Immunsystems, die der Steuerung der Immunantwort dienen. Zu den Zytokinen gehören die Interleukine und die Interferone. Zur Behandlung von Tumorerkrankungen wird das Interferon alpha (IFN-α) eingesetzt. Es kann subcutan, intramuskulär und intravenös gegeben werden. Am häufigsten ist die subcutane Gabe. Sie kann vom Patienten erlernt und selbst durchgeführt werden.

Die medikamentöse Tumortherapie wird vorwiegend von spezialisierten Ärzten für Onkologie und Hämatologie durchgeführt. Aber auch der Facharzt für Allgemeinmedizin kann durch eine Zusatz-Weiterbildung die fachliche Kompetenz in medikamentöser Tumortherapie erlangen.

8.3.1 Tumorklassifikation

Für Tumorerkrankungen wird von wissenschaftlichen Gesellschaften und nationalen und internationalen Gesundheitsbehörden das jeweilige Wissen fortlaufend auf dem neuesten Stand gehalten. Diagnosen und Klassifikation maligner Tumoren werden weltweit geregelt.

Mit rund 70 000 Neuerkrankungen im Jahr ist Brustkrebs die mit Abstand häufigste Krebserkrankung der Frau, das Prostatakarzinom des Mannes mit etwa 65 000 Neuerkrankungen im Jahr die häufigste Krebsart beim Mann. Am Colonkarzinom erkranken jährlich etwa 38 000 Männer und 31 000 Frauen. Als Risikofaktoren für das Colonkarzinom gelten neben den chronisch-entzündlichen Darmkrankheiten vor allem auch die Colonpolypen.

Praxistipp

Nutzen Sie die wenigen Chancen, die wir Ärzte haben: Weisen Sie Ihre Patienten beispeilsweise im Rahmen einer Gesundheitsuntersuchung (Check-up) z.B. auf die Coloskopie zur Früherkennung des Colonkarzinoms hin.

Eine der wichtigsten Ursachen für Lungenkrebs ist das Rauchen. Lungenkrebs ist auch weiterhin die häufigste krebsbedingte Todesursache beim Mann und die dritthäufigste Todesursache bei Frauen.

Die Organzugehörigkeit der Tumoren wird untergliedert im ICD (*International Classification of Diseases*); dabei handelt es sich um ein von der WHO herausgegebenes Handbuch aller anerkannten Krankheiten und Diagnosen. Der ICD stellt die aktuelle Fassung der internationalen Klassifikation von Erkrankungen dar. Der in unseren Arztpraxen verwendete ICD wird als Schlüssel unter anderem auch zur Angabe von Diagnosen zur Abrechnung mit der Kassenärztlichen Vereinigung (KV) und den Krankenkassen verwendet. Tumoren sind in Kapitel II des ICD aufgeführt:

- C00 bis C97 für bösartige Neubildungen
- D00 bis D09 für in-situ-Neubildungen
- D10 bis D36 für gutartige Neubildungen
- D37 bis D48 für Neubildungen unsicheren oder unbekannten Verhaltens

Die WHO gibt regelmäßig Tumorhandbücher heraus, die genau festlegen, wie ein Tumor bei welchem histologischen (immunhistochemischen und/oder molekularen) Erscheinungsbild zu diagnostizieren ist. Des Weiteren regelt sie die Bestimmung des Differenzierungsgrades (Tumor-Grading) eines Tumors: Ein gut oder hoch differenzierter Tumor (Grad 1 oder Grad 2) ähnelt morphologisch seinem Ausgangsgewebe und hat zumeist eine günstige Prognose, während ein schlecht oder niedrig differenzierter Tumor (Grad 3 oder Grad 4) seinem Ausgangsgewebe wenig ähnlich sieht und eher eine ungünstige Prognose aufweist.

Die Einstufung einer Tumorerkrankung erlaubt prognostische Aussagen und ist eine wesentliche Entscheidungsgrundlage für die Auswahl der therapeutischen Verfahren. Die Basis hierzu ist die TNM-Klassifikation der AJCC (American Joint Committee on Cancer) www.cancerstaging.org bzw. der UICC (Union for International Cancer Control) www.uicc.org.

Die WHO-Klassifikation ermöglicht vor allem die feingewebliche Definition des Tumors und die Diagnose, während die Stadieneinteilung nach UICC hauptsächlich das individuelle Risiko des betroffenen Patienten festlegt.

Das *TNM-System* graduiert die Ausdehnung oder Tiefeninfiltration eines Tumors sowie den Lymphknotenbefall und gibt die Metastasen an, die vorhanden sein können:

- **T** (Tumor): bezeichnet die Größe oder das Ausmaß der Infiltration des Tumors.
- **N** (Nodus): bezeichnet die Lymphknoten.
- **M** (Metastasen): bezeichnet die Metastasen, wobei auch die nicht regionären Lymphknoten einbezogen werden.

Die weitere Unterteilung erfolgt durch Zahlen (z. B. T1; N2), wobei eine höhere Zahl in der jeweiligen Kategorie immer einen weiter fortgeschrittenen Tumor kennzeichnet und damit die prognostisch ungünstigere Variante repräsentiert. Teilweise erfolgt eine weitere Differenzierung durch nachgestellte kleine Buchstaben (z. B. T3a und T3b). Die Kombination von T-, N- und M-Klassifikation bezeichnet das Tumorstadium und wird in römischen Zahlen angegeben. Ein vorangestelltes *c* informiert darüber, dass der Parameter klinisch festgestellt wurde (z. B. cT1), während *p* darauf hinweist, dass die Feststellung durch den Pathologen erfolgte (z. B. pT3). Das *y* zeigt, dass eine neoadjuvante Therapie (Radiotherapie, Chemotherapie) erfolgte (z. B. ypT2). Ist nach neoadjuvanter Behandlung der Tumor im Resektat nicht mehr nachweisbar, erfolgt die Klassifizierung TypT0. Der Resektionsstatus wird mit R verschlüsselt, wobei R0 die komplette Resektion darstellt. Der Nachweis einer Lymph- oder Blutgefäßinvasion stellt einen besonderen Risikofaktor dar und wird mit L1 für Lymphgefäßeinbrüche oder V1 für Veneneinbrüche verschlüsselt (► Tab. 8-2).

Tab. 8-2 Ermittlung der Ausdehnung einer Tumorerkrankung

		Tumorausdehnung	Hinweise
T	0	Kein Anzeichen eines Primärtumors (z. B. auch erfolgreiche neoadjuvante Chemotherapie vor der Operation).	
	is	Karzinoma in situ; Karzinom hat die Basalmembran noch nicht infiltriert.	
	1 2 3 4 x	Tumorausdehnung ≤ 2 cm Tumorausdehnung > 2 cm aber ≤ 5 cm Tumorausdehnung > 5 cm Tumor hat die Organgrenze überschritten. Keine Aussage über den Primärtumor möglich.	Tumor ist in der Regel auf das Ursprungsorgan begrenzt.
N	0	Kein Lymphknotenbefall.	
	1	Regionaler, vereinzelter Lymphknotenbefall (oft Beschränkung auf Wächterlymphknoten).	Angabe der befallenen/untersuchten Lymphknoten (z. B. 3/10)
	2	Verstärkter Lymphknotenbefall.	Bezeichnet eine zunehmende Menge an befallenen Lymphknoten.
	3	Befall einer Vielzahl von Lymphknoten. Es wird auch zwischen Lymphknotenbefall auf der Tumorseite (ipsilateral) und befallenen Lymphknoten auf der Gegenseite des Primärtumors unterschieden.	
	x	Keine Aussage über Lymphknotenbefall möglich.	
M	0	Keine Anzeichen von Fernmetastasen.	
	1	Fernmetastasen nachweisbar.	
G	1	Gut differenziert, wenige Mitosen. (Die Angabe des Differenzierungsgrades eines Tumors erlaubt Rückschlüsse auf Aggressivität und Prognose des Tumors.)	Differenzierungsgrad der Tumorzellen.
	2	Mäßig differenziert.	
	3	Schlecht differenziert, viele Mitosen.	
	4	Anaplastisch.	
	x	Keine Beurteilung möglich.	

Tab. 8-2 *Fortsetzung*

		Tumorausdehnung	Hinweise
R	0	Nicht vorhanden.	Tumorreste nach der Behandlung.
	1	Nur histologisch am Resektionsrand nachweisbar.	
	2	Makroskopisch sichtbar (2a), histologisch gesichert (2b).	
	x	Keine Beurteilung möglich.	
L	0	Keine Anzeichen für Invasion in Lymphgefäße.	
	1	Anzeichen für Invasion in Lymphgefäße.	
V	0	Keine Anzeichen für Invasion in Venen.	
	1	Makroskopischer Hinweis für Invasion in Venen.	
	2	Mikroskopischer Hinweis für Invasion in Venen.	
PN	0	Keine Anzeichen für Invasion in perineurales Gewebe.	
	1	Invasion in perineurales Gewebe.	

Durch das Staging werden vergleichbare Tumoren in therapeutische Gruppen mit vergleichbaren Therapieansätzen und Prognosen eingeteilt. Basis klinischer Staging-Systeme sind vor allem die empirischen Daten maligner Tumoren. Einen Grundpfeiler stellt hierbei die international gebräuchliche Terminologie und die Verschlüsselung nach dem ICD dar. Die Kenntnis dieser Tumor-Einteilungen ist eine der Voraussetzungen, um innerhalb der interdisziplinären Tumorkonferenzen in den Kliniken den Austausch zwischen den verschiedenen Fachabteilungen zu ermöglichen und eine individualisierte Tumortherapie zu gewährleisten.

Weiterbildung Medikamentöse Tumortherapie

Voraussetzung zum Erwerb der Bezeichnung „Medikamentöse Tumortherapie“ ist die Anerkennung als Facharzt in den Gebieten Chirurgie, Innere Medizin oder für Allgemeinmedizin, Frauenheilkunde und Geburtshilfe, Hals-Nasen-Ohren-Heilkunde, Haut- und Geschlechtskrankheiten, Mund-Kiefer-Gesichtschirurgie, Neurochirurgie, Neurologie oder Urologie. Die Zusatzweiterbildung „Medikamentöse Tumortherapie“ umfasst in Ergänzung zur Facharztkompetenz die Anwendung und Überwachung der medikamentösen

Therapie solider Tumorerkrankungen einschließlich supportiver Maßnahmen und der Therapie auftretender Komplikationen.

Merke

Während der Weiterbildung sollen Kenntnisse, Erfahrungen und Fertigkeiten erworben werden in der Indikationsstellung, der Durchführung und der Überwachung der zytostatischen, immunmodulatorischen, antihormonellen sowie supportiven Therapie bei soliden Tumorerkrankungen einschließlich der Beherrschung auftretender Komplikationen und der Durchführung von Chemotherapiezyklen einschließlich nachfolgender Überwachung.

8.3.2 Rehabilitationswesen

Das Ziel der Rehabilitation ist die Wiederherstellung der Arbeits- und Leistungsfähigkeit sowie eine Verbesserung der Lebensqualität. Der Gesetzgeber legt im Rahmen seiner Sozialgesetzgebung fest, dass Rehabilitationsmaßnahmen gewährt werden können, um betroffenen Patienten zu helfen ihre körperlichen, seelischen und sozialen Belastungen zu bewältigen. Man unterscheidet dabei zwischen ambulanter und stationärer Rehabilitation. Kliniken, die eine Rehabilitation ermöglichen, müssen bestimmte Voraussetzungen erfüllen:

- Beratung und Betreuung durch ein Reha-Team (Ärzte, Psychologen, Physiotherapeuten, Sozialarbeiter)
- Bewegungstherapie zur Steigerung der Kondition und Muskelkraft
- Hilfsmittelversorgung und Schulung zum Umgang mit den Hilfsmitteln
- Ergotherapie als Hilfe bei der Umstellung der Lebensführung
- Krankengymnastik zur Verbesserung und zum Erhalt der Beweglichkeit
- Sozialmedizinische Beurteilung der Leistungsfähigkeit
- Schulungen zum Erlernen eines gesundheitsbewussten Verhaltens

In vielen Fällen ist es sinnvoll, Patienten mit Krebserkrankungen nach Abschluss der Akutbehandlung direkt zu einer Anschlussheilbehandlung in einer Rehabilitationsklinik zu motivieren. Der zeitliche Abstand zwischen Akutbehandlung und Beginn der Rehabilitation sollte nicht mehr als 14 Tage betragen. Der Kostenträger entscheidet – nach erfolgtem Antrag durch den behandelnden Arzt – über die geplante Maßnahme und die entsprechende Rehabilitationsklinik.

In bestimmten Fällen lassen sich stationäre Rehabilitationsleistungen zugunsten ambulanter oder teilstationärer Maßnahmen verkürzen und Übergänge flexibler handhaben. Je nach Schwere der Erkrankung, Belastbarkeit und Motivation des Patienten können nichtstationäre Leistungen auch an Stelle stationärer Maßnahmen treten.

Merke

Rehabilitationsmaßnahmen sind bei vielen chronischen Erkrankungen unverzichtbar. An die ambulante Rehabilitation werden grundsätzlich die gleichen konzeptionellen Anforderungen gestellt, die auch für die stationären Maßnahmen gelten.

Überlegungen zur beruflichen Rehabilitation müssen dann in Betracht gezogen werden, wenn die beruflichen Aussichten des Patienten infolge seiner Erkrankung mehr als nur vorübergehend gemindert sind und er deshalb besonderer Hilfe und Unterstützung bedarf.

Die therapeutischen Möglichkeiten der modernen klinischen Rehabilitation in den unterschiedlichsten Bereichen sind sehr groß und sollten auch intensiv genutzt werden. Seit vielen Jahrzehnten gibt es einige spezifisch ausgewiesene Rehabilitationskliniken für umfassende Komplementärmedizin und ebenso Rehabilitationsabteilungen, in denen die unterschiedlichen naturheilkundlichen Therapien schwerpunktmäßig angeboten werden. Die Kliniken verfügen über hochqualifiziertes Personal und Ärzte mit unterschiedlichen Zusatzbezeichnungen wie Naturheilverfahren, Akupunktur oder Homöopathie. Und auch die Pflegekräfte und die Therapeuten sind entsprechend ausgebildet und sehr erfahren in der Anwendung klassischer Naturheilverfahren und weiterer komplementärer Methoden. Die moderne Rehabilitation

- umfasst die Funktionsdiagnostik,
- bietet eine interdisziplinäre Behandlung häufig mit komplementärmedizinischen Methoden,
- gibt Hilfe zur Selbsthilfe und Beratungen zum individuellen Krankheitsverlauf,
- beinhaltet Schulungen zur bestehenden Krankheit und
- zeigt Wege zur Verhaltensmodifikation auf.

Aufgabe und Ziel der Rehabilitation bei onkologischen Erkrankungen ist es, so weit wie möglich darauf hinzuarbeiten, dass die krankheits- und therapiebedingten Auswirkungen der Krebserkrankung nicht zu dauerhaften körperlichen und *seelischen* Beeinträchtigungen führen.

Merke

Mit der Anschlussrehabilitation soll ein unmittelbarer Anschluss der Rehabilitation an die Akutbehandlung im Krankenhaus sichergestellt werden. Bei onkologischen Erkrankungen soll die Rehabilitation insbesondere auch die Qualität des Überlebens sichern und verbessern. Ziel der Rehabilitation ist es vor allem, die Auswirkungen des Tumorleidens zu lindern.

Die Durchführung der onkologischen Rehabilitation richtet sich nach den festgestellten krankheits- oder therapiebedingten Einschränkungen:

- Stomaträgerschulung (z. B. Ileostoma oder Tracheostomaversorgung).
- Behandlung von Lymphödemen, beispielsweise nach einer Operation wegen eines Mammakarzinoms.
- Schmerztherapie und Erlernen des Umgangs mit Schmerzpumpen.
- Nach Prostatektomie Beratung zu Inkontinenz und entsprechenden Hilfen; Sexualberatung und Beratung bei Impotenz.
- Gehschulung nach Amputationen, Prothesenversorgung und Schulung im Umgang mit den Prothesen.
- Verbesserung der Mobilisation durch physikalische Therapie, Balneologie, Krankengymnastik und Rehabilitationssport bei Krebserkrankungen.
- Erlernen von Entspannungstherapien und Coping-Mechanismen; psychologische Betreuung und Psychoonkologie.
- Informationsvermittlung zur Erkrankung, Strategien zur Krankheitsbewältigung, Erhöhung der Eigenaktivität und Motivation.

Je nach Stadium der Krebserkrankung kommt auch in der Rehabilitationsmedizin eine große Bandbreite verschiedener komplementärmedizinischer Ansätze in Betracht. Im Rahmen der integrativen Medizin werden konventionelle und komplementärmedizinische Behandlungen ideal aufeinander abgestimmt.

Praxistipp

Die Misteltherapie kann ggf. auch während der Rehabilitation fortgeführt werden.

8.3.3 Komplementärmedizin in der Onkologie

Die integrative Onkologie setzt auf ein enges Zusammenwirken von Schulmedizin und Komplementärmedizin. Hierbei geht es nicht darum, die Schulmedizin abzulehnen, sondern vielmehr ergänzend die Möglichkeiten der Komplementärmedizin zu nutzen, um beispielsweise die Nebenwirkungen schulmedizinischer Behandlungen zu lindern. Es handelt sich bei der integrativen Onkologie um ein Behandlungskonzept, das unterschiedliche Bereiche der Medizin vereint und eine individuelle Therapie des einzelnen Patienten ermöglicht. So fließen Akupunktur und Entspannungsübungen ebenso in das Behandlungskonzept ein wie Psychotherapie, pflanzliche Arzneien, naturheilkundliche Therapien, Bewegungsübungen, Physiotherapie, künstlerische Therapie und Heileurythmie, aber auch Hinweise zur Änderung der Lebensführung. Vor allem führende onkologische Zentren in den USA praktizieren diesen integrativen Ansatz bereits seit vielen Jahrzehnten.

Bei onkologischen Patienten können die Nebenwirkungen von Chemotherapie, Bestrahlung und Hormontherapie sehr belastend sein, was mitunter zum vorzeitigen Behandlungsabbruch führt. Die Komplementärmedizin bietet unterschiedliche Behandlungskonzepte, mit denen sich Nebenwirkungen vermindern und die Lebensqualität steigern lassen. Akupunktur hilft beispielsweise gegen durch Chemotherapie bedingte Übelkeit, Fatigue und Knochenschmerzen; Pfefferminze und Kamille bei Appetitlosigkeit. Bei Obstipation helfen indische Flohsamenschalen und Probiotika, bei Polyneuropathie Elektroakupunktur und bei Hand-Fuß-Syndrom oder strahlenbedingter Dermatitis hilft Calendula-Salbe.

8.4 Komplementäre Onkologie in der Arztpraxis

Die moderne Tumortherapie führt häufig zu mehr oder weniger stark ausgeprägten Toxizitäten an verschiedenen Organsystemen und Strukturen des Körpers. Die toxischen Schädigungen der Haut, der Schleimhäute und der Hautanhangsgebilde wie Haare und Nägel durch die zytotoxische Behandlung werden unter dem Begriff *dermatologische Toxizität* eingeordnet. Besonders gravierende Nebenwirkungen haben die gegen den EGF (*epidermal growth factor*) gerichtete Therapie mit monoklonalen Antikörpern wie Cetuximab und Panitumumab, aber auch Präparate wie Erlotinib und Gefitinib. Unter *Neurotoxizität* werden die schädigenden Wirkungen einer Tumortherapie auf das periphere und/oder zentrale Nervensystem subsumiert. Besonders lang anhaltende Verläufe, wie sie nach Behandlung mit Platinderivaten und Taxanen auftreten, können zu erheblichen Einschränkungen der Lebensqualität betroffener Patienten führen. Die Schädigung von Herzmuskelzellen infolge einer Therapie mit Anthrazyklinen wie beispielsweis Doxorubicin und Epirubicin wird als *toxische Kardiomyopathie* bezeichnet. Die *Nephrotoxizität* verschiedener antineoplastischer Medikamente kann sich in akuter oder subakuter Schädigung der Nierenfunktion manifestieren. Die für die Nephrotoxizität relevantesten Substanzen sind Cisplatin, Ifosfamid und hoch dosiertes Methotrexat. Die *Hämatotoxizität* bezeichnet die Summe der unerwünschten Wirkungen einer Tumortherapie auf die Hämatopoese und kann alle Zelllinien betreffen. Die Anämie bei Tumorpatienten kann neben einer Knochenmarksinfiltration durch maligne Zellen auch Ausdruck einer toxischen, medikamentösen oder durch Strahlentherapie induzierten Schädigung der Erythropoese sein. Zur Behandlung stehen hier entweder die Bluttransfusion oder Erythropoetin zur Verfügung.

Bei der Behandlung eines Tumorpatienten ist entscheidend, ob Nebenwirkungen nach Verabreichung des Tumortherapeutikums in einer Art und Stärke auftreten, welche die weitere Behandlung mit diesem Tumortherapeutikum grundsätzlich bzw. eine Erhöhung der Dosis des Tumortherapeutikums ausschließt (► Tab. 8-3).

Tab. 8-3 Mögliche Nebenwirkungen von Tumortherapeutika

Nebenwirkung	Folge	Anmerkungen
Schädigung des Knochenmarks (Myelosuppression)	• Leukopenie • Immunschwäche mit vermehrten Infektionen • Thrombopenie und Blutungsneigung • Anämie mit Schwäche und Leistungsabfall	Um die Nebenwirkungen früh zu erfassen, sind routinemäßige Blutbildkontrollen und Kontrollen der Elektrolyte, der Retentionswerte und der Leberfunktion notwendig.
Schädigung der Lunge, des Herzens, der Niere oder des Nervensystems	• Lungenfibrose • Kardiomyopathie • Polyneuropathie • Nephrotoxizität	Um die Nebenwirkungen zu erfassen, sind ggf. spezielle Untersuchungen erforderlich, die dem spezifischen Toxizitätsprofil bestimmter Zytostatika Rechnung tragen.
Schädigung der Schleimhäute	• Mucositis der Mundhöhle • Magen-Darm-Schädigung mit Übelkeit, Erbrechen, Durchfall oder Obstipation • Entzündung der Harnblase	Es ist ratsam, den Patienten regelmäßig zu den Nebenwirkungen zu befragen und darauf hinzuweisen, dass gute supportive Möglichkeiten bestehen, um die Nebenwirkungen zu mindern.

8.4.1 Komplementärmedizin

Viele komplementäre Methoden, die im Rahmen einer onkologischen Behandlung angewendet werden, richten sich aufgrund ihres ganzheitlichen Ansatzes häufig nicht an ein spezifisches Symptom, sondern sind im Rahmen eines therapeutischen Gesamtkonzepts als ergänzende Behandlungsmaßnahmen zu verstehen.

Die Komplementärmedizin hilft uns, Dinge zu sehen und zu begreifen, die uns sonst vielleicht entgehen würden. Sie hilft uns, die Medizin auf eine neue Weise zu betrachten – wir erkennen mehr Möglichkeiten in der Behandlung krebserkrankter Menschen als uns die wissenschaftliche Medizin vorgibt. Vor allem bieten uns die wissenschaftlichen Studien keine verlässlichen Voraussagen für den einzelnen Patienten. Selbst wenn die Studien statistisch einwandfrei sind, so ignorieren sie vehement die Tatsache, dass jeder Mensch einmalig ist. Dass seine persönlichen Erfahrungen, sein gelebtes Leben, sein genetisches Erbe, sein Denken und Verhalten eben kein Standardmodell des Menschen zulassen.

Die östliche Medizin wiederum versucht mit einem ganzheitlichen Ansatz zu agieren, in dem das Zusammenspiel vieler verschiedener Therapien, die Körper und Geist von jeher als Einheit sehen, zur Heilung führt. Ziel des Heilungsprozesses ist es, das Immunsystem zu stärken und so den Körper zurück in eine gesunde Balance der inneren Kräfte zu führen. Dass hierbei auch die Ernährung eine wesentliche Rolle spielt, ist für die traditionelle Medizin in Asien eine Selbstverständlichkeit. Für die holistische Denkweise der östlichen Medizin steht es ebenso außer Frage, dass erst die Synergieeffekte unterschiedlicher Therapien den erwünschten Erfolg bringen können.

Sowohl der Arzt als auch die Patienten stehen vor einer Fülle komplementärer Therapieangebote mit unterschiedlicher Datengrundlage. Insbesondere aber müssen bei der Therapie auch negative Effekte auf die Tumorerkrankung oder eine Minderung der Wirksamkeit onkologischer Standardtherapien durch komplementäre Therapien berücksichtigt werden (Gerber et al. 2006).

Die Integrative Onkologie zeigt uns einen neuen Ansatz für den Umgang mit Krankheit. Der Grundsatz der holistischen Medizin ist, dass jeder Mensch einzigartig ist und jede Behandlung auf ihn abgestimmt sein muss. Es gibt keine allgemeingültige Regel für die Dauer der Therapie oder für ein bestimmtes Verfahren, für die richtige Diät oder körperliche Übung. Es gibt keine Regel, die auf alle Menschen mit einer bestimmten Erkrankung zutreffen würde. Jeder Einzelne ist als Individuum zu behandeln. Der Philosoph Francis Bacon (1561–1626) hat es so ausgedrückt: „Das bei Weitem beste Beweismittel ist die Erfahrung".

Naturheilverfahren

Vorteil der klassischen Naturheilverfahren in der Onkologie ist, dass sie den Patienten aktiv in die Behandlung einbeziehen. Dem Patienten wird hierdurch vermittelt, selbst etwas für seine Genesung tun zu können.

Den ganzheitlichen Ansatz in der Therapie – wie er heute auch im Rahmen der Integrativen Onkologie erfolgt – hatte schon Sebastian Kneipp vor über einhundert Jahren zur Grundlage seines umfassenden Heilverfahrens gemacht. Heute ist sein Konzept Gegenstand wissenschaftlicher Untersuchungen und wird in vielen medizinischen Disziplinen angewandt, oftmals ohne dass sich die behandelnden Ärzte des Ursprungs ihrer Therapie bewusst sind. Aus der ehemaligen Wasser- und Kräuterheilkunde entstanden die anerkannten Naturheilverfahren, die auf den fünf Wirkprinzipien Wasser, Bewegung, Heilpflanzen, Ernährung und Ordnungstherapie basieren. Die Anwendung der Kneipp-Therapien erfolgt auch in der Integrativen Onkologie in Form von Kuren und Bädern in speziellen naturheilkundlich ausgerichteten Rehabilitationskliniken.

Die moderne *Ordnungstherapie* baut vor allem auf den Ergebnissen der biopsychosozialen Anamnese auf und soll den Patienten darin unterstützen, alle gesundheitsfördernden Potenziale aufzudecken und zu stärken. Der Gedanke dahinter ist, die gesunden Ressourcen des Patienten zu fördern und Strategien zur Krankheitsbewältigung zu erkennen. Die Patienten werden motiviert, durch Bewegung, Entspannungsverfahren und Stressbewältigungstechniken selbst die Kompetenz für ihr Befinden zu übernehmen. Diese aktive Krankheitsbewältigung hat insbesondere auch positive Effekte auf die Lebensqualität krebserkrankter Patienten. Wesentliche Inhalte der Ordnungstherapie sind:

- **Erkennen von Strategien zur Krankheits- und Stressbewältigung**
  - Die Psychoonkologie will dem Patienten bei der Krankheitsbewältigung helfen, sodass er sich besser mit dem Kranksein und den dadurch aufgetretenen Problemen zurechtfindet.
  - Psychotherapeutische Maßnahmen sollten heute fester Bestandteil in der Behandlung eines jeden tumorerkrankten Patienten sein.
  - Psychologische Interventionen zum Erlernen von Coping-Strategien
  - Psychosoziale Betreuung und Unterstützung
  - Mit der Tumorerkrankung sind spezielle psychische und soziale krankheits- und behandlungsbedingte Folgen verbunden. Die reduzierte Belastbarkeit, häufige Arztbesuche und Krankenhausaufenthalte schränken die beruflichen Fähigkeiten ein und bedingen Veränderungen der Lebensgewohnheiten im persönlichen Bereich und im Zusammenleben.
- **Erlernen von Entspannungstechniken**
  - Autogenes Training, Tiefenmuskelentspannung nach Jacobson, Tai-Chi, Qigong, Meditation oder Yoga
- **Aktive Bewegungstherapie**
  - Zielgerichtete Gymnastik und moderater Ausdauersport haben sich als sinnvoll in der Nachsorge von Tumorerkrankungen erwiesen, da sie die körperlichen Funktionen verbessern und das körpereigene Hormon- und Immunsystem aktivieren.
  - Wissenschaftlich belegt sind ein verbessertes körperliches und psychisches Befinden sowie die Linderung von Nebenwirkungen und Folgeerscheinungen bei Krebserkrankungen.
  - Es braucht ein Fitnessprogramm, das auf den gegenwärtigen Zustand des Patienten abgestimmt ist, sowie Motivation zu individuell abgestimmtem Ausdauertraining.
  - Bewegung und Sport tragen wesentlich zur Verbesserung der Lebensqualität bei, indem sie die Gesundheit fördern und soziale Kontakte geknüpft werden können. Sport spielt sowohl in der Krebsvorsorge als auch für bereits Erkrankte eine wesentliche Rolle. Durch eine Studie konnte belegt werden, dass sich durch regelmäßigen Sport beispielsweise das Brustkrebsrisiko um 20 % senken lässt (McTiernan et al. 2003).

- **Änderung des Ernährungsverhaltens**
  - Bei einer manifesten Tumorerkrankung werden Therapieerfolg bzw. Heilungsprozesse auch vom Ernährungsstatus des Patienten beeinflusst. Grundsätzlich ist eine Ernährungsberatung sinnvoll, da Kachexie und Malnutrition einen wesentlichen Einfluss auf die Lebensqualität und die Lebensdauer haben. Die Krebsmortaliät wird durch Mangelernährung erhöht. Tumorpatienten haben einen erhöhten Bedarf an essenziellen Mikronährstoffen, der auch durch eine vollwertige Ernährung nur schwer zu decken ist. Ursachen sind häufig Appetitmangel unter der Chemotherapie, Durchfall, Übelkeit und Erbrechen.
- **Maßnahmen zur Schmerzlinderung**
  - Teilnahme an Programmen zur Schmerz- und Stressbewältigung
  - Adäquate medikamentöse Schmerztherapie. Die Erfassung der Schmerzintensität ist ein wesentlicher Bestandteil einer effektiven Schmerztherapie.
  - Systemische medikamentöse Schmerzbehandlung als Bestandteil einer interdisziplinären und multimodalen Behandlung.
  - An erster Stelle steht – soweit möglich – der Versuch, die Schmerzursache auszuschalten. Bei tumorbedingten Schmerzen sollte deshalb die Indikation für Strahlentherapie, Chemotherapie, Operation oder Hormontherapie überprüft werden.
  - In der Tumorschmerzbehandlung haben sich Stufenpläne bei der Erstellung und Verlaufsplanung der Pharmakotherapie bewährt. Zweck solcher Pläne ist es, die Therapie zu erleichtern und unsystematisches Suchen nach dem geeigneten Analgetikum zu verhindern.
  - Kernpunkt der WHO-Empfehlung zur Schmerzbehandlung ist ein Dreistufenplan, der in Abhängigkeit von der individuellen Schmerzintensität den sukzessiven Einsatz von nichtopioidhaltigen Analgetika über schwache Opioide bis hin zu starken Opioiden vorsieht.
  - Soweit dies möglich ist, werden sowohl schwache als auch starke Opioide mit Nicht-Opioidanalgetika kombiniert. Falls die Schmerzen in den empfohlenen Dosierungen nicht gelindert werden können, sollten keine anderen Analgetika ähnlicher Wirkstoffe versucht, sondern die Behandlung auf einer höheren Stufe fortgesetzt werden.
  - Ein konsequenter Einsatz von Koanalgetika sollte berücksichtigt werden, die je nach Indikation sowohl aus der allopathischen (z. B. Biphosphonate, Corticosteroide, Antidepressiva, Antikonvulsiva, Anxiolytika und Sedativa) aber auch aus der Komplementärmedizin (z. B. Akupunktur, Neuraltherapie, aus- und ableitende Verfahren, Misteltherapie, orthomolekulare Therapie, Homöopathie, Phytotherapeutika) kommen können.

Auch die *Hydrotherapie* ist in der modernen komplementären Krebsbehandlung ein wertvoller Behandlungsansatz, zumal viele Anwendungen vom Patienten selbst zuhause durchgeführt werden können. Die Hydrotherapie führt nicht nur zu Wohlbefinden und Schmerzlinderung, sondern unterstützt auch die körpereigenen Abwehrkräfte und verbessert die Durchblutung und die körpereigene Thermoregulation. Beispiele sind Saunagänge, Kneippgüsse, Wannenbäder und warme Fußbäder mit medizinischen Zusätzen.

Wichtigste *Arzneipflanze* in der komplementären Krebsbehandlung ist die Mistel. Für die Misteltherapie kommen *verschiedene Studien* zu dem Ergebnis, dass es Hinweise auf eine Verbesserung der Lebensqualität durch diese gibt (Horneber et al. 2009; Kienle et al. 2009). Darüber hinaus sind für die in der Mistel enthaltenen Lektine immunmodulatorische Effekte belegt (Son et al. 2010). Gesicherte Wirkungen der Misteltherapie sind:

- Steigerung der Lebensqualität
- Appetitsteigerung
- Psychische Stabilisierung und Regulierung des Schlafes
- Linderung tumorbedingter Schmerzen und therapiebedingter Nebenwirkungen
- Verringerte Infektanfälligkeit

Die Mistel wird in der integrativen Onkologie bei Tumor- oder Therapienebenwirkungen als supportive Therapie eingesetzt, kann als zusätzlicher Therapieversuch aber auch in der palliativen Therapie als lindernde Behandlung Anwendung finden. Kontraindiziert ist die Misteltherapie bei Allergien gegen Mistelbestandteile, akuter Infektion oder Fieber, bei Schwangerschaft, begleitender Autoimmunerkrankung, intrakraniellen Tumoren, Nierenzellkarzinomen und Lymphomen.

Aber auch andere Phytotherapeutika können in der onkologischen Komplementärtherapie eingesetzt werden. Bei leichten bis mittelschweren Depressionen eignet sich Johanniskraut (Hypericum perforatum), wobei zu beachten ist, dass Johanniskraut das für den Abbau vieler Arzneistoffe verantwortliche Cytochrom C 450 induziert und deshalb verschiedene Wechselwirkungen mit anderen Medikamenten aufweist. Daher sollte es nicht während einer Chemotherapie verordnet werden. Für Ingwer (Zingiber officinalis) ist eine antiemetische Wirkung während einer Chemotherapie belegt, und Indischer Weihrauch (Boswellia serrata) zeigt eine antiödematöse Wirkung bei tumor- und/oder strahlenbedingtem Hirnödem. Weidenrinde wirkt antiphlogistisch und Arnikablüten wirken abschwellend und verbessern die Wundheilung.

Obwohl das Tumorgeschehen durch *Akupunktur* wenig beeinflusst werden kann, wirkt die Akupunktur schmerzlindernd, beruhigend und antiemetisch. Insbesondere zur Schmerzreduktion und zur psychovegetativen Stabilisierung bewährt sich in meiner eigenen Praxis auch die Ohrakupunktur, die ich häufig mit der chinesischen Körperakupunktur kombiniere. Die Akupunktur kann auch problemlos in Kombination mit Analgetika und Koanalgetika verwendet werden. Tumorassoziierte Fatigue sollte früh erkannt werden. Zur Diagnostik können anerkannte und validierte Messinstrumente eingesetzt werden. Akupunktur, Entspannungstherapien, Yoga und die Misteltherapie sind gute Behandlungsansätze, die problemlos angewendet werden können.

Ziel der *Homöopathie* ist die Steuerung der körpereigenen Regulation mithilfe einer homöopathischen Arznei, die dem kranken Menschen in seiner persönlichen Situation entspricht. Die Homöopathie orientiert sich weniger an den alleinigen körperlichen Befunden, sondern richtet ihre Heilbemühungen nach der Befindlichkeit des betroffenen Patienten. Deshalb wird bei Krebserkrankungen nicht von der neoplastischen Erkrankung eines Organs oder Organsystems ausgegangen, sondern vom Kranksein des ganzen Menschen. In diesem Sinne behandelt die Homöopathie die Gesamtheit des individuellen Krankheitszustandes und kann auf den Krankheitsverlauf positiven Einfluss nehmen. Insgesamt gibt es nur wenige klinische Untersuchungen zur Homöopathie. Beobachtungsstudien weisen, bei gleichzeitiger tumorspezifischer Behandlung, auf eine Verbesserung der Lebensqualität hin (Rostock et al. 2011).

Schmerztherapie

Eines der häufigsten Symptome von Tumorerkrankungen sind Schmerzen. Deshalb ist eine adäquate Schmerztherapie essenzieller Bestandteil jeder onkologischen Behandlung. Voraussetzung für eine adäquate Schmerzbehandlung ist eine korrekte Diagnosestellung. Auch die Tumorschmerztherapie erfordert immer eine gründliche Analyse von Schmerzart und Schmerzursache. Hierzu sind eine sorgfältige Anamneseerhebung und körperliche Untersuchung notwendig. Gezielte Fragen zur Schmerzsituation und -intensität sind wichtige Elemente der Anamneseerhebung, die häufig durch die mehrdimensionale Natur des Schmerzes erschwert wird.

> Die detaillierte Diagnose des Schmerzzustandes stellt die Grundlage für einen Behandlungsplan dar, der oft die Kombination mehrerer Therapieverfahren beinhaltet.

Unter den symptomatischen Therapieansätzen kommt der systematischen Pharmakotherapie und dem Einsatz von Koanalgetika die größte Bedeutung zu. Dieser Ansatz hat sich als Therapie der Wahl bei Karzinompatienten weltweit etabliert.

Insbesondere Tumorpatienten sind aufgrund zusätzlicher Symptome und der Prognose der Grunderkrankung besonderen Belastungen ausgesetzt, die typischerweise zu einer Erniedrigung der Schmerzschwelle führen können. Chronische Schmerzen führen wiederum selbst zu Angst und Depression, insbesondere wenn sie als Indikator der malignen Grunderkrankung angesehen werden, sodass sie einen Circulus vitiosus induzieren können. Die Schmerztherapie in der Komplementärmedizin erfordert eine intensive Zuwendung zum Patienten und das einfühlsame Eingehen auf dessen individuelle Situation. Sie erlaubt kein standardisiertes oder schematisch eingeengtes Vorgehen.

Der Behandlungsplan zur komplementären Schmerztherapie muss dynamisch an die Tumorerkrankung angepasst werden. Hierbei gilt es, die Progredienz der Erkrankung, die Intensivierung der Schmerzen und das Auftreten neuer Schmerzlokalisationen zu berücksichtigen.

Lebensqualität als wichtiges Behandlungsziel

Die Lebensqualität hat für an einem Tumor erkrankte Menschen eine ganz andere Güte als für Gesunde. Eine Einschränkung der Lebensqualität durch eine onkologische Behandlung führt beispielsweise immer wieder dazu, dass Krebspatienten ihre Chemotherapie oder die Strahlenbehandlung nicht weiterführen – auch wenn in der Konsequenz die Überlebenszeit durch den Therapieabbruch vermindert wird. Eine qualitativ gute Patientenversorgung muss deshalb neben einer leitliniengerechten onkologischen Therapie auch die Linderung therapiebedingter Leiden garantieren. Die Lebensqualität der Patienten ist in diesem Kontext von wesentlicher Bedeutung, da durch ihre Verbesserung eine positive Rückwirkung auf den Krankheitsverlauf und die Weiterführung der onkologischen Behandlung erwartet werden kann. Ziel einer modernen Onkologie ist deshalb nicht nur die Behandlung der Krebserkrankung selbst, sondern auch die optimale Kompensation negativer Krankheits- und Therapiefolgen, die psychische Stabilisierung und die bestmögliche Lebensqualität.

Die Erfassung der Lebensqualität ist wesentlicher Bestandteil einer effektiven Behandlung onkologischer Patienten. Ein schlechter Allgemeinzustand, bedingt durch die Grunderkrankung oder/und die Therapie, kann mit dem Karnofsky-Aktivitätsindex oder dem Spitzer-Lebensqualitätsindex quantifiziert werden. Eine fundierte Beratung über Ernährungsfragen, körperliche Betätigung, berufliche Konsequenzen und psychosoziale Aspekte kann dem Patienten helfen, die noch vorhandenen Möglichkeiten besser zu nutzen und zu erkennen. Vielen Betroffenen kann dadurch geholfen werden, das Gefühl der Hilflosigkeit zu überwinden.

Der Begriff Lebensqualität spielt in der Medizin und besonders in der Onkologie eine zunehmende Rolle, weil bei der Entscheidung über Behandlungsmaßnahmen zunehmend berücksichtigt wird, wie die Lebensqualität durch die Therapie beeinflusst wird. Die wichtigsten Aspekte sind körperliche Verfassung, seelisches Befinden und soziale Beziehungen. Von den unterschiedlichen Werkzeugen, welche die Lebensqualität erfassen, bewertet der EORTC-Fragebogen (*European* **O***rganisation for* **R***esearch and* **T***reatment of* **C***ancer*) die

Parameter körperliches Befinden, emotionales Befinden, kognitive Funktion, Rollenverständnis, soziales Befinden, eigenes Körperbild, und Zukunftsperspektiven (Kroll et al. 2005).

8.4.2 Komplementäre Supportivtherapie

Komplementärmedizinische Maßnahmen verringern einerseits die Beschwerden, die durch Operation, Bestrahlung und Chemotherapie eintreten, verbessern die Lebensqualität und haben des Weiteren zum Ziel, auch Rezidive und Metastasen zu verhindern sowie eine Verlängerung der Überlebenszeit zu erreichen. Viele Tumorpatienten entscheiden sich zusätzlich für die Komplementärmedizin als sinnvolle Ergänzung zur Schulmedizin (Kroll et al. 2005).

Hand-Fuß-Syndrom und Nagelveränderungen

Das Hand-Fuß-Syndrom tritt häufig nach der Anwendung einer Chemotherapie mit Capecitabin, Docetaxel, 5-Fluoruracil oder Cytarabin auf. Die Hautveränderungen äußern sich in verschiedenen Schweregraden, die mit Rötung und Schwellung der Haut einhergehen, die mit Parästhesien, Druckempfindlichkeit und Schmerzen verbunden sind. In schwereren Fällen kann es zu Blasenbildung und Hautablösungen kommen, sodass der Alltag kaum noch bewältigt werden kann. Die genaue Pathophysiologie des Hand-Fuß-Syndroms ist unbekannt.

Manche Chemotherapeutika haben nicht nur Auswirkungen auf die Haut, sondern greifen auch Finger- und Zehennägel an. Die Nägel zeigen oft erst nach einigen Wochen dunkle Verfärbungen und Verdickungen und schmerzhafte Entzündungen am Nagelwall.

Therapie

Die Dosisreduktion oder ein Aussetzen der auslösenden Substanzen sowie eine symptomatische topische Behandlung stellen die Basis der Therapie des Hand-Fuß-Syndroms dar. Schon beim Auftreten von Rötungen und Hautablösungen, Kribbeln oder Juckreiz sollten die betroffenen Hautstellen gekühlt werden. Bewährt haben sich prophylaktisch eingesetzte Kühlhandschuhe und Kühlsocken. Hitze und Kontakt mit heißem Wasser sollten vermieden werden. Eine besonders schonende Nagelpflege und das Tragen von bequemem Schuhwerk gehören mit zu den Basismaßnahmen. Nicht einengende Schuhe sollen den Druck auf das Nagelbett vermeiden. Als pflanzliches Heilmittel kann eine fetthaltige Salbe mit Hamamelis oder Calendula versucht werden.

Prophylaxe und Therapie der Mucositis

Eine Mundschleimhautentzündung entwickelt sich vor allem als Folge einer Chemotherapie (vor allem einer Hochdosischemotherapie) oder auch einer Bestrahlung im Kopf- oder Halsbereich. Diese Therapien greifen in alle schnell proliferierenden Gewebe ein und schädigen auch die Epithelzellen der Mundschleimhaut. Folge sind blutige und offene Stellen der Mundschleimhaut, sodass die Patienten häufig kaum noch essen oder trinken können und das Sprechen beträchtlich erschwert wird. Oft wird auch weniger Speichel produziert, wodurch eine belastende Mundtrockenheit entsteht, die Xerostomie. Durch die therapiebedingten entzündlichen Veränderungen können die Schleimhäute ihre natürlichen Schutzfunktionen nicht mehr aufrechterhalten, weshalb sich pathogene Keime ansiedeln und dadurch zusätzliche Krankheiten verursachen können.

Bei einer Neutropenie besteht die Gefahr, dass Ulzerationen der Mundschleimhaut oder Infektionsherde der Zähne zu Eintrittsstellen für Keime werden und zu einer Sepsis führen.

Therapie

Eine zielgerichtete Mucositisprophylaxe und -therapie ist bei jeder onkologischen Behandlung anzustreben, bei der diese Nebenwirkungen auftreten können. Bei der Zahnpflege sollten besonders weiche Zahnbürsten verwendet werden. Nach einem systematischen Review sollen Eisstücke und Honig eine positive Wirkung haben (Sutherland 2006). Wichtig ist, dass noch während der Chemo- oder Strahlentherapie eine sorgfältige Zahn- und Mundhygiene erfolgt. Honig scheint in Verbindung mit einer guten Mundhygiene eine sinnvolle Therapieoption zu sein. Auch die vorbeugende, regelmäßige Mundspülung mit Kamillen- oder Salbeitee hat sich gut bewährt.

Wichtig: Die Eiswürfel sollten keine scharfen Kanten haben, um die Mundschleimhaut nicht zusätzlich zu verletzen.

Bereits vor längerer Zeit konnte gezeigt werden, dass auch homöopathische Arzneien die Mucositis günstig beeinflussen. Traumeel ist eines dieser homöopathischen Arzneimittel, das sich bei vielen entzündlichen Prozessen bewährt hat. Die Anwendung ist auch während einer Chemotherapie geeignet. 5- bis 6-mal täglich sollte der Mund damit gespült werden.

Darüber hinaus ist es wichtig, konsequent auf die Ernährung zu achten. Saure und scharfe Speisen sollten ebenso vermieden werden wie Obst und säurehaltige Lebensmittel und Getränke.

Nausea und Emesis

Eine der gefürchteten und häufigsten Nebenwirkungen während der Chemotherapie sind Nausea und Emesis. Übelkeit und Erbrechen entstehen entweder dadurch, dass die Zellen der Darmschleimhaut durch das Chemotherapeutikum geschädigt werden, wodurch der Neurotransmitter Serotonin freigesetzt wird. Das Brechzentrum in der Area postrema der Medulla oblongata wird durch das Serotonin direkt gereizt, was zu Übelkeit und Erbrechen führt. Aber auch eine unmittelbare Reizung des Brechzentrums durch ein Chemotherapeutikum führt zu Erbrechen und Übelkeit.

Medikamente zur Behandlung sind vor allem Benzamide wie Metoclopramid und Alizaprid und 5-HAT-3-Antagonisten wie Ondansetron, Tropisetron und Garnisetron. Bei der Therapie von Emesis und Nausea mit den 5-HAT-3-Antagonisten sollte die geringste Einzeldosis verabreicht werden, da nach Besetzung aller Rezeptoren eine Erhöhung der Dosis natürlich nichts bewirkt. Die tägliche Einmalgabe ist ausreichend. Häufig werden auch Steroide bei akutem und verzögertem Erbrechen eingesetzt, wodurch die Wirkung von Benzamiden und 5-HT3-Antagonisten verstärkt wird.

Wesentlich für die Behandlung ist, dass die Therapie gegen Übelkeit und Erbrechen frühzeitig begonnen wird, damit das Gehirn nicht auf Übelkeit konditioniert wird und ein *antizipatorischer Brechreiz* getriggert wird. Dann reicht schon der typische Krankenhausgeruch oder der Anblick einer Infusionsnadel, um den Brechreiz auszulösen. Diese Signale können auch noch Monate nach einer Chemotherapie die entsprechenden Reaktionen auslösen.

Eine komplementäre Behandlungsmöglichkeit von Nausea und Emesis ist die Aromatherapie. Diese wird auch zur Entspannung und bei Schlafstörungen eingesetzt. Ebenso wird Ingwer zur unterstützenden Therapie angewendet. Auch die Akupunktur bessert Übelkeit und Erbrechen als Folge einer Chemotherapie, wie die US-amerikanischen *National Institutes of Health* (NIH) ebenfalls bestätigen. Neben der klassischen Akupunktur kann dem Patienten zusätzlich die Akupressur am Punkt P6 zur Selbstanwendung gezeigt werden. Verschiedene kleinere Studien, eine randomisierte Studie und ein systematisches Review konnten nachweisen, dass die Akupressur an diesem Punkt ebenfalls zur signifikanten Senkung chemotherapiebedingter Übelkeit führt (Dibble et al., Chao 2009) und in einer randomisierten Studie wurde bei 160 Patienten während des zweiten oder dritten Zyklus ihrer Chemotherapie die Akupressur überprüft (Dibble et al. 2007).

Tumorassoziiertes Erschöpfungssyndrom

Viele Krebspatienten klagen über allgemeine Schwäche und eine chronische Müdigkeit (Fatigue) – infolge der Therapie oder durch die Krankheit selbst verursacht. Dieses tumorassoziierte Erschöpfungssyndrom verringert nicht nur die Lebensqualität des Tumorpatienten, sondern auch die der Familienangehörigen. Trotz der ausgeprägten Müdigkeit leiden die Patienten nicht selten auch unter Schlaflosigkeit. Die genauen Ursachen für die anhaltende Erschöpfung, die bei einigen Patienten auch noch Monate nach Beendigung der Behandlung das Leben erheblich beeinträchtigen kann, sind noch nicht alle verstanden.

Aus der Komplementärmedizin steht eine wirksame Palette von Therapiemöglichkeiten zur Verfügung, die sich bei vielen Patienten bewährt haben. Zur Prophylaxe erzielen verschiedene Bewegungsprogramme, die schon während einer Chemo- oder Strahlentherapie umgesetzt werden sollten, zufriedenstellende Ergebnisse. Gute Erfolge zeigen auch die Akupunktur, die Misteltherapie und Methoden der Mind-Body-Medizin.

Der Effekt von Phytotherapeutika mit einer einzelnen Pflanze als Wirkstoff wurde in mehreren Studien erforscht. Vor allem die Mistel verbessert signifikant die Lebensqualität der Betroffenen und normalisiert deren Schlafverhalten. Auch Studien zum amerikanischen Ginseng gegen Fatigue legen dessen Wirksamkeit nahe und befürworten dessen Anwendung. Allerdings existieren auch Hinweise, dass Ginseng Phytoöstrogene enthält, weshalb Patienten mit hormonabhängigen Tumoren Ginsengpräparate nicht einnehmen sollten.

Akupunktur ist eine relativ sichere Therapie und für die Behandlung des tumorassoziierten Erschöpfungssyndroms gut geeignet. Mehrere Studien geben eindeutige Hinweise dafür, dass Akupunktur die Fatigue-Symptome nach einer Chemotherapie deutlich reduzieren kann.

Diarrhö und Obstipation

Während einer Chemotherapie werden nicht nur Tumorzellen angegriffen, sondern auch die Zellen des Gastrointestinaltraktes. Diese Zellen haben ebenfalls eine erhöhte Proliferationsrate und werden deshalb bevorzugt durch Zytostatika geschädigt. Folge kann eine Kolitis, Ileitis oder Proktitis sein. Wichtig ist eine Ernährungsumstellung zur Entlastung des Gastrointestinaltraktes. Primär sollte eine Rehydratation zum Ausgleich des Flüssigkeits- und Elektrolytverlustes erfolgen. Insbesondere sollten die Kaliumwerte beachtet werden.

> Durch supportive Antibiotikatherapie kann eine Besiedelung des Darms mit dem Erreger der *pseudomembranösen Kolitis* (Clostridium difficile) zusätzliche Ursache anhaltender Diarrhö sein.

Probiotika sind Bakterien, die als Nahrungsmittelergänzung oral gegeben werden und die Darmflora positiv beeinflussen. Sie sind aber nicht geeignet bei Patienten mit einer ausgeprägten Immunschwäche, da in diesem Fall diese sonst harmlosen Keime ihrerseits zu Infektionen führen können. Auch einige Speisen haben sich als wirksam gegen Durchfälle erwiesen. Hierzu gehören geriebener Apfel, Bananen und Schokolade.

Gegen Obstipation helfen Phytotherapeutika wie Leinsamen, Aloe und Senna. Eine ballaststoffreiche Kost mit gleichzeitig reichlicher Flüssigkeitszufuhr und eventuell der Verzehr von Trockenfrüchten haben sich ebenfalls bewährt.

> Die Obstipation kann unterschiedliche Gründe haben. Hier können in erster Linie die Chemotherapeutika Ursache sein, aber auch Antiemetika sowie Schmerzmittel wie Morphine und deren Abkömmlinge. Außerdem kann das Tumorwachstum mit Behinderung der Darmpassage oder der Darmbeweglichkeit zur Obstipation führen.

Aus der Pflanzenheilkunde hat sich gegen Blähungen vor allem Fencheltee bewährt.

Periphere Neuropathie

Unter einer chemotherapieinduzierten peripheren Neuropathie versteht man Nervenschädigungen, die infolge einer Chemotherapie die sensiblen Nerven betreffen. Die Erkrankung ist dosisabhängig und tritt verzögert auf. Neuropathien sind häufig auch ein Grund dafür, dass Patienten die Chemotherapie abbrechen. In meiner Praxis setze ich vor allem die Elektrostimulationsakupunktur zur Behandlung der Neuropathie ein. Hierzu werden die Akupunkturnadeln elektrisch stimuliert. Der fließende Strom an den Akupunkturnadeln wird vom Patienten als Kribbeln wahrgenommen.

Klimakterische Beschwerden

Durch die Ergebnisse einer Studie der *Women's Health Initiative* (WHI) (Beckermann 2012) und die damit verbundenen Empfehlungen, postmenopausale Östrogene und Gestagene nur restriktiv zu empfehlen, wächst das Interesse vieler Frauen an geeigneten Alternativen.

Bei Patienten und Patientinnen mit hormonabhängigen Tumoren wird häufig versucht, das erneute oder weitere Wachstum des Tumors durch eine antihormonelle Therapie zu verhindern. Damit gehen häufig Nebenwirkungen einher, die durch den Hormonentzug ausgelöst werden. Da eine Hormonersatztherapie für Frauen mit einem hormonabhängigen Tumor natürlich nicht infrage kommt, nehmen komplementäre Behandlungsmöglichkeiten hier eine wichtige Rolle ein. Besonders bewährt haben sich Akupunktur und Mind-

Body-Therapien, da sie nicht nur positiv auf das vegetative Nervensystem wirken, sondern auch Hitzewallungen verringern können. Auch Wechselgüsse, kalte Waschungen und regelmäßige körperliche Bewegung können die Beschwerden lindern. Bei Schlafstörungen empfiehlt sich Lavendel, Baldrian und Hopfen.

Psychologische Behandlung

Durch eine Krebserkrankung und ihre Behandlung entstehen für die betroffenen Patienten vielfältige psychosoziale Belastungen und Probleme. Bereits bei Vorliegen eines ersten Verdachts auf eine Krebserkrankung, vor allem aber nach der Diagnosestellung sowie im gesamten Verlauf der Erkrankung und Behandlung, können Angststörungen, Depressionen und Selbstwertprobleme auftreten. Die Krankheit hat verschiedene Auswirkungen auch auf die Partnerschaft und die Familie. Vor dem Hintergrund dieser Belastungen und Probleme ist es zunächst eine wesentliche Aufgabe, mögliche psychische Störungen und Folgeprobleme differenzialdiagnostisch abzuklären und eine adäquate Begleittherapie einzuleiten. Unter *Anpassungsstörung* werden unterschiedliche kürzer oder länger andauernde psychische Reaktionen und Störungen zusammengefasst, die sich in seelischen Leiden und emotionaler Beeinträchtigung äußern und soziale Funktionen und die Leistungsfähigkeit beeinträchtigen können. Anzeichen für eine Anpassungsstörung sind depressive Verstimmung, Angstsymptome und Einschränkung bei der Bewältigung der alltäglichen Routine. Die Diagnose einer *Depression* ist bei Tumorpatienten häufig erschwert, da die Symptome wie beispielsweise Gewichtsabnahme, Schlafstörungen, Müdigkeit und körperliche Schwäche Ausdruck der Krebserkrankung und deshalb kein verlässliches Kriterium für die Diagnose einer Depression sind. Die körperlichen Symptome können auch durch die onkologische Therapie oder die Erkrankung selbst bedingt sein. *Angststörungen* umfassen bei Tumorpatienten vor allem Angst vor Krebsschmerzen und Angst vor den Nebenwirkungen einer onkologischen Therapie. Wesentliche Kennzeichen einer posttraumatischen Belastungsstörung sind die Konfrontation mit einem traumatischen Ereignis wie dem Tod, Lebensgefahr oder Körperverletzung mit Bedrohung der körperlichen Unversehrtheit. Für viele Patienten stellt die Diagnose einer Krebserkrankung ein traumatisierendes Ereignis dar.

Die Notwendigkeit einer psychologischen Begleittherapie ergibt sich häufig bereits aus der aktuellen psychischen Situation des Krebskranken. Das Spektrum der Behandlungsmöglichkeiten reicht heute von der Beratung über begleitende supportive Betreuung bis hin zu einer umfassenden psychotherapeutischen Behandlung. Psychoonkologische Interventionen zielen vor allem auf die Erhaltung oder Wiederherstellung der Lebensqualität und können im gesamten Verlauf der Krebserkrankung eingesetzt werden. Eine Reihe von wissenschaftlichen Untersuchungen konnte zeigen, dass die Art der Krankheitsverarbeitung und entsprechende Bewältigungsstrategien (Coping) mit einer Verlängerung der Überlebenszeit einhergehen können (Faller 2001).

> Nicht alle Krebspatienten benötigen eine psychoonkologische Unterstützung. Insofern kommt der Feststellung des Behandlungsbedarfs und der Indikationsstellung eine wichtige Bedeutung zu.

Die psychologische Betreuung von Krebspatienten weist eine Reihe von Besonderheiten auf, da die Mehrzahl der Fälle als Reaktion auf die Belastung der Erkrankung oder Behandlung zu verstehen ist. Das Spektrum der psychoonkologischen Interventionen ist breit gefächert und lässt sich in verschiedene Bereiche zusammenfassen:

- Verhaltenstherapie, Psychoanalyse.
- Entspannungs- und Suggestionstechniken wie Biofeedback, Qigong und Tai-Chi, Progressive Muskelrelaxation.
- Hypnotherapie, Autogenes Training.
- Gesprächspsychotherapie, Gruppentherapie, Paar- und Familientherapie.
- Kunsttherapie, Maltherapie, Musik-, Tanz- und Bewegungstherapie.

Betroffenen Patienten können diverse Verfahren als begleitende psychologische Therapie angeboten werden. Unterschiedliche Patienten müssen aber unterschiedlich behandelt werden, und nicht jeder therapeutische Ansatz ist auf jeden Patienten gleich gut anwendbar. Psychoonkologische Interventionen können auf die speziellen Erfordernisse von Tumorpatienten in den verschiedenen Phasen der Erkrankung und Behandlung ausgerichtet werden.

Alle psychoonkologischen Interventionen zielen darauf ab, die Bewältigung der Krankheit zu verbessern. Verhaltensweisen mit dem Ziel der Krankheitsbewältigung werden als Copingstrategien bezeichnet. Günstige Zeichen der Krankheitsverarbeitung sind Informationssuche, Suche nach sozialer Unterstützung, kognitive Neubewertung und positives Denken. Diese positive Krankheitsverarbeitung kann mit verschiedenen therapeutischen Angeboten erreicht werden. Der Erfolg einer therapeutischen Intervention zeigt sich vor allem auch durch eine Verbesserung der persönlichen Kontrolle des Patienten über sein Leben sowie seine aktive Teilnahme an der Krebstherapie.

> Die Psychoonkologie hat sich in den vergangenen Jahrzehnten zunehmend als wichtiges Teilgebiet der Onkologie entwickelt. Behandlungsziele sind unter anderem die Verminderung von Angst, Depressionen und Hoffnungslosigkeit, die Verbesserung der Befindlichkeit und der Lebensqualität sowie die Unterstützung zur Krankheitsverarbeitung.

8.5 Die Organisation der Arztpraxis

Onkologische Behandlungen und komplementärmedizinische Therapien sind oftmals Langzeitbehandlungen. Ein onkologischer Patient wird regelmäßig über viele Monate mit der Praxis in engem Kontakt stehen und dort viel Zeit verbringen. Guter Service und hilfsbereites Personal gehören ebenso zu einer optimalen Versorgung wie entsprechend ausgerichtete Praxisräume, vielfältige Informationsmaterialien und kommunikativ geschulte Ärzte, Mitarbeiter und Mitarbeiterinnen.

Auch für die Komplementärmedizin ist die korrekte Diagnose essenziell, da sich nur aus dieser heraus der Stellenwert einer komplementärmedizinischen Behandlung ergibt. Es gilt, dem Patienten aufmerksam zuzuhören und alle vorliegenden Befunde und Bilder (Röntgen, MRT, CT), die Ergebnisse der histologischen Untersuchung, die Tumorklassifikation und die aktuellen therapeutischen Strategien zu bewerten. Vom Praxisteam sollten immer ausreichend Zeit für das ärztliche Gespräch eingeplant und äußere Störungen vermieden werden.

Praxistipp

In meiner eigenen Arztpraxis nutze ich eine spezifische Dokumentationsvorlage, sodass ich die wichtigsten Informationen über den onkologischen Patienten und seine Erkrankung im Schnellüberblick jederzeit zur Verfügung habe.

Ganz entscheidend für das weitere Vorgehen und ein gutes Miteinander sind die Arzt-Patienten-Gespräche, die regelmäßig durchgeführt werden sollten. Durch die umfassende Beratung des Patienten können diagnostische und therapeutische Maßnahmen immer auch in Abstimmung mit einem ausreichend informierten Patienten vorgenommen werden.

Jede Arztpraxis ist immer nur so gut und leistungsfähig, wie der gesamte Apparat funktioniert. Ein optimal organisiertes Anmeldeverfahren muss sicherstellen, dass alle erforderlichen Unterlagen rechtzeitig vorliegen und dass auch das Personal fachlich zuverlässig Auskünfte einschätzen und verantwortungsvoll handhaben kann. Im Hinblick auf die unterschiedlichen Therapiemaßnahmen und den Zeitaufwand für Erst- und Folgegespräche müssen die Termine entsprechend eingeplant werden.

Bei der Versorgung der Patienten stehen kurzfristige Termine im Falle akuter Probleme jederzeit zur Verfügung. Termine zur Therapie oder zur Verlaufskontrolle werden ebenfalls verlässlich berücksichtigt. Sowohl der behandelnde Arzt als auch die Mitarbeiter und Mitarbeiterinnen der Praxis müssen die Kontinuität der komplementären Behandlung und die Einhaltung der festgelegten Therapieschemata jederzeit gewährleisten.

Praxistipp

Für Notfälle haben wir in meiner Arztpraxis ein separates Notfalltelefon mit einer eigenen Telefonnummer eingerichtet, sodass wir während der Sprechzeiten für Notfallpatienten jederzeit schnell und unkompliziert erreichbar sind.

Für Sie als behandelnden Arzt ist es immens wichtig, ihren Patienten als „Verbündeten" für die vorgesehene Behandlung – ob schulmedizinisch, naturheilkundlich, mit Akupunktur oder der Homöopathie – zu gewinnen. Diese umfassende onkologische Betreuung hat immer den ganzen Menschen im Blick und berücksichtigt und kombiniert schul- und komplementärmedizinische Verfahren im Sinne eines integrativen Konzepts. Das bedeutet, der Patient muss jeden ihrer diagnostischen und therapeutischen Schritte verstehen und jederzeit nachvollziehen können. Erklären Sie ihm deshalb ihre Vorgehensweise und was mit der vorgeschlagenen Therapie erreicht werden kann. Beantworten sie außerdem seine Fragen – die Kommunikation darf nicht abbrechen. Nur so können Sie ihren Patienten zur Mitarbeit gewinnen und mit ihm gemeinsam diesen beschwerlichen Weg der onkologischen Behandlung gehen. Die Patienten können diese ungeheure Belastung nach einer Krebsdiagnose besser bewältigen, wenn sie einen Arzt haben, der ihnen immer zuhört und der sie auf ihrem beschwerlichen Weg verlässlich begleitet.

8.6 Zusammenfassung

- Komplementärmedizin ist primär Ergänzung oder Optimierung einer onkologischen Standardtherapie.
- Komplementärmedizin in der Onkologie bedeutet eine gezielte und auf die individuelle Situation des Patienten ausgerichtete Begleittherapie.
- Eine Krebserkrankung zu behandeln muss neben der Zerstörung bösartiger Zellen immer auch eine Unterstützung zur Heilung umfassen. Komplementärmedizin kann die Lebensqualität während und nach einer konventionellen Tumortherapie verbessern und stabilisieren.
- Die Nachfrage seitens der Patienten nach Komplementärmedizin ist groß. Die Minderung von Nebenwirkungen der onkologischen Therapie und die Steigerung der Lebensqualität sind der häufigste Grund für den Einsatz komplementärmedizinischer Methoden.
- Die Komplementärmedizin bietet der Arztpraxis eine Fülle von Möglichkeiten und Konzepten, die dem Patientenwunsch nach sanften Methoden entsprechen und möglicherweise den Therapieerfolg tatsächlich verbessern.
- Konzentrieren Sie sich aber auf Tätigkeiten, die Ihnen liegen und die Sie auch vertreten können – die zu Ihnen „passen".

- Das Umfeld und die Abläufe Ihrer Praxis müssen dem Patienten das Gefühl absoluter Kompetenz bringen. Voraussetzung hierzu ist eine qualifizierte Weiterbildung in den Methoden der Komplementärmedizin und der Onkologie.

9 Der Weg zum Patienten

Selbst wenn keine Kommunikation gewünscht wird, wird dies mitgeteilt – wenn nicht durch Worte, dann durch Blicke oder eine ablehnende Körperhaltung. Die nonverbale Kommunikation umfasst aber auch die Gestik und die Mimik des Menschen.

Mit Wortwahl und Sprache steht uns eine umfassende Verständigungsmöglichkeit zur Verfügung, mit der wir Gefühle und unsere persönlichen Vorstellungen ebenso kommunizieren können wie konkrete Ansichten und besondere Sachverhalte. Es geht bei der Kommunikation aber nicht nur um die Wahl der Worte. Ihre nonverbalen Signale, das sollten Sie sich immer wieder bewusst machen, werden immerzu wahrgenommen und bewertet und Sie werden von Ihren Patienten permanent beobachtet und auch beurteilt. Man schaut Sie an, verfolgt ihre Bewegungen und achtet auf den Klang Ihrer Stimme. Was auch immer Sie mit Worten sagen – wenn Sie durch Ihre Körpersprache etwas anderes zum Ausdruck bringen, dann glaubt man nicht den Worten, sondern den nonverbalen Signalen.

> Die Arzt-Patient-Beziehung konstituiert sich zum großen Teil über nonverbale Kommunikationskanäle.

Unabhängig davon, was Sie Ihrem Patienten mitteilen möchten, liegt der Erfolg Ihrer kommunikativen Kompetenz darin, wie Ihre Botschaft vom Zuhörer empfangen wird und nicht in dem, was Sie beabsichtigt haben. Kommunikation ist nämlich nicht Absicht, sondern Wirkung, und die Bedeutung der Kommunikation ist demnach immer die Reaktion, die sie hervorbringt. Sie sehen: Kommunikation ist zuweilen ein sehr glattes Parkett.

9.1 Kommunikation

Kommunikation ist für uns so alltäglich, dass wir meist nicht lange darüber nachdenken, zumindest so lange nicht, wie sie in unserem ärztlichen Alltag problemlos funktioniert. Ein Arzt/eine Ärztin, ein Wort? – ein Irrtum. Erst wenn Missverständnisse entstehen, merken wir, wie bedeutsam und wie fehleranfällig unsere Kommunikation tatsächlich ist.

Wie bei dem österreichischen Psychotherapeuten Paul Watzlawick (1921–2007) setzen sich auch bei dem Psychologen und Kommunikationswissenschaftler Friedmann Schulz von Thun (*1944) die verschiedenen Aspekte einer Kommunikation sowohl aus verbalen als auch aus nonverbalen Zeichen zusammen. Kommunikation wird durch Gestik, Mimik, Körperhaltung, Blickverhalten und Merkmale des Sprechens – Stimmmodulation, Sprechgeschwindigkeit, Lautstärke, Artikulation – begleitet. Im persönlichen Gespräch wird folglich immer das Verhalten der Gesprächspartner wechselseitig beobachtet und demzufolge auch interpretiert.

Die Deutung der nonverbalen Zeichen – Blickkontakt, Lächeln und die Zuwendung des Körpers signalisieren beispielsweise Gesprächsbereitschaft – beeinflusst folglich immer die Interpretation des Gesagten. Dies schlägt sich gleichsam in der Einschätzung der Befindlichkeit, aber auch der Glaubwürdigkeit und der fachlichen Kompetenz des Gegenübers nieder. Allerdings sind diese Zeichen selbstverständlich nie zweifelsfrei, da eine Interpretation ja nicht unbedingt objektiv ist. Eine bestimmte Sitzhaltung des Patienten kann natürlich Symptom einer körperlichen Befindlichkeit – wie zum Beispiel Rückenschmerzen oder Gelenkbeschwerden oder auch abdominale Beschwerden – sein. Und nonverbale Zeichen variieren teilweise auch erheblich, nicht nur zwischen den Gesprächspartnern, sondern auch zwischen unterschiedlichen Kulturen.

> Die Körpersprache kommt ganz von selbst aus Ihrer inneren Haltung, Ihrer persönlichen Einstellung als Arzt und Ihrem Denken heraus. Wenn Sie eine hohe und respektvolle Meinung von Ihrem Gegenüber haben, dann wird das von Ihnen nonverbal ausgestrahlt.

Kommunikation ist also nicht gleich Kommunikation. Auf allen Seiten einer „Nachricht" können Missverständnisse auftreten, weil Botschaften etwa nicht gehört, falsch verstanden oder nicht akzeptiert werden.

Nun aber die gute Nachricht: Auch die ärztliche Kommunikation ist Handwerk, das sich erlernen lässt. Und wer sein Handwerk beherrscht, hat gute Voraussetzungen, um seine Patienten noch besser zu betreuen. „Rem tene, verba sequentur". Behalte die Sache im Auge, die Worte stellen sich dann von selber ein; Cato der Ältere (234–149 v. Chr.).

9.1.1 Der erste Eindruck zählt

1967 interessierte den amerikanischen Psychologen Albert Mehrabian, wie groß der Anteil von Tonalität und Körpersprache an einer direkt übermittelten Botschaft ist. Worte können sehr leise, laut und unwirsch, geflüstert oder mit fester Stimme zustimmend gesprochen werden. Das ist die Information, die über die Bedeutung der einzelnen Worte hinausgeht. Gestik, Mimik, Blickkontakt und Haltung bilden die wichtigsten natürlichen Elemente der Körpersprache. Dazu kommen weitere Elemente wie Kleidung, Frisur, Kosmetik und Schmuck. Von den Informationen, die wir erhalten, entnehmen wir

- 55 Prozent der Körpersprache,
- 38 Prozent der Tonalität und nur
- 7 Prozent den Wörtern und Sätzen.

Die Zahlenangaben gehen zurück auf die Forschungen Mehrabians Ende der 60er-Jahre, der als Professor an der Universität von Kalifornien in Los Angeles arbeitete und dessen Erkenntnisse über die nonverbale Kommunikation weithin bekannt wurden (Mehrabian 1967). Seine wissenschaftlichen Untersuchungen brachten Mehrabian zu dem Ergebnis, dass nonverbale Signale viel stärker wirken als die Bedeutung der gesprochenen Worte. Ebenso habe der mimische Ausdruck des Gesichts eine größere Wirkung als der Tonfall. So sicher und schnell wie Sie erkennen, welche Haarfarbe ein Patient hat, erkennen Sie, ob er wütend oder besorgt ist, ob er sich freut oder zynisch reagiert.

Und auch eine Vorahnung dessen, was der Patient als nächstes tun wird, stellt sich mühelos in Ihrem Bewusstsein ein, bevor Ihr Gegenüber auch nur ein Wort geäußert hat. Bevor Sie über den Inhalt der Worte nachdenken können, bevor Sie die Worte gehört haben, ist in Ihrem Gehirn bereits ein umfangreiches Bild über Ihr Gegenüber entstanden (Kahnemann 2012). Mehrabians Verdienst ist, dass er uns dafür sensibilisiert hat, den nonverbalen Anteil unserer Kommunikation nicht zu gering zu schätzen. Und ebenso, dass es der Kommunikation hilft, wenn der Inhalt und die nonverbalen Botschaften stimmig sind (Linker 2009).

> Zur echten Kommunikation gehören Vertrauen und Einfühlungsvermögen. Eine ganz besondere Form der Gestik ist beispielsweise die Begrüßung. Die Art, in der sich zwei Menschen begrüßen, sagt sehr viel über ihr Verhältnis zueinander aus. Ganz entscheidend für das weitere Miteinander, für die diagnostischen Wege und für die Vorentscheidung zu einer therapeutischen Intervention ist immer die erste Begegnung.

Paul Ekmann hat eine besondere Fähigkeit: Er liest in den Gesichtern anderer Menschen. Nicht umsonst gilt der US-Wissenschaftler als Spezialist der Mimik. Ekmann hat eine Vielzahl von Erkenntnissen über die menschliche Mimik und ihre Aussagekraft publiziert. Schon als junger Wissenschaftler gelang ihm der Nachweis, dass die Mimik des Menschen universell ist. Er wies nach, dass es im menschlichen Gesicht 43 Aktionseinheiten gibt, die jeweils aus den Bewegungen eines oder mehrerer Muskeln bestehen. Diese werden im menschlichen Gesicht zu Ausdrücken kombiniert (Ekman 2004).

Manche Elemente der Körpersprache gelten unabhängig von der Kultur und dem Umfeld. Dies trifft besonders für die Mimik zu. Für den mimischen Ausdruck gilt universelle Übereinstimmung, unabhängig von einzelnen Personen oder der kulturellen Zugehörigkeit. Anderen Menschen schauen wir zunächst einmal ins Gesicht. Und auch wenn wir länger miteinander sprechen, betrachten wir den größten Teil der Zeit das Gesicht des anderen.

Mimik ist das Mienenspiel. Der Begriff leitet sich her von dem griechischen Wort *mimos* (= Schauspieler).

Auf der Basis dieser Erkenntnisse schuf Ekmann das *Facial Action Coding System*, das Nachschlagewerk für Facetten und Mimik. Für Psychologiestudenten ist es Lehrbuch, für Trickfilmer Vorlage und für Schauspieler praktische Hilfe. Denn die Mimik ist besonders aus- und eindrucksvoll.

Eine ganz besondere Rolle im Gesicht spielen die Augen. Im Kontakt mit anderen Menschen verwenden wir viel Zeit und Energie auf den Blickkontakt. Je öfter und länger uns jemand ansieht, desto mehr Aufmerksamkeit und Akzeptanz setzen wir voraus. Zu wenig Augenkontakt interpretieren wir häufig als mangelndes Interesse oder gar als Ablehnung. Eine der wirksamsten nonverbalen Verhaltensweisen ist der Blickkontakt. Menschen, die anderen beim Sprechen in die Augen sehen, kommunizieren erfolgreicher als diejenigen, die das nicht tun – gleichgültig aus welchen Gründen.

Der Blickkontakt hat zwei Ausprägungen: Das Suchen und Halten des Blickkontaktes einerseits und das Vermeiden eines Blickkontaktes andererseits. Beide rufen einen gänzlich anderen Eindruck hervor. Das Suchen und Halten baut Beziehungen zu Patienten auf, das Vermeiden des Blickkontaktes verhindert oder reduziert das Aufbauen einer Beziehung zum Patienten. So signalisiert ein Arzt per Blickkontakt beispielsweise, dass die Hilfe nicht nur durch ein bestimmtes Medikament bedingt ist, sondern auch durch ihn, den Arzt.

Es lohnt sich darauf zu achten, welchen Gehalt unsere Körpersprache für andere hat. Die Menschen neigen dazu, gerade die gut sichtbaren Signale unseres Körpers eindeutig zu interpretieren.

Praxistipp

Bedenken Sie: Sie kommunizieren immer. Auch wenn Sie nichts sagen, senden Sie eine Botschaft aus – mit dem Nachteil, dass diese Botschaft Spielraum für Fehlinterpretationen lässt.

Wenn Sie noch einmal darüber nachdenken, wie Kommunikation funktioniert, werden Sie sich daran erinnern, dass in der Kommunikation der Empfänger einer Nachricht deren Inhalt bestimmt. Ihr Patient wird aus dem Kontext seiner Vorerfahrungen, seiner Erwartungen und seiner Einschätzung der Situation im Sprechzimmer heraus die Botschaft, die Sie ihm vermitteln, entschlüsseln und interpretieren. Hierbei kann es zu völlig unterschiedlichen Wahrnehmungen kommen.

9.2 Das ärztliche Gespräch

Eine ausführliche Anamnese steht am Anfang jeder Behandlung und ist wesentlicher Baustein der gesamten Therapie. Ziel jeder Anamnese sollte sein, ein umfassendes Bild des Patienten zu erhalten. Das Anamnesegespräch thematisiert die Beschwerden und zielt auf mögliche erste diagnostische oder therapeutische Maßnahmen. Die Themen einer Anamnese sind von der jeweiligen Spezialisierung des Arztes abhängig. Eine Anamnese in der Homöopathie wird andere Inhalte erfragen als eine Anamnese in der Traditionellen Chinesischen Medizin (TCM). Und eine Ärztin mit dem Schwerpunkt Schmerztherapie setzt unter Umständen andere Akzente als ein naturheilkundlich tätiger Arzt.

Das Gespräch in der naturheilkundlich ausgerichteten Arztpraxis sollte keinesfalls so straff organisiert sein wie ein Fragebogen, sondern vielmehr offen strukturiert und Schwerpunkte zulassen. Grundsätzlich ist es empfehlenswert, alle Fragen möglichst offen zu formulieren. Da der Wortlaut des Patienten eine große Rolle spielt, können bereits kleine vom Arzt vorgegebene Formulierungen die Anamnese in eine ungewollte Richtung lenken. Durch offene Fragen (z. B. „Weshalb sind Sie gekommen?") wird dem Patienten ermöglicht, die für ihn relevanten Aspekte aus einer Sicht zu schildern.

Die Fähigkeit, eine gute naturheilkundliche Anamnese zu erheben, erfordert viel Erfahrung und umfangreiche Kenntnisse der Komplementärmedizin. Sie zeigt besonders eindrucksvoll, was eine vorbildliche Anamneseerhebung wert ist. Bei einer schweren und komplikationsreichen Krebserkrankung kann aufgrund zwar detaillierter, aber dennoch unzulänglicher anamnestischer Daten und beziehungsloser Befunde oft erst durch zusätzliche und gezielte Fragen das Beschwerdebild deutlich umrissen werden.

Während die Onkologen dem Patienten Chemotherapie und Bestrahlung verordnen, kümmert sich der Hausarzt auch um die Psyche des Patienten. Denn die Erkrankung befällt auch die Seele des Menschen. Viele Krebspatienten verbergen ihre Ängste und die Beschwerden häufig vor ihren Angehörigen, um sie zu schützen und um sie nicht unnötig zu belasten. Dies wiederum führt zu zusätzlicher emotionaler Belastung und fehlgeleiteter Kommunikation in der Arztpraxis. Eine gute Anamnese deckt die psychische Situation des Patienten auf und legt die Diagnose greifbar nahe. Polypragmasie und sinnlose Diagnostik können so oft vermieden werden; außerdem profitieren die Patienten immer von der psychosozialen Unterstützung.

Praxistipp

Es gilt, dem Patienten aufmerksam zuzuhören, um neben der Sach- auch die Gefühlsebene zu erfassen. Ausreichend Zeit zum Gespräch sollte eingeplant werden und äußere Störungen sind zu vermeiden.

In der naturheilkundlichen Anamnese sollten die Patienten zuerst frei ihre Beschwerden schildern. Im Verlauf des Gesprächs werden die Beschwerden durch gezielte Fragen weiter eingegrenzt. Ein weiteres wichtiges Ziel der Anamnese ist es, auslösende, verstärkende sowie lindernde Faktoren zu erkennen. Diese können sowohl im somatischen als auch im psychosozialen Bereich liegen. Darüber hinaus müssen bisherige ärztliche Interventionen und Medikamente detailliert erfragt werden. Von besonderem Interesse sind deren Effektivität und die Verträglichkeit. Bei angewandten Therapieverfahren ist zu fragen, wie lange sie eingesetzt wurden, wie sie geholfen haben und warum die Therapie abgebrochen wurde.

Mit zunehmender Erkrankungsdauer beeinflussen sich organische und psychosoziale Faktoren gegenseitig und müssen deshalb gleichermaßen erfasst werden.

Am Ende des Gesprächs sollte auch danach gefragt werden, welche Erwartungen der Patient in die komplementäre Therapie setzt und mit welchem Therapieerfolg er zufrieden wäre.

9.3 Das psychotherapeutische Gespräch

Patienten, die Rat in einer spezialisierten Arztpraxis suchen – sei es eine Praxis für Naturheilkunde, für Homöopathie oder chinesische Medizin –, haben häufig bereits viele konventionelle diagnostische und therapeutische Verfahren hinter sich und waren bereits bei unzähligen fachärztlichen Kollegen und vielleicht auch in dem einen oder anderen Krankenhaus. Unabhängig davon, ob es sich um eine chronische Erkrankung, um chronische Schmerzen, unspezifische abdominale Beschwerden, um Schlafstörungen oder allgemeine Befindlichkeitsstörungen handelt, sollte immer auch eine psychische Komponente der Beschwerden in die Überlegungen des Arztes miteinbezogen werden. Es kann eine psychosomatische Erkrankung vorliegen oder aber die primär somatischen Beschwerden haben Einfluss auf die psychische Situation des betroffenen Patienten.

Auch um diesem Sachverhalt gerecht zu werden, sollte immer ausreichend Zeit für eine ausführliche Anamnese eingeplant werden. Die Anamnese zeigt dem Patienten, dass er mit seinen Beschwerden ernst genommen wird und es ergeben sich erste Hinweise darauf, ob es sich beispielsweise bei den chronischen Schmerzen um lokal verursachte, fortgeleitete oder übertragene Schmerzen handelt. Bei unauffälligen Organbefunden ergibt sich die Indikation zur psychosomatischen Diagnostik.

Das persönliche Gespräch mit dem Patienten sollte nicht in einem Abfragen bestimmter Symptome erfolgen, sondern dem Patienten viel Raum für seine eigene Interpretation der Beschwerden, für die persönliche Reihenfolge und Wichtigkeit der Ereignisse lassen. Die Ahnung psychosomatischer Zusammenhänge ist vielleicht eine Ahnung, die der Patient durchaus in sich hat, häufig aber verdrängt. Er will nicht darüber nachdenken, dass die Symptome auch aus belastenden und dunklen psychischen Abgründen hervorgerufen werden könnten. Dieses persönliche Gespräch in ruhiger und entspannter Atmosphäre verrät dem Arzt viel mehr von dem, was der Patient vielleicht verdrängt hat, und macht ihn mit den auf Distanz gehaltenen Ursachen seines Leidens eher bekannt. Dass Gesundheit und Krankheit zu einem großen Teil auch durch die Psyche beeinflusst wird, ist in der Medizin nichts Neues.

Praxistipp

In meiner eigenen Praxis habe ich ein separates Behandlungszimmer eingerichtet, das dieser Forderung nach ruhiger und entspannter Atmosphäre gerecht wird. Kein Telefon stört das Arzt-Patienten-Gespräch und kein Praxiscomputer verleitet zum Eingeben der Dokumentationsdaten. Patient und Arzt sitzen sich an einem runden Tisch gegenüber, was ein sehr persönliches und vertrautes ärztliches Gespräch ermöglicht. Die Atmosphäre des Behandlungszimmers wird vor allem von der Farbgebung, der Einrichtung des Zimmers, dem runden Tisch und einem kleinen Brunnen getragen. Die positiven Ergebnisse und die Resonanz der Patienten unterstreichen die Wirkung dieses Umfelds auf die Menschen (► Abb. 9-1).

Die Kunst in der Kommunikation mit den Patienten ist in erster Linie, eine gute Beziehung aufzubauen und diese auch im weiteren Verlauf zu erhalten. Eine der wichtigsten Regeln hierbei ist, dem Gegenüber immer das Gefühl gegenseitigen Respekts zu vermitteln. Ihr Patient muss jederzeit das Gefühl haben, dass er Ihnen vertrauen kann. Versuchen Sie mit diesem Menschen in Kontakt zu kommen, unterhalten Sie sich mit ihm und erkundigen Sie sich nach seinem Befinden, nach bestimmten Eigenarten oder Besonderheiten seiner Erkrankung. Intensivieren Sie dieses Gespräch durch Nachfragen und durch Erfragen von Details. Und machen Sie sich kurze und prägnante, detailreiche Notizen.

Den Gesprächsablauf können Sie steuern, indem Sie zunächst offene Fragen stellen und dann durch geschlossene Fragen die Aufmerksamkeit des Patienten auf diejenigen Aspekte lenken, die aus Ihrer Sicht für die Klärung des

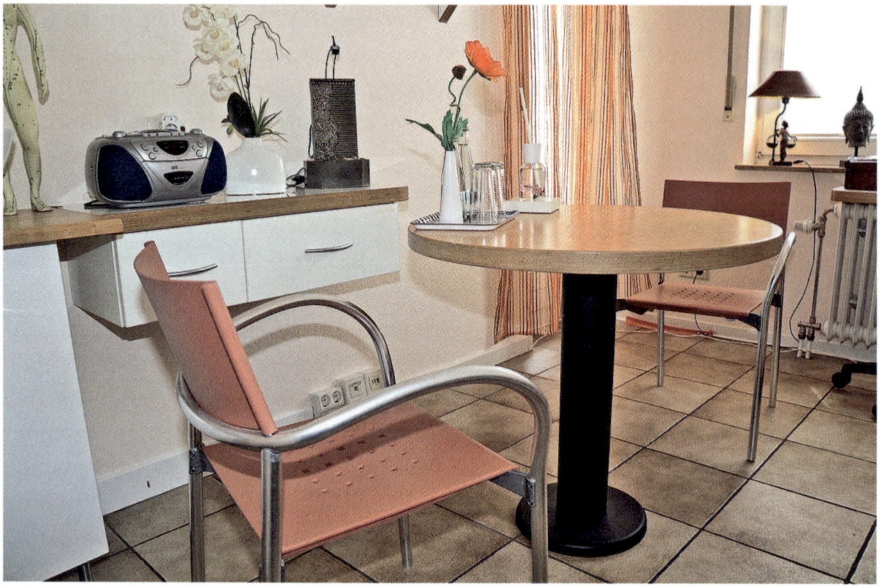

Abb. 9-1 Das „andere" Sprechzimmer in der Praxis Dr. Frank
Die Ausgestaltung des Raumes ohne medizinisches Gerät und mit rundem Tisch. Die Erfahrungen zeigen, dass sich unsere Patienten in diesem Behandlungszimmer sehr wohl fühlen.

Problems ebenfalls wesentlich sind. Mit Rückfragen überprüfen Sie, ob Sie den Patienten auch richtig verstanden haben und ob der Patient die weiteren diagnostischen Schritte oder Behandlungsmaßnahmen entsprechend erfasst hat. Zeigen Sie dem Patienten immer aufrichtiges Interesse. Von besonderer Bedeutung ist auch das aufmerksame Zuhören und das Aufspüren der emotionalen Situation des Patienten. Am Ende des Gesprächs soll eine Zusammenfassung des Gesagten sicherstellen, dass die wesentlichen Sachverhalte erhoben wurden und für das weitere diagnostische und therapeutische Vorgehen durch den gemeinsamen Dialog Übereinstimmung hergestellt werden konnte. Zusammenfassungen sollten so erfolgen, dass dem Patienten abschließend nochmals Gelegenheit zur Korrektur des Gesagten gegeben und ihm die Zustimmung zu erleichtert wird.

Praxistipp

Zu Beginn des ärztlichen Gesprächs ist es notwendig, sich über die gegenseitigen Erwartungen auszutauschen und besonders auch den Patienten auf die Spielregeln des Gesprächs, beispielsweise ein Zeitlimit, hinzuweisen.

9.4 Psychotherapie und Komplementärmedizin

Vielleicht wundern Sie sich darüber, dass ich der Kommunikation einen solch breiten Raum gebe. Aber auch in der Komplementärmedizin ist – ebenso wie in der Schulmedizin – die Kommunikation eine der wesentlichen Grundlagen für ein gutes Vertrauensverhältnis zwischen Ihnen als Arzt und Ihren Patienten. Und vor allem die Kommunikation und Interaktion des Patienten mit seiner sozialen Umgebung steht im Zentrum auch der psychosomatischen Medizin (Tress et al. 2004).

Die Wichtigkeit der Kommunikation wird zusätzlich erhöht durch die veränderten Erwartungen besonders der jüngeren Patienten, die seitens der Ärzte nach mehr Transparenz und Offenheit verlangen. Eine offene und vertrauensvolle Kommunikation verbessert nicht nur das Arzt-Patienten-Verhältnis um ein Vielfaches, sondern macht das Leben für alle leichter und verhindert bereits im Vorfeld viele Schwierigkeiten und mangelnde Compliance, die letztlich dem therapeutischen Erfolg im Wege stehen.

Die in der Behandlung psychosozialer und psychosomatischer Krankheitsbilder eingesetzten psychotherapeutischen Behandlungsverfahren – beispielsweise verhaltenstherapeutische, gesprächstherapeutische oder psychoanalytisch orientierte Behandlungsansätze – lassen sich mit gutem Erfolg mit den unterschiedlichen Behandlungsmöglichkeiten der Komplementärmedizin kombinieren. Für die Therapie psychischer Erkrankungen stehen, abhängig vom Krankheitsbild, zahlreiche Behandlungsverfahren der Komplementärmedizin zur Verfügung, die auch unterschiedliche Kombinationen ermöglichen.

> Komplementäre Therapieverfahren sind auch bei psychischen und psychosomatischen Erkrankungen adjuvant indiziert und reichen bei geringfügigen psychischen Störungen und leichteren psychischen Erkrankungen häufig als alleinige Therapie aus.

9.4.1 Leichte bis mittelschwere psychische Störungen

Bei psychischen Störungen geringeren Grades sind Heilpflanzen vielfach wichtige und wirksame Alternativen zu modernen Psychopharmaka. Immer mehr Patienten fragen mich auch in meiner eigenen Arztpraxis nach pflanzlichen Präparaten als Alternative zur schulmedizinischen Pharmakotherapie. Pflanzliche Arzneien sind gut verträglich und haben nur wenige unerwünschte Wirkungen. Die Heilpflanzen können als Tee, Tinkturen, Globuli oder auch als Fertigarzneien verordnet werden. Außerdem lassen sich die Heilpflanzen sehr gut und problemlos miteinander kombinieren. Einige der Heilpflanzen haben als Phytotherapeutika eine jahrtausendealte Tradition, andere haben vor allem durch die Homöopathie oder die Anthroposophische Medizin ihre große Bedeutung für die Komplementärmedizin erlangt. Jedes Einzelne der vielen pflanzlichen Heilmittel eröffnet aber ganz eigene Wege der Therapie.

Pflanzliche Arzneimittel enthalten Bestandteile die meist aus getrockneten, z.T. auch aus frischen Pflanzen und Pflanzenteilen, gewonnen werden. Homöopathische Arzneien sind Zubereitungen von Natursubstanzen pflanzlichen oder mineralischen Ursprungs. Beim homöopathischen Potenzieren werden durch Verdünnen und Schütteln mit Wasser die Heilkräfte aus den pflanzlichen Tinkturen freigesetzt.

Die zugelassenen Phytopharmaka haben ein sehr breites therapeutisches und pharmakologisches Wirkungsprofil und können beispielsweise als Monotherapie angewendet werden bei leichteren depressiven Episoden, Angststörungen, Schlafstörungen, bei funktionell bedingten und chronischen Erkrankungen (z.B. Reizdarmsyndrom) und allgemeinen Befindlichkeitsstörungen. Adjuvant eignen sie sich auch zur Rezidivprophylaxe und zur Nachbehandlung in der Rekonvaleszenz. Phytotherapeutika sind mit anderen medikamentösen und nichtmedikamentösen Verfahren gut kombinierbar und eine der fünf Säulen der klassischen Naturheilverfahren.

Depressionen

Depressionen gehören neben den Ängsten zu den am weitesten verbreiteten psychischen Erkrankungen. Häufig treten Angst und Depression gemeinsam auf. Zu beachten ist außerdem, dass eine zunächst harmlos erscheinende depressive Verstimmung oder Stimmungsschwankungen ebenfalls zu erheblichen Beeinträchtigungen mit Krankheitswert führen können. Allerdings sind die Grenzlinien zwischen den verschiedenen psychischen Störungen viel verschwommener, als sie in unseren medizinischen Lehrbüchern häufig dargestellt werden. Zwischen den klaren Schwarz-Weiß-Trennungen existieren häufig unzählige Grautöne, was die exakte Diagnosestellung gelegentlich so schwierig macht.

Das wichtigste und bei leichten bis mittelschweren Depressionen indizierte Phytopharmakon ist *Johanniskraut*. Hochkonzentrierte Fertigarzneimittel mit standardisierten Extrakten stehen unter zahlreichen Markennamen als Kapseln, Tabletten und Dragees zur Verfügung. Einige der Präparate sind rezeptpflichtig – nicht weil ihre Einnahme mit besonderen Nebenwirkungen oder Risiken verbunden wäre, sondern weil die Diagnose einer Depression immer einer ärztlichen Untersuchung und Beratung bedarf. Auch die S3-Leitlinie „Unipolare Depression“ empfiehlt Johanniskraut für die Behandlung leichter bis mittelgradig depressiver Episoden. Johanniskraut kann auch eingesetzt werden bei nervöser Unruhe und leichten depressiven Verstimmungen zum Beispiel in den Wechseljahren.

Bei Angst, Unruhe und leichten Spannungszuständen kann *Baldrianwurzel*, aber auch *Hopfen* indiziert sein. In klinisch kontrollierten Studien trat bei Patienten mit Schlafstörungen nach 2–4-wöchiger Therapie mit Baldrianwurzel eine deutliche Besserung der Schlafqualität ein. Soforteffekte fanden sich allerdings nicht. Weitere Arzneien, die sich bei Schlafstörungen und nervöser Unruhe bewährt haben, sind *Hopfen*, *Passionsblume* und *Melisse*. Praxisbewährt sind auch Schlaf- und Beruhigungstees.

Praxistipp

Leichte bis mittelschwere depressive Episoden sind psychotherapeutisch gut zu behandeln. Zusätzlich empfiehlt sich der Einsatz standardisierter Pflanzenextrakte oder homöopathischer Arzneien.

Außerdem haben sich bei Depressionen insbesondere die Lichttherapie, Akupunktur, Entspannungsübungen, Achtsamkeitsmeditation und Bewegung bewährt.

Die allgemeine Steigerung von Antrieb und Leistung durch die *Lichttherapie* gilt als gesichert. Die Lichttherapie wird vor allem bei der Winterdepression und bei Schlafstörungen erfolgreich eingesetzt.

Auch aus Sicht der chinesischen Medizin ist die Depression ein äußerst vielschichtiges Krankheitsbild, wobei die *Akupunktur* einen sehr positiven Einfluss auf die Seele, den Körper und den Geist hat und ebenfalls bei leichten bis mittelschweren psychischen Problemen und Depressionen indiziert ist.

Regelmäßige *Entspannungsübungen* und *Achtsamkeitsmeditation* harmonisieren das seelische Gleichgewicht. Aktive *Bewegungstherapie und Ausdauersport* sind bei allen psychischen Erkrankungen wichtige und gute Begleitmaßnahmen der Therapie und sollten vom behandelnden Arzt immer zusätzlich empfohlen werden. Laufen, Walken, Fahrradfahren und Schwimmen aktivieren nicht nur die körpereigenen Abwehrkräfte, sondern beeinflussen darüber hinaus die Stimmung positiv, verbessern die körperliche Leistungsfähigkeit und stärken das Vertrauen in den eigenen Körper. Zur allgemeinen Harmonisierung des vegetativen Systems tragen auch Hydrotherapie, Balneotherapie und Massagen bei.

Angststörungen

Angst bewirkt die Ausschüttung von Stresshormonen, was zu vielfachen körperlichen Reaktionen führen kann. Besonders charakteristisch sind Herzklopfen, Durchfall, Schwindel- und Schwächegefühl, Hyperventilation und Schweißausbrüche. Häufig gehen Angsterkrankungen auch mit Depressionen einher. Man unterscheidet verschiedene Arten von Störungen:

- **Generalisierte Angststörung**
  Sie tritt unabhängig von bestimmten Situationen auf und kann sich auch als übertriebene Besorgnis im Alltag zeigen.
- **Panikstörungen**
  Dies sind situationsabhängige, episodisch und unvorhersehbar auftretende Angstattacken.
- **Phobische Störungen**
  Sie werden durch eng begrenzte Situationen ausgelöst, z. B. durch Tiere (Tierphobie), enge Räume (Klaustrophobie), große Höhen (Akrophobie), Menschen (soziale Phobie) oder den Aufenthalt in der Öffentlichkeit und in großen Menschenmengen (Agoraphobie).

Bei Angststörungen stehen oft verhaltenstherapeutische Maßnahmen neben einer Modifikation der Lebensführung im Vordergrund. Bewährte komplementärmedizinische Methoden bei Angst sind Akupunktur, Mind-Body-Medizin, Phytotherapie, Homöopathie und Bewegungstherapie.

Die Kunst der chinesischen Diagnostik kann sehr oft den Blick für Zusammenhänge weiten, die bislang im Verborgenen lagen. Das kann gerade auch bei Beschwerdebildern, die mit Ängsten auftreten, einen entscheidenden Schritt nach vorne auslösen. Besonders die *Akupunktur* kann sehr gut eingesetzt werden, um die Symptome, die mit Ängsten einhergehen, äußerst effektiv zu behandeln. Auch in der TCM wird die Akupunktur oft gemeinsam mit anderen Therapieformen angewendet. Zur Wirkungsverstärkung kombiniere ich in meiner eigenen Praxis die Akupunktur häufig mit Homöopathika und Naturheilverfahren.

Praxistipp

Wenn alle Voraussetzungen für eine gute Akupunkturbehandlung vorliegen (sehr gute Ausbildung, räumliche Einrichtung, Ausstattung mit guten Materialien), haben Sie ein sehr wirksames therapeutisches Instrument zur Verfügung.

Wirksame Instrumente, um den Stresssymptomen bei Ängsten entgegenzuwirken, bieten auch die unterschiedlichen Möglichkeiten der *Mind-Body-Medizin* – Autogenes Training, Progressive Muskelentspannung und regelmäßiges Achtsamkeitstraining. Die Atem- und Entspannungstechnik ist bei der Behandlung von Ängsten und muskulären Spannungszuständen praktisch unverzichtbar. Sie harmonisiert nicht nur das emotionale Gleichgewicht, sondern wirkt auch auf den erhöhten Muskeltonus entspannend und schmerzlindernd. Zusätzliches regelmäßiges Achtsamkeitstraining hilft den Patienten, schwierige Situationen besser zu bewältigen, und es erhöht die Stresstoleranz des Organismus.

Somatoforme Störungen und Fibromyalgie

Wird trotz umfassender Diagnostik keine eindeutige körperliche oder psychische Ursache für die von den Patienten geäußerten Beschwerden gefunden, handelt es sich häufig um somatoforme Störungen. Die Patienten sind oft in ihrer Lebensqualität erheblich eingeschränkt und haben schon viele Therapieversuche und Arztwechsel hinter sich. Häufig leiden die Betroffenen an unterschiedlichen Symptomen, manchmal wechselnder körperlicher Regionen, die in ihrer Ausdehnung nicht mit typischen anatomischen Strukturen übereinstimmen. Die Störung entwickelt sich häufig in zeitlichem Zusammenhang mit belastenden psychosozialen Ereignissen. Neben den Angst- und depressiven Erkrankungen sind somatoforme Störungen die häufigsten psychischen Erkrankungen auch in meiner eigenen Arztpraxis. Nach dem ICD-10 werden vier verschiedene Störungsbilder unter dem Oberbegriff „Somatoforme Störung" differenziert:

- **Somatisierungsstörungen**
  Charakterisiert durch anhaltende, multiple, unterschiedliche und wechselnde körperliche Symptome, für die keine ausreichende somatische Erklärung gefunden wird.
- **Undifferenzierte Somatisierungsstörungen**
  liegen vor, wenn zahlreiche unterschiedliche Beschwerden ohne nachweisbare somatische Ursache seit mindestens 6 Monaten bestehen, der vollständige Aspekt einer Somatisierungsstörung jedoch nicht völlig erfüllt ist.
- **Somatoforme autonome Funktionsstörungen**
  Im Gegensatz zu den Somatisierungsstörungen beziehen sich diese auf einzelne Organe oder Organsysteme, die vom autonomen Nervensystem kontrolliert werden. Die Patienten leiden vor allem unter Herzklopfen, Zittern, Ermüdbarkeit und Völlegefühl.
- **Somatoforme Schmerzstörung**
  Es stehen chronische Schmerzen im Vordergrund, die durch eine körperliche Störung nicht erklärt werden können.
- **Hypochondrie**
  Die Angst an einer schweren Krankheit zu leiden steht im Vordergrund.

Die Zuordnung der Hypochondrie zu den somatoformen Störungen macht den fließenden Übergang zu den Angsterkrankungen deutlich. Dies gilt auch für viele der den somatoformen autonomen Funktionsstörungen zugeordneten Beschwerdebilder wie funktionelle Herzbeschwerden und Colon irritabile. Insgesamt ist die überwiegende Mehrheit der Symptome einer Somatisierung psychovegetativ bedingt und damit Ausdruck von psychischen Belastungen, Überforderung und Stress. Im weiteren Sinne gehört auch die Neurasthenie bzw. das Fatigue-Syndrom zu den somatoformen Störungen.

> Die Vorstellung, dass ein körperlicher Schmerz immer auch eine körperliche Ursache haben muss, ist sowohl bei vielen Ärzten als auch bei den Patienten weit verbreitet. Das Schmerzerleben lässt sich aber eben nicht immer auf ein eindeutiges Reiz-Reaktions-Muster reduzieren.

Auch für die Behandlung somatoformer Störungen bietet die Komplementärmedizin – im Sinne einer ganzheitlichen Betrachtung – eine Vielfalt therapeutischer Maßnahmen an. Ideal ist ein multimodales Behandlungskonzept, dass unter Berücksichtigung der subjektiven Beschwerden des Patienten ein optimales und individuelles Behandlungsregime gewährleistet. Neben der psychosomatischen Behandlung ist auch häufig die Einleitung von Entspannungsverfahren (Autogenes Training, Muskelentspannung nach Jacobsen) indiziert und besonders hilfreich.

Die Therapie somatoformer Störungen umfasst viele Gesichtspunkte, und die langfristig erfolgreiche Behandlung ist eine schwierige Aufgabe. Viele Ärzte verfolgen oft einen schnellen Therapieerfolg und haben kein langfristiges Konzept. Erschwerend kommt hinzu, dass man bei der Therapie auf die Mitarbeit des Patienten angewiesen ist. Diese Charakteristika unterscheiden die Behandlung somatoformer Störungen von vielen anderen Krankheiten.

Wie soll man bei der Behandlung vorgehen? Wie jede Therapie erfordert auch die Behandlung somatoformer Störungen eine strukturierte Handlungsweise. Zunächst ist die somatische Seite der Beschwerden gründlich abzuklären, um keine eventuell vorliegende organische Ursache zu übersehen. Anschließend müssen die Diagnose, die Motivation zur Zusammenarbeit und das therapeutische Vorgehen abgeklärt werden. Der Patient muss über die Diagnose informiert werden, wobei ihm gleichzeitig versichert wird, dass seine Beschwerden ernst genommen werden. Zur Therapie somatoformer Störungen bietet sich folgende Strategie an:

- **Ausführliche Anamnese, Abklären von Vor- und Begleitkrankheiten**
  Dem Patienten wird ausreichend Zeit gegeben, seine Beschwerden zu schildern. Seine psychosoziale Situation wird erkundet und bewertet.
- **Sorgfältige Abklärung der Beschwerden durch schulmedizinische Diagnostik**
  Eine organische Ursache der Beschwerden muss ausgeschlossen werden.
- **Festlegung der Therapieziele**
  Der Arzt bestimmt gemeinsam mit dem Patienten die Ziele der Therapie.
- **Barrieren auf dem Weg zum Therapieerfolg ausfindig machen**
- **Vermittlung von Kenntnissen zur Lebensstiloptimierung**
  Bevor überhaupt spezifische Therapiemaßnahmen eingeleitet werden, sollte eine umfassende ärztliche Beratung zur Lebensstiloptimierung erfolgen.

- **Multifaktorieller, komplementärmedizinischer Therapieansatz**
  Hierbei findet eine erneute Anamnese (z. B. Homöopathische Erstanamnese oder nach Kriterien der chinesischen Medizin) unter Berücksichtigung der gewählten Therapie statt. Das Therapiekonzept beinhaltet eine Stufentherapie. Führt die Basistherapie (beispielsweise Akupunktur) nicht zum vereinbarten Therapieerfolg, kommen auch Phytopharmaka oder Homöopathika infrage.
- **Zeitnahe Wiedereinbestellung zur Beurteilung des Therapieerfolgs**

Die Bewegungstherapie wird selten in die Überlegungen zur Behandlung somatoformer Störungen einbezogen. Die Gründe hierfür sind wahrscheinlich darin zu sehen, dass vermehrte körperliche Aktivität aus Sicht des Patienten kein probates Mittel zur Behandlung seiner Beschwerden ist und der Arzt die Meinung vertritt, bei somatoformen Störungen sei Bewegung nicht anwendbar. Auch mit der Compliance des Patienten wird häufig nicht gerechnet. Diese Haltung ist kaum verständlich.

Die aktive Bewegungstherapie hat nicht nur eine Steigerung der körperlichen und mentalen Leistungsfähigkeit, der kardiopulmonalen Ausdauer, der Muskelkraft sowie der Koordination zur Folge, sondern ist auch aus Gründen der Motivationssteigerung durch Verbesserung sozialer Kontakte zu empfehlen. Wer fest in eine Sportgruppe (z. B. Jogging, Walking) integriert ist, bleibt meistens jahrelang dabei.

Die Patienten müssen also ihren Lebensrhythmus umstellen und sich mehr bewegen, somit zwei Verhaltensweisen ändern. Mit einem ärztlichen Ratschlag ist aber wenig geholfen. Zur Verhaltensmodifikation eignet sich die Verhaltenstherapie. Sie geht von der Annahme aus, dass Verhaltensweisen erlernte Reaktionen sind. Auf der Grundlage der Lerntheorien werden die problematischen Verhaltensmuster verständlich und können dem Patienten nahegebracht werden. Dadurch erhöht sich seine Motivation zur aktiven Unterstützung der Behandlung.

Nicht jede Sportart, nicht jede Bewegungstherapie ist für jeden Patienten geeignet. Radfahren bietet ähnliche Vorteile wie Schwimmen. Aber auch Joggen, Wandern, Walken und Spazierengehen sind geeignete Bewegungsarten und haben den Vorteil, dass sie alle in der Gruppe stattfinden können, was sich günstig auf die Psyche und die Motivation auswirkt und die soziale Isolation zu überwinden hilft. Diese Aspekte dürfen nicht unterschätzt werden und sind auch für die Compliance sehr wichtig. Die wichtigsten Auswirkungen körperlicher Bewegung sind:

- Zunahme der körperlichen Leistungsfähigkeit
- Steigerung der Flexibilität, Koordination und Kraft
- Steigerung des Selbstwertgefühls, Besserung der psychischen Situation, psychische Stabilisierung

Die Bewegungstherapie stellt einen wichtigen Baustein in der Gesamtstrategie in der Behandlung von somatoformen Störungen und Depressionen dar (Neumann u. Frasch 2008). Die folgende Übersicht soll Ihnen eine kleine Auswahl komplementärmedizinischer Maßnahmen zur Behandlung somatoformer Störungen geben, die sich in der täglichen Praxis bewährt haben.

- **Somatoforme Störungen mit gastrointestinaler Symptomatik**
  Somatoforme Störungen mit gastrointestinaler Symptomatik umfassen vor allem das *Reizdarmsyndrom* und den *Reizmagen*. Bei gastrointestinalen Beschwerden hat sich eine Unterstützung der physiologischen Darmflora im Sinne einer mikrobiologischen Therapie bewährt. Zusätzlich ist eine schonende, möglichst vollwertige Ernährung zu empfehlen, bei der auf Reizstoffe wie Kaffee, Alkohol oder stark gewürzte Speisen verzichtet wird. Warme Wickel und Auflagen entspannen das Abdomen, ebenso ansteigende Fußbäder. Auch Phytotherapeutika können langfristig verordnet werden und sind gut verträglich. Die Auswahl der Akupunkturpunkte erfolgt nach der vorherrschenden Symptomatik.
- **Urogenitalsystem**
  Die *Reizblase* ist die häufigste somatoforme Störung im Urogenitalsystem der Frau. Die Phytotherapie wird individuell nach dem Beschwerdebild und den vorherrschenden Leitsymptomen verordnet. Die weitere Behandlung umfasst Beckenboden- und Blasentraining ebenso wie Wickel und warme Auflagen, die sich zur Symptomlinderung bewährt haben. Akupunktur kann ebenfalls unterstützend eingesetzt werden.
- **Schwindelsymptomatik**
  Bei *funktionellem Schwindel* eignen sich Homöopathika und Akupunktur oder Neuraltherapie. Auch heiße Kompressen können bei verspannter Nackenmuskulatur Linderung bringen.
- **Burnout und Erschöpfung**
  Für die Behandlung von *Burnout und Erschöpfung* sind komplementärmedizinische Therapieansätze wirkungsvoll und primäre Option. Neben dem Ausdauertraining in jeder Form eignet sich spezifische Bewegung wie Qigong, Tai-Chi und Yoga. In der Therapie des Burnout werden individuelle Akupunkturpunkte genadelt und durch Moxibustion ergänzt.
- **Funktionelle Herzbeschwerden**
  Bei *funktionellen Herzbeschwerden* sind Heilkräuter mit beruhigender und angstlösender Wirkung indiziert (Weißdornblätter oder Passionsblume); Akupunktur kann zusätzlich eingesetzt werden. Warme Bäder wirken muskelentspannend, vegetativ stabilisierend und angstmildernd.

In der Komplementärmedizin sind individuelle Behandlungsstrategien die Regel. Für die tägliche Praxis bietet sie eine Vielzahl therapeutischer Möglichkeiten, mit denen sich die unterschiedlichsten Erkrankungen gut behandeln lassen. Immer sind die fünf Säulen der klassischen Naturheilverfahren – Ernährungstherapie, Phytotherapie, Bewegungstherapie, physikalische Therapie und Ordnungstherapie, ggf. ergänzt um Traditionelle Chinesische Medizin (TCM), Homöopathie oder Anthroposophische Medizin – nutzbar und lassen wesentliche therapeutische Impulse setzen. Neben diesen Methoden gibt es aber zahlreiche weitere Einzelverfahren, die gezielt angewendet werden können. Hierzu zählen beispielsweise die diagnostisch-therapeutische Lokalanästhesie (Neuraltherapie nach Huneke), die Manuelle Medizin, die ausleitenden Verfahren und auch die Mikrobiologische Therapie. Durch diese Vielfalt lassen sich Kombinationen der Behandlungsmöglichkeiten auf den einzelnen Patienten und seine Bedürfnisse ideal abstimmen.

Praxistipp

Die Erhaltung und Wiederherstellung der Eigenverantwortlichkeit des Patienten ist eines der Ziele komplementärmedizinischer Verfahren bei somatoformen Störungen. Im Idealfall können die Therapiemaßnahmen körperliche Symptome erfolgreich lindern und die Autonomie des Patienten stärken. Dieser Aspekt sollte deshalb wesentlicher Bestandteil des Arzt-Patienten-Verhältnisses sein.

Im Umgang mit diesen Patienten ist es wichtig, dass der Arzt ihre Beschwerden genauso ernst nimmt wie bei solchen, bei denen er eine körperliche oder organische Ursache nachweisen kann. Nur so schafft er die Voraussetzung, die Patienten überhaupt zu einer kurativen Behandlung zu motivieren.

Zu Beginn der Behandlung sollte der Patient zunächst auf eine Optimierung seines persönlichen Lebensstils hingewiesen werden – kontinuierliche Ausdauerbewegung, gesunde Ernährung, Entspannungstherapie und Stressmanagement. Die Patienten sind auch über geeignete Selbsthilfetechniken – Hydrotherapie, Akupressur, Yoga/Meditation – zu informieren. Zusätzlich zu diesen Maßnahmen wird eine individuelle komplementärmedizinische Behandlung empfohlen. Besonders Erfolg versprechend sind demnach eine aktive Einbindung des Patienten in die Therapie und eine Kombination aus Naturheilverfahren, Akupunktur und Gesprächen im Sinne der psychosomatischen Grundversorgung. Der Patient soll darin unterstützt werden, auch kleine Fortschritte zu erkennen und für sich zu nutzen. Wichtig ist der Aufbau einer stabilen Arzt-Patient-Beziehung, in der die Beschwerden der Patienten ernst genommen, aber nicht überbewertet werden.

Fibromyalgie

Unter dem Begriff Weichteilrheuma wird eine Vielzahl von Beschwerden gelenknaher Strukturen, Sehnen, Bänder und der Muskulatur zusammengefasst. Eine Sonderform ist das Fibromyalgie-Syndrom. Etwa 90 % der Patienten sind Frauen im Alter von 40–50 Jahren mit charakteristischen Tender Points. Gesunde Muskeln, Sehnen und Gelenkkapseln sind normalerweise relativ indolent, Tender Points (synonym: Trigger Points) sind umschriebene, druckschmerzhafte Punkte in der Muskulatur und an Sehnenansätzen. Definitionsgemäß müssen wenigstens 11 der 18 Punkte bei Druck auf die Tender Points schmerzhaft sein. Man führt eine primäre Form auf Stress, Schlafstörungen, psychosomatische Störungen und Depressionen zurück, eine sekundäre Form auf chronische Wirbelsäulensyndrome und entzündlich-rheumatische Erkrankungen. Die alleinige Gabe von Analgetika beeinflusst das Krankheitsbild kaum und es gibt keine Hinweise auf ein entzündlich-rheumatisches Geschehen.

Der Muskelschmerz bei der Fibromyalgie geht nicht nur mit Schmerzen der Tender Points einher, sondern es besteht darüber hinaus eine allgemeine Herabsetzung der Schmerzschwelle. Die Schmerzen sind häufig von funktionellen, vegetativen und psychischen Symptomen begleitet.

Die Diagnose Fibromyalgie ist eine klinische Diagnose, die durch die typische Schmerzanamnese, die assoziierten Symptome sowie den typischen klinischen Untersuchungsbefund gestellt wird. Laboruntersuchungen, apparative und neurologische Diagnostik dienen vor allem zum Ausschluss entzündlich-rheumatischer Erkrankungen, von Stoffwechselerkrankungen, zum Ausschluss von Wurzelkompressionssyndromen, Tumoren und entzündlich bedingten Radikulopathien (beispielsweise einer Borreliose).

Beispiel: Therapie der Fibromyalgie in der Arztpraxis

Grundlage einer erfolgreichen Therapie der Fibromyalgie ist ein ganzheitlich ausgerichtetes multimodales Konzept. Wie bei allen chronischen Erkrankungen steht ein ausführliches ärztliches Gespräch am Anfang aller therapeutischen Bemühungen.

Alle Patienten sollten eine *Ernährungsberatung* zu den spezifischen Ernährungs- und Diätformen erhalten. Diese sind vor allem die mediterrane Ernährung sowie intensive diätetische Maßnahmen bei zusätzlich bestehender Adipositas. Ergänzend können auch Ernährungsempfehlungen der TCM und des Ayurveda zum Einsatz kommen. Die *Bewegungstherapie* umfasst neben Physiotherapie auch eigene körperliche Aktivierung durch Fitnesstraining in ansteigender Ausdauerbelastung und Medizinische Trainingstherapie. Nordic Walking, Jogging, Schwimmen oder Fahrradfahren sind ebenso geeignet wie Ergometertraining oder Bewegungsbäder. Ergänzend sollten auch achtsame Körpertherapien wie Feldenkrais, Yoga oder Tai-Chi und Qigong empfohlen werden. In der naturheilkundlichen Schmerztherapie sollten Patienten mit Fibromyalgie immer auch begleitende Techniken und Entspannungsverfahren der *Ordnungstherapie* erhalten. Hierzu zählen Meditation, Autogenes Training und die Muskelentspannung nach Jacobsen. Zusätzlich können auch Konzepte der Mind-Body-Medizin zum Einsatz kommen. Darüber hinaus haben sich umfangreiche hydrotherapeutische Anwendungen bewährt. Die *Hydro- und Balneotherapie* umfasst kalte und wechselwarme Kneipp-Güsse, medizinische Wannenbäder mit Heublumen- oder Rosmarinzusatz als Teil- oder Vollbäder. Die Güsse und Bäder können die Patienten zuhause selbst durchführen. Aber auch Einreibungen mit ätherischen Ölen (Kampfer, Eukalyptus, Fichtennadelöl), klassische Massagen, Bindegewebsmassagen und Brust- und Leibwickel haben eine wohltuende, schmerzstillende und entspannende Wirkung.

> Auffällig bei Fibromyalgie-Patienten ist das Missverhältnis zwischen der Art und der Intensität der Beschwerden und den erhobenen klinischen Befunden. Häufig gehen gemeinsam mit den Muskelverspannungen weitere funktionelle Beschwerden einher.

In der naturheilkundlichen Behandlung der Fibromyalgie kommen ergänzend *naturheilkundliche Arzneien* zur Anwendung. Insbesondere sind dies Präparate aus Heilpflanzen oder Tees wie beispielsweise Johanniskraut (stimmungsaufhellend, angstlösend und schlaffördernd) oder Weidenrindenextrakt aufgrund seiner analgetischen Wirkung. *Ab- und ausleitende Verfahren* nehmen bei der Behandlung der Fibromyalgie im Rahmen eines multimodalen Behandlungskonzepts ebenfalls einen wichtigen Platz ein. Bei der Auswahl und der Anwendung der Verfahren (Blutegeltherapie, Aderlass, trockenes und blutiges Schröpfen) sind der Allgemein- und Kräftezustand des Patienten sowie die Beschwerdesymptomatik zu berücksichtigen. Durch das breite Spektrum praktisch bewährter Injektionstechniken hat auch die *Neuraltherapie* große Verbreitung gefunden. Bei der Fibromyalgie empfehlen sich insbesondere intrakutan Quaddeln im Bereich der schmerzhaften Muskelareale. Die *Akupunktur* gilt vielfach als der Kern der Traditionellen Chinesischen Medizin, in Wahrheit jedoch spielt vor allem die Verabreichung von Kräuterarzneien in der chinesischen Medizin noch immer die größere Rolle. Der analgetische Effekt der Akupunktur ist der bisher am meisten erforschte und wissenschaftlich akzeptierte Wirkfaktor der Akupunktur. Eine der Stärken der Akupunktur liegt auch in der Therapie funktioneller Störungen. Über die Akupunkturpunkte als spezifische Punkte der Körperoberfläche kann sie ausgleichend-harmonisierende Impulse setzen. Schon von daher hat sie auch in der Behandlung der Fibromyalgie einen sehr hohen Stellenwert. Und auch die *Homöopathie* hat sich nach wissenschaftlichen Maßstäben insbesondere bei der Fibromyalgie als erfolgreich erwiesen. Ideal ist eine Kombination aus Akupunktur und Homöopathie.

Auch bei der Behandlung der Fibromyalgie erweist sich die Komplementärmedizin als äußerst erfolgreich und beschwerdelindernd. Der Arzt wird demnach dem Patienten umso besser helfen können, je besser er die einzelnen Verfahren beherrscht und je besser er deren Wirkungsmechanismen versteht.

9.5 Zusammenfassung

- Die Anamnese ist der bei weitem wichtigste Teil des Ersttermins. Bei jedem Patienten in der naturheilkundlichen Praxis werden eine allgemeine medizinische und eine psychosoziale Anamnese erhoben.
- Eine sorgfältige Anamnese und intensive klinische Erstuntersuchung entscheidet auch in der Komplementärmedizin über den weiteren Verlauf der Behandlung. Ausreichend Zeit ist deshalb erforderlich.
- Die apparative Diagnostik ist keinesfalls bei allen Patienten erforderlich, sondern gezielten Fragestellungen vorbehalten.
- Eine sorgfältige Dokumentation hilft, den Therapieverlauf des Patienten zu beurteilen und zukünftige Therapieentscheidungen zu treffen.
- Somatoforme Störungen sind anhaltende, organisch nicht ausreichend erklärbare körperliche Beschwerden. Es besteht eine erhebliche Diskrepanz zwischen den vom Patienten subjektiv empfundenen Beschwerden und den objektiven somatischen Befunden.
- Je nach Art der Beschwerden und der Anzahl der körperlichen Symptome werden somatoforme Störungen unterscheiden in Somatisierungsstörungen, undifferenzierte Somatisierungsstörungen, somatoforme autonome Funktionsstörungen, somatoforme Schmerzstörung und hypochondrische Störungen.
- Erfolg versprechend bei der Behandlung somatoformer Störungen sind komplementäre Therapieverfahren. Durch die Kombination unterschiedlicher Behandlungsverfahren können die Symptome der Patienten erfolgreich gelindert werden.

10 Anfangen aufzuhören – vom Raucher zum Nichtraucher

Tabakrauch ist ein komplexes Gemisch aus mehreren tausend Einzelsubstanzen, darunter zahlreicher giftiger und krebserzeugender Stoffe. Die Fakten sprechen für sich: Mehr als 300 Todesfälle pro Tag sind in Deutschland direkt auf das Rauchen zurückzuführen. Das Rauchen ist eines der größten vermeidbaren Gesundheitsrisiken unserer Zeit und für eine Vielzahl schwerer Erkrankungen und vorzeitiger Sterblichkeit verantwortlich – und kaum ein anderer Einzelfaktor trägt ähnlich häufig zur Entstehung von Krebserkrankungen bei wie der Tabakkonsum.

10.1 Ursprung und Herkunft der Tabakpflanze

Zwei Stunden nach Mitternacht donnert ein Kanonenschuss – der Ausguck der „Pinta“ sichtet Land. Bei Sonnenaufgang – es ist der 12. Oktober 1492 – nimmt unsere Geschichte des Rauchens ihren Anfang, als Christoph Kolumbus (1451–1506) eine Insel der Bahamas betritt und sie für Spanien in Besitz nimmt. Von den Bewohnern der Insel erhält er als Gastgeschenk fremdartig anmutende, getrocknete Blätter, ohne zu wissen, was er damit anfangen soll. Tabak gehörte zu jenen exotischen Kolonialprodukten, die erst nach Kolumbus‘ Entdeckungsfahrten in der Alten Welt bekannt wurden.

In allen Teilen der Welt, bei den Griechen und Römern, den Kelten und Germanen, Asiaten und Azteken findet man Hinweise und Zeichen von Rauchritualen. Ursprünglich war das Rauchen vor allem Teil kultischer Handlungen. Die Priester der Maya zündeten heilige Feuer mit Tabak an und die Indios der Karibik rollten ihn in Maisblätter ein, um ihn zu rauchen. Die Wirkung der Tabakpflanze kam der des Alkohols gleich, und so sprach man ursprünglich nicht vom Tabakrauchen, sondern vom „trockenen Trinken“.

> Die ursprünglich in Mittel- und Südamerika heimische Tabakpflanze gehört botanisch zu den Nachtschattengewächsen und enthält große Mengen an Alkaloiden. Heute wird Tabak weltweit angebaut. Die meisten Tabaksorten werden aus der rotblühenden Gattung Nicotina tabacum hergestellt. In der Tabakproduktion wird der Tabak befeuchtet, aromatisiert, gemischt und geschreddert, bevor er zu Zigaretten gedreht wird. Hunderte von Tabakzusatzstoffen dienen der Feuchthaltung, der Verbesserung der Glimmeigenschaften und der Aromatisierung.

Nach der Entdeckung Amerikas kam der Tabak nach Portugal, von wo ihn Jean Nicot de Villemain – von 1559 bis 1561 französischer Gesandter in Lissabon – an den französischen Hof einer erbarmungslosen Machthaberin brachte: Katharina von Medici. Die Regentin war vom therapeutischen Nutzen der Pflanze überzeugt und die Staude mit den weiß schimmernden Blüten war zuletzt nicht nur zum Schmuckstück eines jeden Ziergartens der Aristokratie geworden, sondern man begann auch die scheinbar einzigartige Heilkraft der Pflanze zu rühmen und in ihr ein Kraut zu sehen, das niemals schade. Der Überzeugung Katharinas folgend, wurde sie in Frankreich „Königinnenkraut" genannt. Dem Tabak wurde eine Vielzahl von heilenden Wirkungen – bei Zahn- und Kopfschmerzen, Mundgeruch, Frostbeulen, Würmern und Erschöpfung – zugesprochen. Man machte Umschläge aus den Blättern, kaute sie oder trank ihren Sud. Und man wusste um dessen appetithemmende Wirkung.

Merke

Raucher können während des jahrelangen Rauchens an Körpergewicht verlieren. Diese Wirkung wird nicht nur durch die im Tabakrauch enthaltenen Substanzen verursacht sondern ist auch Folge von Erkrankungen durch das Rauchen. Umgekehrt kann es bei der Nikotinentwöhnung zu einem Gewichtsanstieg kommen. Dieser Aspekt sollte unbedingt bei der Raucherentwöhnung berücksichtigt und entsprechend kommuniziert werden.

Aber nicht nur die Europäer, sondern auch die Indianer sprachen der Tabakpflanze heilende Wirkungen zu. Und auch Hippokrates machte sich die Tabakpflanze zunutze – und empfahl das Einatmen von geweihtem Rauch bei Frauenleiden. Ein etwa 300 Jahre altes Rezept gegen Bronchitis empfiehlt: „Eine Havanna dreimal täglich, dazu morgens und abends Brustumschläge aus Tabakblättern" (Von der Heydt 2005, S. 26).

Im Jahre 1573 gelangte der Tabak dann an den Königshof Elisabeth I. von England. Vor allem von England breitete sich das Rauchen – als Zigaretten, Havannas oder Zigarillos – über den gesamten europäischen Kontinent aus und seit Beginn des 18. Jahrhunderts ist Tabak schließlich in allen Teilen der Welt anzutreffen.

10.2 Der Hauptwirkstoff des Zigarettenrauchs – das Nikotin

Nikotin ist ein ungewöhnliches Gift. Es ist in etwa in gleichen Dosen wirksam wie die Blausäure (HCN). In der Natur kommt das Alkaloid nur in der Tabakpflanze vor. Mit dem inhalierten Rauch einer Zigarette gelangen etwa 1 bis 2 mg Nikotin ins Blut. Das Nikotin erreicht innerhalb weniger Sekunden nach der Inhalation das Gehirn. Das beim Rauchen aufgenommene Nikotin beeinflusst zahlreiche Prozesse im Körper und kann bereits innerhalb kurzer Zeit abhängig machen.

Alle Raucher haben während des Tages ein wiederkehrendes, mehr oder weniger starkes Verlangen zu rauchen. Und die meisten Raucher glauben, dass das Rauchen ihnen helfe, sich zu entspannen. Das stimmt allerdings nicht. Es ist vielmehr so, dass sich die Raucher eine Zigarette als psychische Reaktion auf eine stressige Situation anzünden. Bereits wenige Sekunden nach einem Zug aus der Zigarette durchflutet das Nikotin den menschlichen Körper und dockt an spezifische Rezeptoren an: Nikotin wirkt über die Stimulation von nicotinergen Acetylcholinrezeptoren (nAChR). Seine Wirkungen entfaltet es hierbei vor allem über die Freisetzung von Botenstoffen im ZNS. Bei diesen spielen Dopamin, Noradrenalin und 5-Hydroxytryptamin eine besondere Rolle.

Entscheidend für den Raucher ist die Beeinflussung der Stimmung. Bereits bei der morgendlichen Zigarette kann eine deutliche stimmungsaufhellende Wirkung vor allem bei stark abhängigen Rauchern eintreten. Nikotin soll nicht nur das Lösen von Aufgaben, für die eine besondere Aufmerksamkeit gefordert wird, verbessern, sondern auch die Gedächtnisleistung steigern und die Aufmerksamkeit erhöhen (Mancuso et al. 1999). Auch eine Verbesserung der Adaptation an Stresssituationen (Nesse u. Berridge 1997) und die Steigerung kognitiver Leistungen (Park et al. 2000) wird von der Zigarette erwartet. Es ist deshalb nicht verwunderlich, dass für viele Raucher allein der Gedanke an ein Leben ohne Zigaretten Beklemmungen und Ängste auslöst.

10.3 Raucherentwöhnung in der Arztpraxis: Wozu der Aufwand?

Der Zigarettenkonsum fordert weltweit jedes Jahr Millionen Tote. Neun von zehn Lungenkrebsfällen werden durch Rauchen verursacht. Es wird vermutet, dass etwa 30 % aller Krebskrankheiten weltweit auf das Rauchen zurückzuführen sind (Doll u. Peto 1981). Allein in Deutschland sterben jährlich rund 120 000 Menschen an den Folgen des Rauchens. Es wird geschätzt, dass jeder zweite Raucher, der es nicht schafft, von seiner Sucht zu lassen, eines vorzeitigen Todes stirbt – Herz-Kreislauf-Erkrankungen, die durch Rauchen verursacht sind, betreffen jährlich etwa 80.000–90.000 Menschen und etwa 30.000 Menschen leiden an einem durch den Konsum von Zigaretten verursachtem Bronchialkarzinom. Jährlich sterben etwa 40.000 Menschen alleine in Deutschland an Lungenkrebs (Peto et al. 2004).

Der immense Tabakkonsum ist weltweit verantwortlich für eine Vielzahl von Todesfällen an Herz-Kreislauf-Erkrankungen, chronisch obstruktiver Lungenerkrankung und an Bronchialkarzinom (Ezzati und Lopez 2000). Insgesamt beträgt die Mortalität in Deutschland 17 %, wodurch Tabakrauchen zu den am häufigsten vermeidbaren und ausschließlich verhaltensbedingten Todesursachen wird (John und Hanke 2001).

Rauchen erhöht aber nicht nur das Lungenkrebsrisiko um das Zehn- bis Zwanzigfache, sondern auch das Risiko, an

- Tumoren des Mund- und Rachenraumes,
- der Speiseröhre,
- des Magens,
- des Pancreas und der Leber,
- der Nieren, der Harnleiter und der Harnblase sowie
- an akuter Leukämie zu erkranken.

Die Schädlichkeit des Rauchens wurde in mehreren Metaanalysen nachgewiesen (Leistikow 2000) und es konnte auch aufgezeigt werden, dass der Tabakkonsum nicht nur in den USA sondern auch in vielen EU-Ländern zu weit mehr Todesfällen führt, als jedes andere Risiko (McGinnis und Foege 1993, Bartecci et al. 1995).

Viele Menschen erkranken im Laufe ihres Lebens an Krebs. Die Frage aber, warum gerade ein bestimmter Mensch an Krebs erkrankt, ist nicht eindeutig zu beantworten. Allerdings spielen die „vermeidbaren" Risikofaktoren, die dem Körper zugemutet werden, in der Biografie jedes Einzelnen eine wesentliche Rolle. Sie können die Wahrscheinlichkeit zu erkranken wesentlich beeinflussen. Und zur Vermeidung von etwa 30 % aller Krebserkrankungen genügt eine einfache Regel: nicht mit dem Rauchen anzufangen bzw. wenn bereits geraucht wird, sofort damit aufzuhören.

Rund 90 % aller Lungenkrebstodesfälle sind auf das Rauchen zurückzuführen. Wenn nicht geraucht würde, könnten viel mehr Krebstodesfälle vermieden werden als dies durch die onkologische Therapie unserer modernen Medizin jemals möglich sein wird.

Fast ein Drittel aller Krebserkrankungen wird auf das Rauchen zurückgeführt. Ein weiteres Drittel scheint durch andere chemische Faktoren und die Ernährung verursacht zu sein. Weitere etwa 10 % aller Krebserkrankungen werden durch Infektionen mit onkogenen Viren verursacht. Die letzte Gruppe von Krebserkrankungen – etwa 5 % – sind strahleninduzierte Tumoren und Leukämien.

Passivraucher haben ebenfalls ein deutlich erhöhtes Krebsrisiko: Wer passiv mitrauchen muss, erhöht sein Krebsrisiko um ein Vielfaches. Vom Rauchverzicht profitieren daher nicht nur die Raucher selbst sondern auch ihre Familienmitglieder. Jedes zweite Kind in Deutschland lebt in einem Haushalt, in dem mindestens eine Person raucht. Schon bei Neugeborenen von Raucherinnen finden sich Abbauprodukte des Rauchs im allerersten Urin, der noch vor der Geburt gebildet wird.

Das Risiko, an malignen Tumoren zu erkranken, steigt mit der Zahl der täglich gerauchten Zigaretten, der Anzahl der Jahre, in denen geraucht wurde, und dem Typ der gerauchten Zigaretten bzw. Zigarren und Pfeifen. Je früher ein Raucher anfängt und je mehr er täglich konsumiert, desto kürzer ist seine Lebenserwartung und desto höher das Risiko, eine oder mehrere der Folgeerkrankungen wie Krebs, chronische Bronchitis, chronisch-obstruktive Lungenerkrankung (COPD), einen Herzinfarkt oder Schlaganfall zu erleiden.

Wenn jemand 30 bis 40 Jahre raucht, gelangen die Karzinogene in den Urin und in die Harnblase, bevor sie aus dem Körper ausgeschieden werden. In der Blase können sie dann Zellveränderungen hervorrufen, aus denen sich ein Blasenkarzinom entwickeln kann. Im Vergleich zu Nichtrauchern verlieren Raucher bis zu 25 Jahre ihrer Lebenserwartung. Eine ernüchternde Wahrheit ist, dass sich die Krebstodesrate der letzten Jahre kaum verändert hat. Das Perfide am Krebs ist sein Wesen. Er entsteht aus unseren eigenen Zellen. Und obwohl jeder Raucher Angst davor hat, an Krebs zu erkranken, wodurch seine Zukunft und sein Überleben gänzlich ungewiss würden, zeigen sich auch meine Patienten von diesen Tatsachen völlig unbeeindruckt und zünden sich vor der Praxistür unbeschwert die nächste Zigarette an.

10.4 Beispiel: Nikotinentwöhnung in der Arztpraxis

Entscheidend für diese Abhängigkeit ist die Wirkung des Nikotins im Gehirn. Es stimuliert die Freisetzung von Dopamin. Dieses weckt wiederum ein zwingendes Verlangen nach Nikotin. Außerdem gewöhnt sich der Körper an das Nikotin und bildet immer mehr Rezeptoren. Gleichzeitig stimuliert Nikotin einen Bereich im Gehirn, der an Lernvorgängen beteiligt ist. Dadurch wird Rauchen mit bestimmten Situationen und Handlungen in Verbindung gebracht – es erfolgt eine Konditionierung. Diese Prozesse machen den Ausstieg aus der Nikotinabhängigkeit für unsere Patienten so schwer. Darüber hinaus können aber noch weitere Faktoren die Tabakabhängigkeit fördern, beispielsweise eine Änderung des Körpergewichts, Entzugssymptome, Stressoren und Leistungsdruck.

> Bekommt ein Raucher über längere Zeit kein Nikotin, können Entzugserscheinungen auftreten. Dazu gehören Reizbarkeit, innere Unruhe, Konzentrationsprobleme und Verlangen nach Tabak. Diese Symptome sind in der ersten Woche nach der letzten Nikotinaufnahme am stärksten ausgeprägt und gehen nur allmählich zurück.

Gewohnheiten wie das Rauchen sind, selbst wenn wir sie in unserer Psyche fest verankert haben, kein unumgängliches Schicksal. Jede Gewohnheit hat ihren spezifischen Auslöser – z. B. das Rauchen in der Kaffeepause – und ist mit einer Belohnung – der Dopaminfreisetzung im Gehirn – verbunden. Eine Gewohnheit allerdings kann man nur ändern, wenn man sich dazu entschlossen hat, dies zu tun. Man muss die Routinen erkennen, welche die Gewohnheiten antreiben, und Alternativen dafür finden. Veränderungen sind nicht immer einfach, aber mit Geduld und Beharrlichkeit lassen sich viele Gewohnheiten verändern.

Sobald die Auslöser bestimmter Verhaltensweisen erkannt sind, lassen sich neue Wege suchen, um das Rauchen durch andere Routinen zu ersetzen.

Um die Abhängigkeit von der Zigarette zu überwinden, sind zwei Voraussetzungen unentbehrlich: die persönliche Motivation und die Orientierung über mögliche Wege und Abzweigungen. Nichts ist für Ihre rauchenden Patienten hierbei so wertvoll wie ein kluger ärztlicher Rat zur rechten Zeit. Er zeigt die vielen Chancen für den Rauchverzicht auf, bewahrt bei dem Versuch mit dem Rauchen aufzuhören vor Fehlern und Irrtümern und eröffnet Auswege und Hilfen aus schwierigen Situationen.

Praxistipp

Dort, wo Sie mit Ihren Rauchern am besten über deren Gewohnheit sprechen können – in Ihrer Arztpraxis – ist die größte Wirkung zu erzielen. Informieren Sie jeden Raucher während einer Gesundheitsuntersuchung über die gesundheitlichen Risiken seiner Sucht und bieten Sie ihm gleichzeitig Ihre ärztliche Hilfe zur Nikotinentwöhnung an.

Es gibt unzählige gute Gründe für uns Ärzte, eine Sprechstunde für Raucher einzurichten, den Rauchstatus der Patienten zu erheben und Raucher immer darin zu bestärken, mit dem Rauchen aufzuhören. Die Strategie sollte deshalb sein, zunächst eine erste Beratung anzubieten, damit sich der Patient über das Praxiskonzept zur Nikotinentwöhnung informieren kann. Dies kann beispielsweise während einer Früherkennungsuntersuchung (Check-up) erfolgen.

Praxistipp

Ich nutze jede Früherkennungsuntersuchung, um mit dem Raucher über seine Nikotinabhängigkeit zu sprechen und ihn zur Raucherentwöhnung zu motivieren. Um den Patienten ihre aktuelle Situation individuell vor Augen zu führen, setze ich bei Rauchern den Kohlenmonoxid-Atemtest ein. Dieses nicht invasive CO-Messgerät ist sehr einfach zu handhaben und erlaubt eine Aussage darüber, wie stark jemand raucht. Das Atemtestgerät zeigt den aktuellen Kohlenmonoxidwert der Atemluft im Display an.

Es sollte immer deutlich gemacht werden, dass die Therapie der Nikotinabhängigkeit ein wichtiger Teil auch der Behandlung von tabakassoziierten Erkrankungen ist und im Rahmen eines Gesamtkonzepts – Nikotinentwöhnung, Gewichtsabnahme, Beratung zu Bewegungstherapie und Sport, Ernährungsumstellung – immer nur Vorteile bringen kann. Die Therapie der Nikotinabhängigkeit dient nicht nur der Verhütung tabakassoziierter Erkrankungen, sondern auch der Behandlung bei bereits bestehenden Erkrankungen wie chronisch-obstruktiver Lungenerkrankung (COPD), koronarer Herzkrankheit, peripher arterieller Verschlusskrankheit (pAVK), Arteriosklerose, Diabetes mellitus oder arterieller Hypertonie, um nur einige zu nennen.

Wie sollte man bei der Behandlung der Nikotinabhängigkeit vorgehen? Wie jede Therapie erfordert auch die Therapie der Nikotinabhängigkeit eine strukturierte Handlungsweise. Zuallererst müssen Diagnose, Motivation und therapeutisches Vorgehen sorgfältig abgeklärt werden. Vor Beginn der Therapie einer Nikotinabhängigkeit sind deshalb einige Fragen zu klären, die die tatsächliche Absicht des Rauchers zum Rauchstopp betreffen. Darüber hinaus sollte auch der Grad der Abhängigkeit eingeschätzt werden:

- Ermittlung des Tageskonsums an Zigaretten, Zigarren oder Pfeife sowie der Marke (leicht, mittel, stark). Bestimmung des Rauchverhaltens (Kommt es z. B. aufgrund des Nikotinverlangens zu nächtlichen Schlafunterbrechungen?).
- Ermittlung der Anzahl an *pack years*. Ein „pack year" bedeutet: ein Jahr lang eine Schachtel Zigaretten täglich oder ein halbes Jahr zwei Schachteln Zigaretten täglich.
- Beurteilung der Nikotinabhängigkeit mit dem Fagerström-Test.
- Berechnung des Body-Mass-Index (BMI) aus Größe und Körpergewicht zur Beurteilung der Gewichtszunahme nach dem Rauchstopp.
- Ermittlung der bisherigen Erfahrung des Rauchers mit Entwöhnungsmaßnahmen.
- Anamnese zu bestehenden Erkrankungen und eingenommenen Medikamenten. Körperliche Untersuchung und ggf. technische Untersuchungen: Messung des Kohlenmonoxidgehalts in der Expirationsluft, Lungenfunktionsdiagnostik, EKG/Belastungs-EKG etc.

Nach den Leitlinien der *Agency for Healthcare Research and Quality* (AHRQ) sollten die fünf „A" bei der Betreuung von Rauchern standardmäßig berücksichtigt werden: *Ask* (Abfragen des Raucherstatus), *Advice* (Anraten des Rauchverzichts), *Assess* (Beurteilung der Motivation zum Rauchverzicht), *Assist* (Hilfestellung beim Rauchverzicht), *Nachbetreuung* des ehemaligen Rauchers (US Department of Health and Human Services 2000).

Von dem Psychologen Karl Olov Fagerström wurde ein Test entwickelt, um die Stärke der Abhängigkeit von Rauchern auf der Basis von 6 Fragen zu messen. Aus der Höhe der erreichten Punktzahl (maximal 10) lässt sich der Grad der Abhängigkeit einschätzen, wobei eine starke Abhängigkeit mit einem Punktwert >7 einhergeht.

Behandlungsziel der Raucherentwöhnung ist die dauerhafte und vollständige Entwöhnung von der Nikotinsucht. In meiner eigenen Praxis hat sich die plötzliche Rauchstoppmethode am besten bewährt bewährt. Hierzu bestimmt der Patient einen festen Termin, ab dem er nicht mehr rauchen wird. Der Raucher wird dann Schritt für Schritt auf diesen Tag vorbereitet. Das Programm umfasst eine Kombination aus ärztlicher Beratung, Verhaltenstherapie, Komplementärmedizin, Sofortstopp und das Einkalkulieren von Rückschlägen. Auf dem praxisindividuellen Kärtchen zur Raucherentwöhnung (► Abb. 10-1)

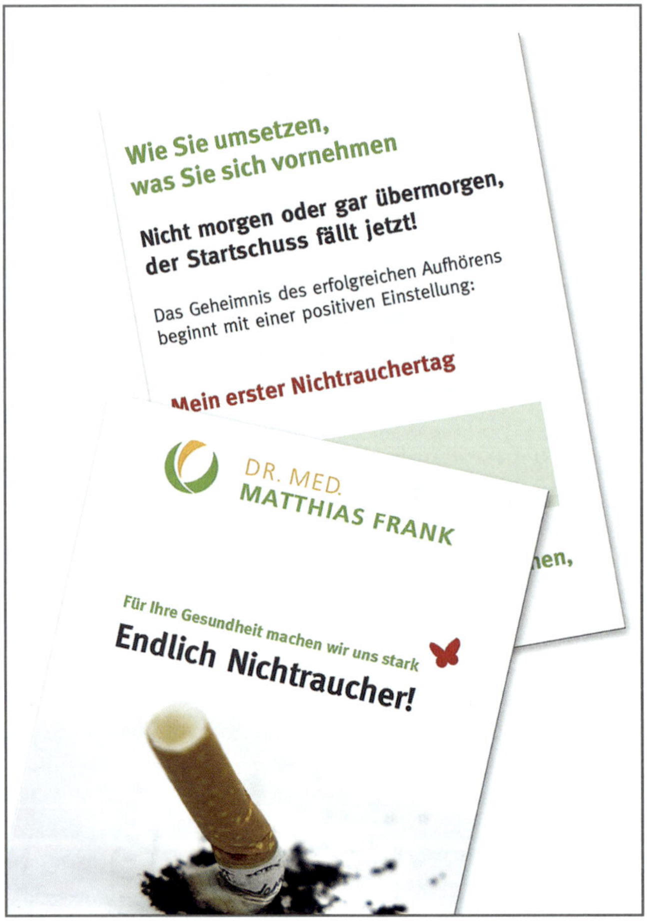
Wie Sie umsetzen,
was Sie sich vornehmen
Nicht morgen oder gar übermorgen,
der Startschuss fällt jetzt!
Das Geheimnis des erfolgreichen Aufhörens
beginnt mit einer positiven Einstellung:
Mein erster Nichtrauchertag
DR. MED.
MATTHIAS FRANK
Für Ihre Gesundheit machen wir uns stark
Endlich Nichtraucher!

Abb. 10-1 Info-Kärtchen der Praxis Dr. Frank zur Raucherentwöhnung
Dieses passt durch sein Format in die Brieftasche oder den Geldbeutel. So kann es jederzeit zur Hand genommen werden – beispielsweise um die Texte zur Motivation nachzulesen oder sich den vereinbarten Termin zum Rauchstopp in Erinnerung zu rufen.

trägt der Raucher seinen festgelegten Tag zum Sofortstopp ein. Das Klappkärtchen wurde so gestaltet, dass es in jeden Geldbeutel passt. Als Kurzinformation führt es Verhaltenshinweise auf, die dem Raucher helfen, besser durchzuhalten. Ein sehr guter Service ist die Angabe einer eigenen Hotline-Telefonnummer der Arztpraxis speziell für Raucher auf der Rückseite des Kärtchens. Diese kann bei kurzfristigen Fragen oder auftretenden Problemen genutzt werden.

Bei Entwöhnung des Nikotinkonsums kann es zu einem Gewichtsanstieg kommen. Dies beeinträchtigt insbesondere bei Frauen die Aussichten auf eine erfolgreiche Raucherentwöhnung. Aus ärztlicher Sicht ist es wünschenswert, diesen Aspekt bei der Raucherentwöhnung zu berücksichtigen. Körperliche Aktivität eignet sich nicht nur besonders gut, um Entzugserscheinungen entgegenzuwirken, sondern auch um den Patienten nach dem Rauchstopp davor zu bewahren, an Gewicht zuzulegen. Eine moderate Bewegungstherapie wirkt sich auch günstig auf Schlafstörungen und Stimmungsschwankungen aus. Darüber hinaus werden die Patienten dank zunehmender Fitness auch an Selbstvertrauen gewinnen, um auf Dauer dem Nikotin entsagen zu können. Sie sollten Ihre Patienten aber auch darüber informieren, dass die Bewegungstherapie nicht besonders anstrengend sein muss. Und dass, wer ohne Training ist, rasch ermüden und bald erschöpft sein wird, wenn er seinen Körper einer ungewohnten Belastung aussetzt. Wichtig ist aber, dass überhaupt etwas getan wird. Mit moderatem Training wird man bald eine Verbesserung bemerken, die weit in das Alltagsleben hineinstrahlt und eine Distanz zur Zigarette schaffen kann – Sport ist der ideale Ersatz für eine Zigarette.

> Dem Patienten wird aufgezeigt, dass Bewegung und sportliche Aktivität ideal sind, um gesund zu bleiben, den Körper in Form zu halten und vom Rauchverlangen abgelenkt zu werden.

Sie sollten sich allerdings zuvor vergewissern, dass die gewählte Sportart für Ihren Raucher auch geeignet ist. Das hängt nicht nur von der Freude an der Sportart ab, sondern auch von den eventuell bestehenden Begleiterkrankungen. Denn die Nikotinabhängigkeit geht häufig mit einer Reihe von Krankheiten einher. Deshalb sollte zu Beginn eine Analyse der Ist-Situation erfolgen. Dazu gehört eine umfassende medizinische Untersuchung. Mit einem Belastungs-EKG kann der Arzt die individuelle Belastungsgrenze feststellen, belastungsinduzierte EKG-Veränderungen und Rhythmusstörungen erkennen und auf dieser Basis eine Empfehlung für die sportlichen Aktivitäten aussprechen.

Die Wahl der Bewegungs- bzw. Sportart richtet sich vor allem nach den Vorlieben und der Leistungsfähigkeit des Patienten; eingeschränkt wird sie durch Begleiterkrankungen. Insbesondere die kardiopulmonale Leistungsfähigkeit kann deutlich vermindert und durch die Einschränkung der Lungenfunktion beeinträchtigt sein.

Damit keine Missverständnisse entstehen: Es geht nicht um Leistungssport und körperliche Ausbelastung. Es geht auch nicht um ein tägliches mehrstündiges Training. Es geht schlicht und einfach um regelmäßige Bewegung. Nicht nur die Muskeln, Knochen und Gelenke profitieren von der Bewegung, sondern auch das Gehirn. Durch Ausschüttung von Endorphinen wirkt die Bewegung positiv auf die Stimmung und erleichtert dem Raucher den Nikotinverzicht. Zudem motiviert eine Steigerung der körperlichen Fitness den Raucher zum Durchhalten und ist Ausdruck von Vitalität und guter Leistungsfähigkeit.

10.4.1 Veränderung beginnt im Kopf

Motivation ist mit Sicherheit einer der Schlüsselbegriffe, wenn es um die erfolgreiche Nikotinentwöhnung geht. So gesehen beginnt Gesundheit im Kopf – bei der Selbstwahrnehmung und der Gestaltung eines gesundheitsfördernden Lebens. Der Arzt entwickelt gemeinsam mit dem Patienten einen Weg der kleinen Schritte hin zu einer langfristigen Änderung seines Lebensstils – einem Leben ohne Zigaretten.

Anleitungen zur Verhaltensänderung

Raucher müssen ihre Gewohnheiten umstellen. Sie müssen erlernte Verhaltensweisen modifizieren, die sie über viele Jahre und Jahrzehnte verinnerlicht haben und die sich häufig nur schwer ändern lassen. Mit einem gut gemeinten Ratschlag oder mit Informationsbroschüren und Büchern mit vielen bunten Bildchen ist ihnen nicht geholfen. Wäre dies so, gäbe es nicht so viele Raucher und die Nikotinentwöhnung würde sich wesentlich einfacher gestalten.

Verhaltenstherapeutische Ansätze basieren auf den Erkenntnissen der Lernpsychologie. Sie gehen davon aus, dass bestimmte erlernte Verhaltensweisen auch wieder verlernt werden können. Im Zentrum der Verhaltenstherapie bei Rauchern steht deshalb zunächst die gemeinsame Analyse von auslösenden bzw. verstärkenden Bedingungen, die den Griff zur Zigarette fördern. Ein erster wichtiger Schritt besteht in der Vermittlung der Tatsache, dass bei Rauchern vor allem den psychischen Faktoren – neben der Nikotinabhängigkeit – eine zentrale Bedeutung zukommt. Das konkrete therapeutische Vorgehen beinhaltet dann den Aufbau neuer Verhaltensweisen und das Erlernen von

Strategien zur Ablenkung vom Rauchbedürfnis. Ziel ist die Veränderung spezifischer Denk- und Verhaltensmuster beim Patienten im Umgang mit seinen Rauchgewohnheiten. Gewohnheiten lassen sich verändern, wenn der Raucher versteht, wie sie funktionieren.

> Raucher haben häufig auch deshalb Verlangen nach einer Zigarette, weil es zur Gewohnheit wurde. Beispielsweise greifen sie nach einer Zigarette, wenn sie in Gesellschaft sind oder wenn eine Stresssituation eintritt. Die Verhaltenstherapie unterstützt den Raucher darin, sich neue Gewohnheiten anzueignen und bestehende zu verändern.

Die Selbstbeobachtung und die Dokumentation des eigenen Verhaltens stellen die Basis der Verhaltenstherapie dar. Hierdurch werden nicht nur Informationen erhoben, sondern auch Veränderungsprozesses initiiert. Der Raucher erkennt dann sehr schnell, in welchen Situationen zur Zigarette gegriffen wird und warum. Durch diese Methode lassen sich Gewohnheiten schrittweise ändern, abbauen und durch neue Verhaltensweisen ersetzen. Bei der Raucherentwöhnung ist darauf zu achten, dass auf drei wesentliche Faktoren Einfluss genommen wird:

- Steigerung der Motivation zur Raucherentwöhnung
- Änderung von Gewohnheiten durch Verhaltensmodifikation
- Therapie der Entzugserscheinungen und Nikotinentwöhnung

Bei der Verhaltenstherapie des Rauchers geht es häufig darum, sich den Spiegel vor Augen zu halten und sich seine eigenen Verhaltensweisen zu vergegenwärtigen und diese zu verändern. Hierbei geht es vor allem um die Frage, welche Reize den Raucher zu Hause oder bei der Arbeit und in seiner Freizeit am stärksten beeinflussen. Sein Ziel muss es werden, sich stärker auf andere Verhaltensweisen als den Griff zur Zigarette zu konzentrieren und die negativen Gewohnheiten zu verändern und zu überwinden. Das können scheinbar ganz belanglose, ganz persönliche alltägliche Ereignisse sein.

> Die naturheilkundliche Ordnungstherapie zielt vorwiegend auf eine Verhaltensänderung hin. Durch aktives Einüben von neuem Verhalten und Bewusstwerden von Zusammenhängen soll altes Verhalten modifiziert werden.

Die Umsetzung der ordnungstherapeutischen Verhaltensänderung erfolgt in mehreren Schritten:

- Informationen über die Schädlichkeit des Rauchens
- Änderung der Denkweise und Förderung der Motivation, das Rauchen zu beenden
- Verhaltensänderung und schrittweiser Abbau von Rauchgewohnheiten

- Erarbeitung von Bewältigungsstrategien
- Bewegungstherapie und Entspannungsübungen (Autogenes Training, Yoga etc.)
- Unterstützende Rauchertherapie durch Akupunktur und/oder Homöopathie

Ziel der ordnungstherapeutischen Betreuung von nikotinabhängigen Patienten ist, eine Verhaltensänderung zu initiieren. Durch Erkennen von Zusammenhängen zwischen Rauchgewohnheiten, persönlichem Verhalten und Gesundheitsrisiken sowie durch aktives Einüben von neuen Verhaltensweisen sollen eine Nikotinentwöhnung erreicht und darüber hinaus gesundheitsförderliche Verhaltensweisen in den Alltag integriert werden. Die ordnungstherapeutische Verhaltensänderung setzt eine gute Kommunikation und ein partnerschaftliches Miteinander zwischen Arzt und Raucher voraus.

Epidemiologische Daten vor allem aus den USA zeigen, dass die Aufgabe des Rauchens für alle Lebensalter, auch für Raucher nach dem 65. Lebensjahr, von Nutzen ist (Doll et al. 1994; Rosenberg et al. 1985; LaCroix 1991).

10.4.2 Körper- und Ohrakupunktur in der Nikotinentwöhnung

Akupunktur ist nicht einfach. Auch in der Raucherentwöhnung beruht die erfolgreiche Akupunkturbehandlung auf verschiedenen Variablen und erfordert umfassende Kenntnisse in der Auswahl der richtigen Akupunkturpunkte und ihrer Kombinationen – abgesehen davon, dass auch die korrekte Nadeltechnik beherrscht werden muss. Einerseits lassen sich die einzelnen Akupunkturpunkte durchaus isoliert betrachten und gemäß ihrer jeweiligen Funktion einsetzen. Andererseits aber müssen harmonisch zueinander passende Punktekombinationen gefunden werden, wobei auch der Qi-Fluss auf den einzelnen Leitbahnen zu berücksichtigen ist. Idealerweise werden beide Möglichkeiten optimal kombiniert.

Praxistipp

Wissen allein genügt nicht. Sie brauchen den Überblick und die Einsicht in die Traditionelle Chinesische Medizin (TCM), um die Zusammenhänge zu erkennen. Nur wenn Sie verstehen, wie das System der TCM funktioniert, können Sie diese Komplexität auch nutzen.

Die einzelnen Leitbahnen, die Meridiane, verbinden nicht nur die unterschiedlichen äußeren Teile des Körpers miteinander, sondern sie reichen bis tief zu den innere Organen. Jede Leitbahn besitzt einen oberflächlichen Verlauf, auf dem die Akupunkturpunkte lokalisiert sind, und einen tiefen Verlauf in der Bauch- und Brusthöhle, in den Organen. Jede Leitbahn hat demnach zwei Verläufe, einen oberflächlichen und einen tiefen. Der oberflächliche Verlauf ist der Abschnitt der Leitbahn, der unter der Haut und zwischen den Muskeln und Sehnen fließt. In diesem Teil der Leitbahn sind die Akupunkturpunkte lokalisiert. Der tiefe Verlauf der Leitbahn fließt im Inneren des Körpers und in den inneren Organen selbst.

Beispielsweise beginnt die *Lungenleitbahn* vom Magen ausgehend und zieht zum Dickdarm. Sie durchdringt dann das Diaphragma und betritt die Lunge, zu der sie gehört. Danach tritt sie aus dem Lungensystem heraus und wird an der lateralen Thoraxwand im ersten Interkostalraum oberflächlich. Sie verläuft dann über den lateralen Oberarm, der radialen Seite entlang bis zum radialen Daumennagelfalz.

Die Organe und die jeweiligen Leitbahnen bilden eine untrennbare Einheit. Probleme der inneren Organe können sich auf die zugehörigen Leitbahnen auswirken. Umgekehrt können Beschwerden, die zu einer Beeinträchtigung der Leitbahnen führen, ins Innere eindringen und auf die Organe wirken.

> Die Hauptleitbahnen sind das wichtigste Prinzip, durch das man mittels Akupunktur die inneren Organe und das Qi behandeln kann. Sinn und Zweck der Akupunktur besteht darin, durch die Nadelung die betreffende Leitbahn zu erreichen. Den „richtigen" Punkt zu erkennen und die darunter liegende Leitbahn durch die Akupunkturnadel auch tatsächlich zu erreichen sind zwei verschiedene Aspekte der Akupunktur und für deren therapeutische Wirkung essenziell.

Husten ist ein Symptom, mit dem die Lunge auf jede Irritation antwortet und das den meisten Rauchern bekannt sein dürfte. Nach chinesischer Vorstellung beruhen die Atemwegserkrankungen auf einer Schwäche des Lungen-Qi. Auf dem Boden dieser Schwäche der Lunge können pathogene Einflüsse wie Kälte und Wind, aber auch die Inhalation von Zigarettenrauch schädigend wirken und die typischen Symptome einer Atemwegserkrankung verursachen. In der chinesischen Medizin führt das durch „Fülle" gekennzeichnete Syndrom zum „Schleim-blockiert-die-Lunge", was bei zahlreichen Erkrankungen der Atemwege kennzeichnend ist – beispielsweise bei der chronischen Bronchitis oder der COPD des Rauchers. Schleim wird in der chinesischen Medizin als pathogener Faktor gewertet, der durch eine Störung im Fluss des Qi hervorgerufen wird. Deshalb muss in der Therapie einerseits der pathogene Faktor eliminiert und andererseits das Lungen-Qi gestärkt werden. Die Therapie erfolgt durch Akupunktur auf den entsprechenden Meridianen zum Lösen von Schleim und zur Stärkung von Qi. Unterstützt wird die Behandlung durch Moxibustion und Heilkräuter. Auch Atemübungen aus dem Qigong stärken das Qi der Lunge.

Sie sehen an diesem konkreten Beispiel, dass die Traditionelle Chinesische Medizin und die Akupunktur zu erlernen und zu verstehen nicht gerade einfach ist und keinesfalls „so nebenher" funktioniert. Und wir sind noch nicht einmal bei der Raucherentwöhnung angelangt. Ich habe Ihnen das Beispiel deshalb aufgezeigt, um die Komplexität der TCM zu veranschaulichen. Rauchen ist nun einmal häufig mit einer chronischen Bronchitis und der COPD verbunden, weshalb die Therapie sich keineswegs nur auf die Nikotinentwöhnung beschränken muss.

Die chinesische Medizin beschreibt 11 Organe, von denen 6 dem Yang und 5 dem Yin zugeordnet werden. Diese chinesische Vorstellung der Organe ist aber nicht auf unser anatomisches Verständnis begrenzt, vielmehr umfasst in der TCM der Begriff Organ auch die Funktion von Organsystemen, weshalb man von Funktionskreisen spricht. Der morphologische Bau der Organe tritt eher in den Hintergrund. Der Funktionskreis der Lunge – einem Yin-Organ – beinhaltet die gesamte Atemfunktion, einschließlich des Riechens. Die Lunge dient auch der Aufnahme der Lebensenergie Qi und gewährleistet das kontinuierliche Fließen sowie die Verteilung des Qi im Körper, welches in den Leitbahnen zirkuliert. Die meisten Akupunkturpunkte liegen auf den 12 Hauptleitbahnen – insgesamt 361 Akupunkturpunkte. Bereits um das Jahr 200 n. Chr. waren 349 Akupunkturpunkte bekannt und Zeichnungen aller Leitbahnverläufe lagen bereits vor. Die Entwicklung der Theorie zu den Leitbahnen des Körpers muss daher bereits viele Jahrhunderte davor stattgefunden haben. Das bedeutet, dass die Theorie der Leitbahnen mehr als 2000 Jahre alt ist. Zum Leitbahn-System des Menschen gehören folgende Elemente:

- Die 12 Hauptleitbahnen
- Die 12 Muskelleitbahnen
- 12 divergente Leitbahnen
- 16 Netzleitbahnen
- Die Acht Außerordentlichen Gefäße
- Die 12 kutanen Regionen

Die Traditionelle Chinesische Medizin unterteilt die inneren Organe in Speicher- (Yin) und Hohlorgane (Yang). Die Aufgaben der Speicherorgane (Leber, Herz, Milz, Lunge, Niere und Perikard) sind die Produktion und Speicherung der „Grundsubstanz". Die Hohlorgane der TCM (Gallenblase, Magen, Dünndarm, Dickdarm, Harnblase und Drei-Erwärmer) sind bei der Verdauung für Transport und Ausscheidung zuständig. Die Funktionskreise der Organe (Zang Fu) geben die funktionellen Zusammenhänge wieder und umfassen immer ein Speicherorgan mit dem gepaarten Hohlorgan. Durch diese festen Beziehungen lassen sich in der Diagnostik einzelne Symptome zu bestimmten Funktionskreisen zuordnen und hierdurch ein Behandlungsplan erstellen.

Da die Organpaare als übergeordnete Funktionsprinzipien verstanden werden, spricht man von Funktionskreisen. Hierbei wird deutlich, dass die TCM die Organe eher als Funktionsträger und nicht so sehr als anatomische Einheit versteht. Die Funktionskreise sind ein wichtiger Bestandteil zum Verständnis der TCM im Sinne einer holistischen Betrachtungsweise des Menschen.

Die Berücksichtigung von Funktionskreisen bei der Diagnostik, die Lehre von den Leitbahnen, auf denen die Lebensenergie Qi fließt, und die einzelnen Akupunkturpunkte, die auf diesen Leitbahnen zu finden sind, zeigt, wie sehr sich das medizinische Denken der Traditionellen Chinesischen Medizin von dem unserer modernen Schulmedizin unterscheidet. Darüber hinaus zeigt sich einmal mehr, dass die TCM nicht nur eines der unzähligen Therapieverfahren der Komplementärmedizin ist, sondern wirklich eine „Kunst", deren therapeutische Erfolge von einer Vielzahl unterschiedlicher Faktoren beeinflusst wird.

Die Ohrakupunktur kann als eigenständige Behandlungsmethode angewandt werden, sie wird aber häufig auch als Ergänzung zur Körperakupunktur eingesetzt. Besonders bewährt hat sich die Ohrakupunktur in der Suchtbehandlung und der Schmerztherapie.

Dass die Akupunktur auch bei Suchterkrankungen wirksam ist, hatte der Hongkonger Neurochirurg L. H. Wen bereits Anfang der 60er-Jahre des letzten Jahrhunderts entdeckt. Diese Erfahrungen griff der amerikanische Psychiater Dr. Michael O. Smith auf und setzte die Ohrakupunktur 1974 im *Lincoln Hospital* in New York zur Behandlung von Drogenabhängigen ein. Die Erfolge im Drogenentzug waren überraschend gut, sodass die Ohrakupunktur weiterentwickelt wurde und ein umfassendes Behandlungskonzept zur Akupunktur bei Suchterkrankungen entstand. Nach diesem NADA-Protokoll (***N****ational* ***A****cupuncture* ***D****etoxifikation* ***A****ssociation*) werden in den USA inzwischen viele alkohol-, heroin- und kokainsüchtige Patienten erfolgreich mit der Ohrakupunktur therapiert. Der Erfolg dieses Programms liegt deutlich über dem anderer Drogenentzugsprogramme, nicht nur in New York, sondern auch in anderen Kliniken der USA.

Auch bei der Nikotinentwöhnung ist die Akupunkturbehandlung wirksam. Sie beseitigt nicht nur das Verlangen nach den Zigaretten, sondern lindert auch die Entzugssymptome. Akupunktur ist eine hochwirksame Therapie, die gezielt eingesetzt werden kann.

Regeln zur Punkteauswahl

Die chinesische Diagnostik führt zur Therapie. Verschiedene Diagnosesystem der TCM helfen dem Arzt, alle relevanten Informationen zu sammeln und zu ordnen. Aus den gesammelten Befunden wird versucht, ein übergeordnetes Reaktionsmuster – das Syndrom – herauszuarbeiten. Das Syndrom leitet dann direkt über zur Behandlung. Diese umfasst die Punkteauswahl, die Nadeltechnik, die Stimulation der Akupunkturnadeln und die Variation der Punkte im weiteren Behandlungsverlauf. Moxibustion, Schröpfen und das Verwenden unterschiedlicher Nadeln erweitert das Behandlungsrepertoire.

Durch regelmäßigen Nikotinkonsum kann es nach den Kriterien der TCM zu Störungen des Herzmeridians und zu einer Schwäche des Lungen-Qi kommen. Außerdem soll ja auch die chronische Bronchitis des langjährigen Rauchers bzw. eine bestehende COPD behandelt werden.

Körperakupunktur

Zur Unterstützung der Nikotinentwöhnung setze ich deshalb immer auch bewährte Punkte aus der *Körperakupunktur* ein. So zum Beispiel einen Akupunkturpunkt des Lungenmeridians, der die Durchblutung der Gefäße verbessert, sowie weitere Punkte auf dem Lungen- und Dickdarmmeridian, die den Patienten darin unterstützen, seine Nikotinabhängigkeit zu überwinden. Da die Willenskraft dem Nierenmeridian zugeordnet wird, sind auch Punkte Erfolg versprechend, welche die Nierenenergie stärken. Weitere Punkte orientieren sich an den bestehenden gesundheitlichen Problemen des Patienten und werden individuell festgelegt und ggf. im weiteren Verlauf der Behandlung modifiziert.

Es ist durchaus sinnvoll, eine Akupunkturbehandlung mit den bewährten Punktekombinationen einzuleiten und diese dann im Rahmen der Behandlung durch Nutzung weiterer Punkte zu verfeinern. Vor allem dann, wenn keine Besserung der Beschwerden festzustellen ist. Die zusätzliche Punkteauswahl kann aber nur dann auf das Krankheitsbild angepasst werden, wenn auch die aktuelle Diagnose nach den Kriterien der chinesischen Denkweise erweitert wird.

Ohrakupunktur

Die Grundlage für die Ohrakupunktur ist, dass ein verkleinertes Abbild des Menschen auf der Ohrmuschel – in Form eines umgedrehten Embryos – repräsentiert ist, ähnlich wie es vom Gehirn als „Homunculus“ bekannt ist. Allerdings gibt es auf der Oberfläche des Ohres nicht nur Bereiche, die bestimmten Körperstrukturen entsprechen, sondern auch spezifische Punkte mit speziellen therapeutischen Funktionen.

Bei der Punktesuche wird das Ohr zunächst betrachtet. In einem weiteren Schritt kann man die Ohrmuschel auf Druckdolenz untersuchen. Störungen sind häufig als Triggerpunkte nachweisbar. Einfacher und schneller ist die dritte Möglichkeit der Punktesuche mittels eines Widerstandsmessgerätes. Die Ohrakupunkturpunkte haben einen erniedrigten Hautwiderstand, der gemessen werden kann. So lassen sich die Akupunkturpunkte relativ einfach mithilfe des Widerstandsmessgerätes finden, was die Ohrakupunktur um ein Vielfaches erleichtert.

Bei der Ohrakupunktur erfolgt die Raucherbehandlung ebenfalls über die Kombination bewährter Punkte. Es sind im Allgemeinen vier Punkte, die bei der Tabakabhängigkeit indiziert sind und sich bewährt haben. Der Suchtpunkt liegt hinter dem Ohrläppchen. Dazu kommt ein Punkt in der Scapha der Ohrmuschelvorderseite. Ein weiterer Punkt findet sich unter dem vorderen Rand der Incisura intertragica, häufig nur wenige Millimeter unter dem Knorpelrand gelegen. Er hat sich in der Raucherentwöhnung sehr bewährt. Als vierten Punkt setzt man häufig noch eine Nadel in den Bereich am vorderen Ende der Incisura supratragica. Alle diese Punkte haben den Vorteil, dass sie keine Knorpelstrukturen des Ohres gefährden und auch mit Dauernadeln belegt werden können. Einen nach dem französischen Arzt Paul Nogier (1908–1996) auch als Suchtpunkt bezeichneten Akupunkturpunkt findet man auf Höhe der Mitte der Fossa triangularis, dicht am vorderen Teil des Ohres in einem Bereich, an dem die Helixkrempe überlappt. Da er ein Knorpelpunkt ist, sollte man hier keine Dauernadel setzen. Es gibt natürlich auch am Ohr noch eine Vielzahl weiterer Akupunkturpunkte, die ergänzend und je nach Symptomatik des Patienten mitgestochen werden. Es ist jedoch ratsam, in jeder Akupunktursitzung nur wenige Punkte zu stechen – dafür die richtigen.

Ich habe die Therapie der Nikotinabhängigkeit sehr detailliert aufgezeigt, um Ihnen die hohen Anforderungen an eine moderne Akupunkturpraxis nachvollziehbar zu machen. Auch die Akupunktur zur Raucherentwöhnung erfordert neben einem durchdachten Behandlungskonzept ein umfassendes medizinisch-theoretisches Wissen der TCM und eine gute Ausbildung des Arztes. Wenn diese Bedingungen stimmen, werden Sie auch bei der Akupunkturbehandlung zur Raucherentwöhnung gute Behandlungsergebnisse erzielen und erfolgreich sein.

10.4.3 Homöopathie bei Rauchern: gleiche Diagnose – unterschiedliche Präparate

Die Abhängigkeit von der Zigarette ist vor allem durch zwei Komponenten gekennzeichnet: Einerseits besteht eine psychische Abhängigkeit, die sich darin äußert, dass das Rauchen zur Gewohnheit wurde. Andererseits liegt auch eine körperliche Abhängigkeit vor, die bei der Nikotinentwöhnung zu Entzugserscheinungen führt. Klassische Nikotinentzugserscheinungen sind:

- Innere Unruhe und Reizbarkeit
- Konzentrationsstörungen und depressive Verstimmungen
- Stressreaktionen, Schlafstörungen, Frustration und Angst
- Gesteigerter Appetit und Gewichtszunahme, Verdauungsstörungen
- Heftiges Verlangen nach einer Zigarette (Craving)

Die Entzugserscheinungen sind individuell sehr unterschiedlich ausgeprägt und bieten einen guten Ansatz für die Homöopathie. Die homöopathischen Arzneimittel setzen einen gezielten Impuls, um die gestörte Balance im Organismus wiederherzustellen. Homöopathie ist ein wertvoller Behandlungsweg, um das Therapieergebnis bei der Nikotinentwöhnung insgesamt zu verbessern und kann auch mit anderen Therapien – Ordnungstherapie, Verhaltenstherapie und Akupunktur – problemlos kombiniert werden.

Wer damit beginnt, die Homöopathie in seine Praxis einzubeziehen, kann natürlich noch keinen umfassenden Überblick über die vielen homöopathischen Arzneimittel haben, die für den einzelnen Patienten und dessen Symptome indiziert sind. Idealerweise beginnt man als zukünftiger Homöopath mit einigen ausgewählten Indikationen und sammelt im Umgang mit den Arzneien erste persönliche Erfahrungen. So entsteht dann mit der Zeit ein umfassendes Wissen, welches in der täglichen Arbeit genutzt werden kann. Einige Indikationen, bei denen die Homöopathie Rauchern helfen kann, ihren Nikotinentzug zu erleichtern, sind:

- **Nervosität und Reizbarkeit**
  Leidet der Patient unter unspezifischen Ängsten, kann Arsenicum empfohlen werden. Bei starkem Bedürfnis nach Ruhe und Alleinsein hingegen ist Bryonia angezeigt. Erschöpfung lässt sich mit Sepia und allgemeine Reizbarkeit mit Chamomilla behandeln.
- **Stimmungsschwankungen und depressive Verstimmungen**
  In diesen Fällen kann Pulsatilla oder Natrium chloratum versucht werden, aber auch Acidum phosphoricum bei eher nervöser Erschöpftheit und Calcium carbonicum bei Niedergeschlagenheit.
- **Innere Anspannung und Unruhe**
  Gibt der Patient an, sehr unruhig zu sein, kann Arsenicum album helfen. Bei ängstlichen Menschen ist Kalium carbonicum das mögliche Mittel.
- **Schlafstörungen**
  Gehen die Schlafstörungen mit Grübeln einher, ist Argentum nitricum indiziert, bei unruhigem Schlaf und häufigem Aufwachen beispielsweise Aconitum.

Dies ist nur ein kleiner Auszug möglicher homöopathischer Arzneien. Dieses Prinzip ist pragmatisch und einfacher zu erlernen als die „klassische Homöopathie“, bei der es vor allem darum geht, chronische Erkrankungen zu behandeln. Nikotinassoziierte Erkrankungen wie beispielsweise eine COPD homöopathisch zu behandeln ist dann eher die Aufgabe des erfahrenen, klassisch arbeitenden Homöopathen.

Neben der „Klassischen Homöopathie", die sich auf Hahnemann beruft und auf Einzelmittel Wert legt, kann aber auch die Komplexmittelhomöopathie in der Behandlung der Tabakabhängigkeit sehr gut eingesetzt werden.

10.4.4 Phytotherapie

Die zugelassenen Phytotherapeutika haben ein sehr breites therapeutisches und pharmakologisches Wirkungsprofil und können sowohl das individuelle Befinden als auch spezifische Krankheitssymptome beeinflussen. Die pflanzlichen Arzneimittel werden als Monotherapie sowohl bei leichteren und mittelschweren Beschwerden, die im Rahmen der Entzugssymptomatik bei Rauchern auftreten, als auch bei allgemeinen Befindlichkeitsstörungen angewendet.

Phytotherapeutika sind in der Regel mit anderen medikamentösen und nichtmedikamentösen Verfahren gut kombinierbar und eine der fünf Säulen der klassischen Naturheilkunde. Das Spektrum der unerwünschten Wirkungen und der Kontraindikationen für Phytotherapeutika ist zudem gut überschaubar.

Phytotherapeutika eignen sich nicht nur zur Therapie der Begleitsymptome während der Behandlung der Tabakabhängigkeit, sondern auch zur Therapie nikotinassoziierter Erkrankungen.

Pflanzliche Sedativa wirken beruhigend bei nervösen Unruhe- und Erregungszuständen. Praxisbewährt sind Präparate aus Baldrian, Hopfen oder Melissenblättern. Aber auch die Passionsblume, beispielsweise als Teemischung, ist eine gute Option.

Ätherische Öle (Menthol oder Eukalyptusöl) als Lutschpastillen oder Kautabletten verändern den Geschmack der Zigarette, bei gastrointestinalen Beschwerden und Verdauungsproblemen sind Pfefferminzblätter oder Benediktenkraut indiziert. Zubereitungen aus Süßholz und Kamille werden bei Gastritis verwendet. Einen Auszug über mögliche Phytotherapeutika gibt die nachfolgende Tabelle (► Tab. 10-1).

10.4.5 Hypnose

Die Hypnose bei der Nikotinentwöhnung zielt auf die Überwindung der Entzugserscheinungen hin und soll den Wunsch nach Zigaretten auslöschen. Hypnose findet normalerweise in Einzelsitzungen statt, allerdings werden

Tab. 10-1 Einige ausgewählte Phytotherapeutika zur Behandlung von Entzugssymptomen bei der Nikotinentwöhnung

Symptom(e)	Arzneimittel	Anmerkungen
Depressive Verstimmung; psychovegetative Störungen und nervöse Zustände	Johanniskraut	Pflanzliche Arzneimittel erreichen mitunter keinen sofortigen Wirkungseintritt. Der Patient sollte darauf hingewiesen werden.
Unruhe- und Spannungszustände	Baldrian und Hopfen	Fördern die Schlafbereitschaft und wirken sedierend.
Ein- und Durchschlafstörungen	Passionsblume	Passionsblume wirkt anxiolytisch und schlafzeitverlängernd. Bewährt sind auch Schlaf- und Beruhigungstees.
Trockener, krampfartiger Husten	Efeublätter	Spasmolytisch und expektorierend.
Anhaltender Reizhusten	Spitzwegerich	Reizmildernd und antibakteriell.
Obstipation und Verdauungsstörungen	Leinsamen	Regen die Peristaltik an und wirken laxierend.
Dyspeptische Beschwerden	Artischockenblätter und Anis, aber auch Fenchel	Die Arzneien werden vor oder während der Mahlzeiten eingenommen.

auch Gruppensitzungen durchgeführt. In Kombination mit anderen Maßnahmen eignet sich die Hypnose auch zur Raucherentwöhnung. Voraussetzung für ihre Anwendung ist eine entsprechende Qualifikation.

10.5 Zusammenfassung

- Rauchen ist hochgefährlich – viele Menschen bezahlen ihre Leidenschaft für Zigaretten am Ende mit ihrem Leben.
- Unzählige Raucher haben den ehrlichen Wunsch, das Rauchen aufzugeben, weil die gesundheitlichen Schäden durch das Rauchen und die Tabakabhängigkeit unübersehbar sind. Nicht allen jedoch gelingt dieser Schritt ohne ärztliche Unterstützung.
- Der erste und wichtigste Schritt in der Raucherentwöhnung ist die Erkenntnis der eigenen Abhängigkeit und die Motivation des Patienten zum Nikotinverzicht.

- Die psychische und physische Abhängigkeit machen den Ausstieg aus dem Rauchen sehr schwer und führen häufig zu Rückfällen. Für die Bewertung der Nikotinabhängigkeit wird der Fagerström-Test eingesetzt, das gebräuchlichste Testinstrument, mit dem sich die Schwere der Nikotinabhängigkeit quantifizieren lässt.
- Bekommt ein Raucher längere Zeit kein Nikotin, treten Entzugserscheinungen auf: Reizbarkeit, innere Unruhe, Angst, Konzentrationsprobleme. Beim Nikotinentzug treten aber auch verstärkter Hunger (was zu einer Gewichtszunahme führen kann) und Obstipation auf. Diese pharmakologisch ausgelösten Symptome sind in der ersten Woche nach dem Rauchstopp am stärksten ausgeprägt und gehen in den folgenden Monaten allmählich zurück.
- Zur Raucherentwöhnung eignet sich die Akupunktur sehr gut. Hierbei erfolgt eine Kombination aus Körperakupunktur nach Kriterien der TCM und Ohrakupunktur.
- Die naturheilkundliche Ordnungstherapie kombiniert mehrere gesundheitsfördernde Naturheilverfahren und ist vor allem wegen ihrer besonderen Motivationskraft für die Gesundheitsförderung besonders vielversprechend.
- Die Raucherentwöhnung auf Basis der Verhaltensmodifikation zielt darauf ab, erlernte Verhaltensweisen wieder zu verlernen. Sie ermöglicht eine schrittweise Reduktion der verstärkenden Stimuli.
- Zur Unterstützung der Tabakentwöhnung und vor allem zur Linderung der Entzugssymptomatik können auch homöopathische Arzneien und Phytotherapeutika angeboten werden. Pflanzliche Sedativa wirken beruhigend auf nervöse Unruhe- und Erregungszustände. Ätherische Öle in Form von Lutschpastillen oder Kautabletten verändern den Geschmack der Zigarette und des Rauchs beim Inhalieren.
- Entspannungsmethoden eignen sich bei der Rauchertherapie als ergänzende Maßnahme zur Bewältigung der Entzugserscheinungen und Stressreaktionen. Auch Yoga und andere Entspannungs- und Atemtechniken können als Unterstützungsmaßnahmen herangezogen werden. Ebenso eignet sich die Hypnose in Kombination mit anderen Maßnahmen zur Raucherentwöhnung.

11 Vorsprung durch Wissen – das ärztliche Honorar in der Komplementärmedizin

Wenn Sie sich dafür entscheiden, eine Schwerpunktpraxis für Naturheilverfahren oder Homöopathie aufzubauen oder ihr Indikations- und therapeutisches Spektrum um komplementärmedizinische Ansätze zu erweitern, sollten Sie dies gründlich vorbereiten. Für Sie als Arzt gilt es, einen eigenen Weg zu finden, der sowohl den Bedürfnissen der Patienten als auch Ihren eigenen gerecht wird. Grundlage einer erfolgreichen Tätigkeit ist eine ausgezeichnete Weiterbildung und fachliche Kompetenz sowohl in der konventionellen Medizin als auch in der Komplementärmedizin. Dringend empfohlen wird ein methodisches Vorgehen, in dem die Positionierung der Praxis gefunden und festgelegt wird. Positionierung meint aber mehr als Spezialisierung. Sie ist entscheidend dafür, wie die Patienten Ihre Praxis sehen.

Praxistipp

Die Konzentration auf die Tätigkeiten, die Ihnen als Arzt liegen und die zu Ihnen passen, ist zielführender als ein unübersichtliches Angebot von unterschiedlichen Leistungen. Das Leistungsangebot, die Praxisabläufe und das Umfeld müssen den Patienten jederzeit das Gefühl absoluter Kompetenz und hoher Nutzwirkung bringen.

In der Komplementärmedizin sind individuelle Behandlungskonzepte die Regel. Und für gute ärztliche Leistungen haben Sie auch einen Anspruch auf eine adäquate Bezahlung. Wenn Sie das vorliegende Kapitel durcharbeiten, sollten Sie eine aktuelle Gebührenordnung für Ärzte (GOÄ) zur Hand haben, um die GOÄ-Ziffern und Legenden im Originaltext der GOÄ nachvollziehen zu können. Sie bekommen dann eine gute Übersicht und ein besseres Gefühl für die Abrechnungsmodalitäten. Da die GOÄ viele Leistungen der Komplementärmedizin nicht aufführt und für die erbrachte Leistung keine Ziffer enthält, ist mit einem Hinweis hierauf eine analoge Abrechnung vorzunehmen.

Merke

Bei einer analogen Abrechnung ist eine Ziffer der GOÄ abzurechnen, die nach Art, Kosten- und Zeitaufwand der erbrachten Leistung gleichwertig ist. Hierdurch wird sichergestellt, dass die tatsächlich erbrachte Leistung angemessen vergütet wird.

Pauschalen zu vereinbaren ist bei der Abrechnung einer ärztlichen Leistung untersagt. Und im Falle der IGeL (Individuelle Gesundheitsleistungen) ist die Vereinbarung eines Pauschalhonorars unzulässig.

11.1 Die Abrechnung nach der Gebührenordnung für Ärzte (GOÄ)

Die Gebührenordnung für Ärzte (GOÄ) ist dem Grundsatz nach recht einfach zu verstehen und sie ist auch übersichtlich organisiert. Dieser Vorteil wird jedoch durch Sonderregelungen, Einschränkungen bei den Abrechnungsbestimmungen, Ausnahmen und komplizierte Wortschöpfungen sehr schnell abgeschwächt. Trotz der Schwierigkeiten, die die GOÄ im ärztlichen Alltag mit sich bringt, ist sie die amtliche Grundlage für unsere Privatliquidation. Wir Ärzte müssen uns bei jeder privatärztlichen Leistung – sowohl bei der Abrechnung für privatversicherte Patienten als auch für IGeL – strikt an die Vorgaben der GOÄ halten.

Merke

Ob Privatpatient oder IGeL: Der Arzt ist verpflichtet, nach der GOÄ abzurechnen. Deshalb dürfen auch keine Pauschalbeträge in Rechnung gestellt oder vereinbart werden.

Die GOÄ ist in drei große Blöcke gegliedert:

- Allgemeine Bestimmungen (§§ 1–12)
- Allgemeine Leistungen, Beratungen, Untersuchungen, Visiten Nr. 1–107
- Sonderleistungen ab Nr. 200

Mit der GOÄ wird nicht nach Quartalen abgerechnet, wie dies in der Gesetzlichen Krankenversicherung (GKV) und mit dem Einheitlichen Bewertungsmaßstab (EBM) der Fall ist, sondern sie geht vom *Behandlungsfall* aus. Dieser dauert jeweils einen Monat. Ein neuer Behandlungsfall liegt dann vor, wenn innerhalb des betreffenden Monats eine neue Erkrankung auftritt oder die bestehende Erkrankung eine erhebliche Veränderung erfährt. Dann gelten die eingeschränkten Abrechnungsbedingungen für bestimmte Ziffern nicht mehr. Dies muss natürlich auch in der Abrechnung entsprechend dokumentiert werden. Für bestimmte Abrechnungsziffern der GOÄ sind aber auch Zeiträume von 6 Monaten und 1 Jahr zu beachten (► Tab. 11-1).

Bei fast allen ärztlichen Leistungen zur Diagnostik und Therapie sind Beratungen und Untersuchungen erforderlich. Zu einer qualitativen Beratung gehört immer ein eingehendes und informatives Erstgespräch. Je länger der Krankheitsverlauf, je umfangreicher die Beschwerden und je untypischer das

Tab. 11-1 Zeitliche Einschränkungen der Abrechnungsziffern nach der GOÄ zur Beratung und Anamnese

Zeitraum	Abrechnungsziffer Nr.	Bemerkungen
1 Monat	1, 3, 4, 5	Dürfen nur beim Erstkontakt und dann wieder nach Ablauf von 30 Tagen bzw. bei Neuerkrankung oder wesentlicher Verschlechterung der bestehenden Erkrankung abgerechnet werden.
6 Monate	31, 34	**Ziffer 31:** Darf innerhalb von 6 Monaten höchstens dreimal abgerechnet werden. **Ziffer 34:** Darf innerhalb von 6 Monaten höchstens zweimal abgerechnet werden.
1 Jahr	30	Die Leistung ist innerhalb eines Jahres nur einmal berechnungsfähig.

Beschwerdebild, desto mehr Zeitaufwand und Aufmerksamkeit benötigt der Patient und desto umfangreicher wird die Erstanamnese sein. Das betrifft vor allem Patienten mit chronischen Erkrankungen, malignen Erkrankungen oder chronischen Schmerzen.

Für die Beratung stehen eine einfache Beratung (GOÄ-Ziffer 1), eine ausführliche Beratung (GOÄ-Ziffer 3) und eine Erörterung von mindestens 20 Minuten (GOÄ-Ziffer 34) zur Verfügung. Abhängig vom zeitlichen und inhaltlichen Aufwand der Beratung oder Erörterung kann zwischen diesen Leistungen gewählt werden. Durch die Beratungsziffern 1 und 3 der GOÄ wird der notwendige Aufwand für eine akzeptable komplementärmedizinische Anamnese und Beratung nicht genügend abgebildet. Lediglich durch eine gesondert begründete Steigerung des Gebührensatzes lässt sich diese Einschränkung umgehen.

Zusätzliche Nachteile der GOÄ-Ziffer 3 sind, dass sie nur einmal in 30 Tagen abgerechnet werden kann und dass sie in zeitlichem Zusammenhang mit einer Behandlung nicht angesetzt werden darf. Die Ziffer 3 darf zwar mit einer Untersuchung nach den GOÄ-Ziffern 5, 6, 7, 8, 800 oder 801 abgerechnet werden, aber beispielsweise nicht gleichzeitig mit einer Akupunkturbehandlung.

Merke

Den Steigerungsfaktor kann jede Praxis unter Beachtung der Vorgaben der GOÄ selbst bestimmen. Bei der Kombination verschiedener Abrechnungsziffern sind die vorgegebenen Ausschlusskriterien zu beachten.
Beachtet werden sollte auch, dass die GOÄ-Ziffer 34 als „Erörterung lebensverändernder oder -bedrohender Erkrankung" definiert ist und sie innerhalb von 6 Monaten höchstens zweimal berechnungsfähig ist.

Die GOÄ-Ziffer 34 eignet sich für zahlreiche Krankheiten, die mit Methoden der Komplementärmedizin behandelt werden können, wie chronisches Schmerzsyndrom, Fatigue-Syndrom bei malignen Erkrankungen, Fibromyalgie, Allergien, Asthma bronchiale und viele andere. Allerdings fordert der Kommentar zur GOÄ-Ziffer 34 „Erörterung (Dauer mindestens 20 Minuten) der Auswirkungen einer Krankheit auf die Lebensgestaltung in unmittelbarem Zusammenhang mit der Feststellung oder erheblichen Verschlimmerung..." Falls dies für Ihren Patienten aktuell nicht zutrifft, können Sie unter Umständen auf eine Analogbewertung der Ziffer 34 zurückgreifen oder die Sie sollten die Verschlimmerung in der Diagnose genau belegen, um eventuellen Rückfragen der Privatversicherungen vorzubeugen.

Steigerungsfaktoren nach der GOÄ

Ärztliche Leistungen dürfen nach § 5 der GOÄ bis zum 2,3-fachen Satz ohne Begründung abgerechnet werden. Der Schwellenwert ist der Regelsatz mit dem Faktor 2,3. Bei einer Erhöhung über diesen Faktor hinaus bis zum 3,5-fachen Satz muss der Arzt begründen, warum der höhere Satz abgerechnet wird. Durch die Berücksichtigung der Steigerungsfaktoren ergeben sich ausreichend Spielräume für die Honorarabrechnung. In der Regel wird die Gebühr, unter Berücksichtigung der Schwierigkeit und des Zeitaufwands der einzelnen Leistung sowie der Umstände der Leistungserbringung, zwischen dem 1-Fachen und dem 2,3-Fachen des Gebührensatzes bemessen.

Grundsätzlich kann der Arzt seine Leistungen bis zum 3,5-fachen Satz steigern, wenn er dies ausreichend begründet. Für die erforderliche Transparenz und Ihre Reputation ist stets eine korrekte Abrechnung unerlässlich. Insbesondere für den Selbstzahler ist eine verständliche und nachvollziehbare Leistungsbeschreibung in der Honorarabrechnung besonders wichtig.

Merke

Eine Überschreitung des Schwellenwertes (= des 2,3-fachen Satzes) bis zum 3,5-fachen Satz muss vom Arzt begründet werden. Eine gesonderte Vereinbarung jedoch ist nicht nötig. Will der Arzt allerdings über den 3,5-fachen Satz abrechnen, bedarf es einer vorherigen schriftlichen Vereinbarung zwischen Arzt und Patient – als *Abdingung* bezeichnet. Grundsätzlich ist jedoch eine Erhöhung des Steigerungssatzes über den 3,5-fachen Satz nicht zu empfehlen. Abrechnungen unterhalb des 1-fachen GOÄ-Satzes sind ebenso wie Pauschalbeträge nicht zulässig und verstoßen gegen die Berufsordnung und das Wettbewerbsrecht.

Zusammenfassend gilt somit bezüglich der Steigerungsfaktoren:

- 1,0–2,3-facher Satz: ohne Begründung
- 2,3–3,5-facher Satz: nur mit Begründung
- Über den 3,5-fachen-Satz: nur mit Abdingung

An dieser Stelle sei noch einmal betont, dass alle Leistungen, die in der GOÄ beschrieben sind, auch nach der GOÄ abgerechnet werden müssen. In allen anderen Fällen muss nach § 6 (2) „entsprechend", d. h. *analog*, abgerechnet werden.

11.1.1 Die Analogbewertung

Das Spektrum der komplementärmedizinischen Diagnose- und Therapieverfahren ist sehr umfangreich und wird in der aktuell gültigen Gebührenordnung für Ärzte nur unzureichend berücksichtigt. Für viele Maßnahmen existieren keine eigenen Abrechnungsziffern. Da für viele komplementäre Maßnahmen demnach keine eigenen Abrechnungsziffern bestehen, greift in diesem Fall der § 6 (Absatz 2) der GOÄ:

> **§ 6(2) der GOÄ**
>
> Selbstständige ärztliche Leistungen, die nicht in das Gebührenverzeichnis aufgenommen sind, können entsprechend einer nach Art, Kosten und Zeitaufwand gleichwertigen Leistung des Gebührenverzeichnisses berechnet werden.

In diesem Absatz verbirgt sich eine der wichtigsten Regelungen der GOÄ, nämlich die Möglichkeit einer analogen Bewertung einer ärztlichen Leistung und somit auch der komplementärmedizinischen Leistungen. Hierbei ist aber darauf zu achten, dass bei der Berechnung einer Leistung nach § 6 Absatz 2 die Leistung für den Patienten verständlich beschrieben und mit dem Hinweis *analog* durch Angabe der *Ziffer A* gekennzeichnet wird.

Ob für chinesische Medizin, Phytotherapie, Anthroposophische Medizin oder Ayurveda, für Homotoxikologie oder die Mikrobiologische Therapie – für all diese Verfahren und Methoden existieren in der GOÄ keine eigenen Abrechnungsziffern. Lediglich die Abrechnungsziffern für die Akupunktur und die Homöopathie und für die Eigenblutbehandlung sind hiervon eine Ausnahme:

- **GOÄ-Ziffer 30**
  Homöopathische Erstanamnese. Die Leistung nach GOÄ-Ziffer 30 ist innerhalb von einem Jahr nur einmal berechnungsfähig.
- **GOÄ-Ziffer 31**
  Homöopathische Folgeanamnese. Die Leistung nach GOÄ-Ziffer 31 ist innerhalb von sechs Monaten höchstens dreimal berechnungsfähig.
- **GOÄ-Ziffer 269**
  Akupunktur (Nadelstich-Technik) zur Behandlung von Schmerzen, je Sitzung

- **GOÄ-Ziffer 269 a**
  Akupunktur (Nadelstich-Technik) mit einer Mindestdauer zur Behandlung von Schmerzen, je Sitzung
- **GOÄ-Ziffer 284**
  Eigenbluteinspritzung, einschließlich der Blutentnahme

Wer mit komplementärmedizinischen Verfahren arbeitet, sollte selbstverständlich auch über eine gute Ausbildung und die entsprechende Zusatzbezeichnung verfügen – sei es in Naturheilkunde, in Akupunktur und TCM oder in der Homöopathie.

Praxistipp
Für die Abrechnung hat sich als Standard das *Hufeland-Leistungsverzeichnis der Besonderen Therapierichtungen* (Hufelandgesellschaft 2012) der Hufelandgesellschaft etabliert.

Die GOÄ bietet natürlich noch eine Vielzahl weiterer Abrechnungsziffern, die im Rahmen allgemeiner ärztlicher Leistungen in der Komplementärmedizin abgerechnet werden können. Eine kleine Auswahl bietet folgende Übersicht:

- **GOÄ-Ziffer 252**
  Injektionen i. m.; s. c.; i. c.
- **GOÄ-Ziffer 253**
  Injektion, intravenös
- **GOÄ-Ziffer 266**
  Intrakutane Reiztherapie (Quaddel Behandlung), je Sitzung
- **GOÄ-Ziffer 267**
  Medikamentöse Infiltrationsbehandlung im Bereich einer Körperregion
- **GOÄ-Ziffer 268**
  Medikamentöse Infiltrationsbehandlung im Bereich mehrerer Körperregionen, je Sitzung
- **GOÄ-Ziffer 271**
  Infusion, intravenös, bis zu 30 Minuten Dauer
- **GOÄ-Ziffer 272**
  Infusion, intravenös, von mehr als 30 Minuten Dauer
- **GOÄ-Ziffer 285**
  Aderlass aus Vene oder Arterie mit Entnahme von mindestens 200 ml Blut

Ihre Aufgabe als Arzt ist es nun, eine gezielte und passende Therapie für Ihre Patienten zu finden, die eine sinnvolle Ergänzung zu den konventionellen medizinischen Verfahren darstellt, weil sie die Wirkung der Schulmedizin verstärkt oder deren Nebenwirkungen abmildert. Die folgende Schnellübersicht soll Ihnen nur einen kleinen Einblick in die umfangreichen therapeutischen Möglichkeiten der Komplementärmedizin geben und Sie mit den gängigen

Abrechnungsmöglichkeiten vertraut machen. Neben den unterschiedlichen Beratungs- und Untersuchungsziffern werden zusätzlich die spezifischen komplementärmedizinischen Behandlungsmethoden entweder mit der originären GOÄ-Ziffer oder analog abgerechnet.

- Die *Mikrobiologische Therapie* beinhaltet eine eingehende Beratung (GOÄ-Ziffer 3) und die symptombezogene Untersuchung (GOÄ-Ziffer 5) zur Festlegung des therapeutischen Vorgehens. Zusätzlich sind verschiedene Laborleistungen und eine Stuhluntersuchung indiziert. Am folgenden Behandlungstag erfolgt dann die konkrete Erörterung zur Mikrobiologischen Therapie und diese Leistung wird entsprechend abgerechnet (GOÄ-Ziffer A 34). Die mikrobiologische Behandlung wird durch eine intrakutane Reiztherapie mit einer homöopathischen Arznei unterstützt und mit der GOÄ-Ziffer 266 (Quaddel-Behandlung) abgerechnet.
- Werden *ausleitende Verfahren* eingesetzt, kann für den Aderlass von mindestens 200 ml Blut die GOÄ-Ziffer 285 abgerechnet werden und für das Setzen von Schröpfköpfen die GOÄ-Ziffer 747. Eine Schröpfkopfmassage berechnen Sie analog mit der GOÄ-Ziffer A 523.
- *Injektionen oder Infusionen* mit homöopathischen Arzneien oder Vitaminen erfordern natürlich auch eine Beratung (GOÄ-Ziffer 1) und eine symptombezogene Untersuchung (GOÄ-Ziffer 5). Zusätzlich wird jede Vitamin- oder homöopathische Injektion mit der GOÄ-Ziffer 252 bewertet. Ist jedoch eine homöopathische Infusionstherapie oder eine Vitamin-C-Infusion indiziert, wird je Infusion entweder die GOÄ-Ziffer 271 oder bei einer Infusionsdauer von mehr als 30 Minuten die GOÄ-Ziffer 272 angesetzt.

Merke

In der täglichen Praxis bietet die Komplementärmedizin eine Vielzahl therapeutischer Möglichkeiten, mit denen sich besonders auch chronische Krankheiten und komplizierte Krankheitsbilder behandeln lassen.

Vergessen Sie nicht, auch Ihre Auslagen zu berechnen. In vielen Arztpraxen wird täglich Geld verschenkt, denn gute Materialien – z. B. hochwertige Akupunkturnadeln oder Einmalbestecke für die Eigenbluttherapie – kosten Geld und belasten das Praxisbudget. Die GOÄ ist in *§ 10 Ersatz von Auslagen* diesbezüglich eindeutig: Absatz 1 regelt, welche Kosten als Auslagen berechnet werden können und Absatz 2, für welche Materialien der Arzt keine gesonderten Kosten berechnen darf. Wichtig ist, dass die Auslagen korrekt, nach dem tatsächlichen Einkaufspreis, abgerechnet werden. Interessant ist auch der *§ 12 GOÄ* und dort insbesondere Absatz 2.5: „Die Rechnung muss insbesondere enthalten: bei Ersatz von Auslagen nach § 10 den Betrag und die Art der Auslage; übersteigt der Betrag der einzelnen Auslage 25,56 €, ist der Beleg oder ein sonstiger Nachweis beizufügen."

11.2 Ausführliche Anamneseerhebung und Beratung in der Komplementärmedizin

Für die spezielle Anamneseerhebung der Homöopathie finden Sie in der GOÄ eigene Abrechnungsziffern – die homöopathische Erstanamnese nach GOÄ-Ziffer 30 und die homöopathische Folgeanamnese nach GOÄ-Ziffer 31.

Die *homöopathische Erstanamnese* mit einer Mindestdauer von einer Stunde – die Ziffer GOÄ 30 – ist innerhalb eines Jahres nur einmal berechnungsfähig und darf nicht neben den GOÄ-Ziffern 1, 3 oder 34 abgerechnet werden. Die *homöopathische Folgeanamnese* mit einer Mindestdauer von 30 Minuten – die GOÄ-Ziffer 31 – ist innerhalb von 6 Monaten höchstens dreimal berechnungsfähig. Sie darf nicht neben den GOÄ-Ziffern 1, 3, 4, 30 und 34 abgerechnet werden.

Die beiden homöopathischen Abrechnungsziffern entsprechen am ehesten den hohen Anforderungen an die Anamneseerhebung auch in der Komplementärmedizin. Da aber die GOÄ-Texte eindeutig sind, können diese beiden Abrechnungsziffern nicht so ohne Weiteres auf die Erst- oder Folgeanamnese für komplementärmedizinische Methoden übertragen werden. In diesem Fall muss der Weg über die Analogbewertung gewählt werden. Jede Analogziffer erfordert bei der Abrechnung eine eigene Legende, die dem Text der GOÄ adäquat ist und dem jeweiligen Verfahren angepasst wird (► Tab. 11-2).

Tab. 11-2 Beispiele für die Analogbewertung einer ausführlichen komplementärmedizinischen Erstanamnese

GOÄ-Ziffer	Leistungsbeschreibung
30	Erhebung der homöopathischen Erstanamnese mit einer Mindestdauer von einer Stunde nach biografischen und homöopathisch-individuellen Gesichtspunkten mit schriftlicher Aufzeichnung zur Einleitung einer homöopathischen Behandlung – einschließlich homöopathischer Repertorisation und Gewichtung der charakteristischen psychischen, allgemeinen und lokalen Zeichen und Symptome des jeweiligen Krankheitsfalls, unter Berücksichtigung der Modalitäten, Alternanzen, Kausal- und Begleitsymptome, zur Auffindung des homöopathischen Einzelmittels, einschließlich Anwendung und Auswertung standardisierter Fragebögen
A 30	Erstanamnese zur Akupunktur nach den Diagnose-und Therapiegrundsätzen der Traditionellen Chinesischen Medizin (TCM) einschließlich schriftlicher Aufzeichnungen zur Erstellung eines patientenindividuellen Diagnose- und Therapieplanes, mindestens 60 Minuten

Tab. 11-2 *Fortsetzung*

GOÄ-Ziffer	Leistungsbeschreibung
A 30	Umfassende Erstanamnese unter naturheilkundlichen Gesichtspunkten und ganzheitlicher anamnestischer Datenerhebung zur patientenindividuellen Therapieplanung einschließlich schriftlicher Aufzeichnungen von mindestens 60 Minuten Dauer
A 30	Ausführliche und umfassende ordnungstherapeutische Erstanamnese mit ganzheitlicher Datenerhebung zur patientenindividuellen Therapieplanung mit schriftlichen Aufzeichnungen, mindestens 60 Minuten
A 30	Ausführliche ernährungstherapeutische Anamnese nach naturheilkundlichen Grundsätzen mit Erhebung der Familienanamnese, der Gewichtsanamnese und der Ernährungsanamnese zur patientenindividuellen Ernährungs- und Bewegungstherapie mit schriftlichen Aufzeichnungen, mindestens 60 Minuten

Die Leistung nach der Ziffer 30 ist innerhalb eines Jahres nur einmal berechnungsfähig – was selbstverständlich auch für die jeweilige Analogziffer A 30 gilt.

Wie auch bei einer homöopathischen Behandlung kann im Verlauf einer Akupunkturbehandlung oder Schmerztherapie, aber auch bei einer naturheilkundlichen Behandlung, die Notwendigkeit bestehen, den Behandlungsverlauf neu zu bewerten oder die weitere Vorgehensweise einer veränderten Symptomatik anzupassen. Bei einer homöopathischen Therapie lässt sich dann direkt die Originalziffer zur *homöopathischen Folgeanamnese*, die GOÄ-Ziffer 31, ansetzen, in allen anderen Fällen wird man, bei entsprechendem Zeitaufwand und anderer Therapie, auf die analoge Ziffer A 31 zurückgreifen (► Tab. 11-3).

Die Leistung nach der Ziffer 31 ist innerhalb von 6 Monaten nur dreimal berechnungsfähig – was selbstverständlich auch für die jeweilige Analogziffer A 31 gilt.

Die Texte der Analogziffern müssen immer an die Originallegende der GOÄ angelehnt sein: in den Beispielen in Tabelle 11-2 an die GOÄ-Ziffer 30 zur homöopathischen Erstanamnese, in den Beispielen der Tabelle 11-3 angelehnt an die GOÄ-Ziffer 31 zur homöopathischen Folgeanamnese. Alle Beispiele in den Tabellen 11-2, 11-3 und 11-4 sind nur Formulierungsvorschläge und sollen Ihnen lediglich die Möglichkeiten der Analogbewertung für komplementärmedizinische Verfahren näher erläutern.

Die GOÄ-Ziffer 34 eignet sich ebenfalls für eine Analogbewertung. In diesem Fall würden Sie die A 34 ebenfalls mit modifizierter Legende ansetzen (► Tab. 11-4).

Tab. 11-3 Beispiele für die Analogbewertung einer ausführlichen komplementärmedizinischen Folgeanamnese

GOÄ-Ziffer	Leistungsbeschreibung
31	Homöopathische Folgeanamnese mit einer Mindestdauer von 30 Minuten unter laufender Behandlung nach den Regeln der Einzelmittelhomöopathie zur Beurteilung des Verlaufs und Feststellung des weiteren Vorgehens einschließlich schriftlicher Aufzeichnung
A 31	Erhebung der Folgeanamnese zur Akupunktur nach den Diagnose-und Therapiegrundsätzen der Traditionellen Chinesischen Medizin (TCM) einschließlich schriftlicher Aufzeichnungen zur Überprüfung der Diagnose nach Kriterien der TCM und ggf. Modifikation des Therapieplanes einschließlich schriftlicher Aufzeichnungen, mindestens 30 Minuten
A 31	Erhebung der Folgeanamnese unter ganzheitlichen und naturheilkundlichen Gesichtspunkten zur Beurteilung des Krankheitsverlaufs und der Festlegung des weiteren therapeutischen Vorgehens unter ganzheitlichen Gesichtspunkten einschließlich schriftlicher Aufzeichnungen, mindestens 30 Minuten
A 31	Ausführliche und umfassende ordnungstherapeutische Folgeanamnese zur Beurteilung des Krankheitsverlaufs und Überprüfung ordnungstherapeutischer Diagnosen aufgrund veränderter Symptomatik zur Festlegung des weiteren therapeutischen Vorgehens mit schriftlichen Aufzeichnungen, mindestens 30 Minuten
A 31	Ernährungstherapeutische Folgeanamnese nach naturheilkundlichen Grundsätzen mit Erhebung der Gewichtsanamnese und der Ernährungsanamnese zur Verlaufsbeurteilung und Optimierung der patientenindividuellen Ernährungs- und Bewegungstherapie mit schriftlichen Aufzeichnungen, mindestens 30 Minuten

Die Leistung nach GOÄ-Ziffer 34 ist innerhalb von 6 Monaten höchstens zweimal berechnungsfähig, was ebenso für die Analogziffer A 34 gilt.

Ich möchte Ihnen empfehlen, sich Ihren eigenen Werkzeugkasten für die Abrechnung zusammenzustellen. Wenn Sie dann vor einem schwierigeren Problem stehen, können Sie zum passenden Werkzeug greifen und sich sofort an die Arbeit machen. Einige Werkzeuge, die Ihnen eine abgestufte Anamnese in der Komplementärmedizin erlauben, haben Sie eben kennengelernt und finden Sie in der folgenden Tabelle übersichtlich zusammengefasst (► Tab. 11-5).

Auch in der Komplementärmedizin gilt, dass für eine ärztliche Beratung die GOÄ-Ziffer 1 oder 3 abgerechnet werden muss. Das bedeutet, dass Sie für eine allgemeine Beratung keine andere Ziffer verwenden dürfen, nur weil das ärzt-

Tab. 11-4 Analogbewertung einer komplementärmedizinischen Erst- und Folgeanamnese am Beispiel Akupunktur

GOÄ-Ziffer	Leistungsbeschreibung
34	Erörterung (Dauer mindestens 20 Minuten) der Auswirkungen einer Krankheit auf die Lebensgestaltung in unmittelbarem Zusammenhang mit der Feststellung oder erheblichen Verschlimmerung einer nachhaltig lebensverändernden oder lebensbedrohenden Erkrankung – ggf. einschließlich Planung eines operativen Eingriffs und Abwägung seiner Konsequenzen und Risiken – einschließlich Beratung – ggf. unter Einbeziehung von Bezugspersonen
A 34	Erörterung der Auswirkungen einer Krankheit auf die Lebensgestaltung einschließlich Erst-/Folgeanamnese zur Akupunktur nach den Diagnose- und Therapiegrundsätzen der Traditionellen Chinesischen Medizin (TCM) einschließlich schriftlicher Aufzeichnungen zur Erstellung eines patientenindividuellen Diagnose- und Therapieplanes, mindestens 20 Minuten

Tab. 11-5 Abrechnungs- und Analogziffern für die Beratung oder Anamneseerhebung in der Komplementärmedizin

Bezeichnung	GOÄ-Ziffer	Dauer
Beratung	1	
Eingehende Beratung	3	Mindestens 10 Minuten
Erörterung	34	Mindestens 20 Minuten
Ausführliche Anamnese	A 34	Mindestens 20 Minuten
Homöopathische Erstanamnese	30	Mindestens 1 Stunde
Komplementärmedizinische Erstanamnese	A 30	Mindestens 1 Stunde
Homöopathische Folgeanamnese	31	Mindestens 30 Minuten
Komplementärmedizinische Folgeanamnese	A 31	Mindestens 30 Minuten

liche Gespräch länger dauert als vorgesehen. In diesem Fall haben Sie die Möglichkeit, den Steigerungssatz entsprechend zu erhöhen, was Sie allerdings begründen müssen.

Wenn Sie für die ausführliche Anamnese – beispielsweise nach den Kriterien der TCM oder der Naturheilkunde – eine der oben aufgeführten GOÄ-Ziffern abrechnen wollen, sollten Sie drei Dinge beachten:

- Durch die Legende der gewählten GOÄ-Ziffer muss eindeutig erkennbar sein, dass Sie eine umfassende Anamnese abrechnen, für die diese Ziffer so nicht vorgesehen ist.
- Sie müssen die Abrechnungsziffer mit dem Buchstaben „A“ für analog kennzeichnen.
- Wenn Sie den Steigerungssatz erhöhen, müssen Sie dafür eine Begründung geben.

11.2.1 Schulungen des Patienten

Die Ernährungsberatung erfolgt mit dem Ziel, Gesundheit zu erhalten, zu fördern oder wiederherzustellen. Je nach Ausgangslage handelt es sich somit um eine präventive oder therapeutische Maßnahme. Die Inhalte der präventiven Ernährungsberatung betreffen Nährstoffe und Lebensmittel, in denen die benötigten Nährstoffe enthalten sind. Die Inhalte therapeutischer Ernährungsberatung sind diagnosebezogen. Die häufigste Form der therapeutischen Ernährungsberatung ist die Beratung über den „richtigen“ Umgang mit einer Diät zur Gewichtsreduktion. Die Therapie der Adipositas umfasst viele Gesichtspunkte. Theoretische und praktische Kenntnisse sollten dem Patienten vermittelt werden, denn Patienten mit Ernährungswissen sind bei einer Diät erfolgreicher mit der Gewichtsabnahme.

Die Ernährungsberatung und Schulung kann als ernährungstherapeutische Gruppenberatung erfolgen und mit der GOÄ-Ziffer 20 je Teilnehmer abgerechnet werden. Sie kann aber auch aus einer ausführlichen Ernährungsberatung mit Einzelschulung bestehen, was dann mit der GOÄ-Ziffer A 33 analog abgerechnet wird (► Tab. 11-6).

Dem Wunsch Ihrer Patienten, mehr über die eigene Krankheit zu wissen, sollten Sie entgegenkommen. Zum einen wird der Patient sinnvoll in die Therapie eingebunden und zum anderen verbessert sich die Compliance. Bei den Leistungen nach der Ziffer A 33 handelt es sich um Schulungen einer Einzelperson, die individuell auf den einzelnen Patienten und seine chronische Erkrankung ausgerichtet sind. Eine Auswahl weiterer sinnvoller Schulungen gibt folgende Übersicht:

- Schulung und Beratung zur Nikotin- und Alkoholentwöhnung
- Schulung und Beratung bei art. Hypertonie und Diabetes mellitus
- Schulung zur Bewegungstherapie bei rheumatischen Erkrankungen, bei Fibromyalgiesyndrom und Osteoporose
- Schulung über Fettstoffwechselstörungen bei Erkrankungen der Herz-Kreislauf-Organe
- Schulung zur Prävention von Erkrankungen und zur Sporttherapie (Jogging, Walking)

Tab. 11-6 Beratung in der Gruppe und Schulung von Patienten am Beispiel der Ernährungs- und Diätberatung. Die Texte sind nur Beispiele für das Verständnis und müssen individuell für Ihre Praxis erstellt werden.

GOÄ-Ziffer	Leistungsbeschreibung
20	Beratungsgespräch in Gruppen von 4 bis 12 Teilnehmern im Rahmen der Behandlung von chronischen Krankheiten, je Teilnehmer und Sitzung (Dauer mindestens 50 Minuten)
33	Strukturierte Schulung einer Einzelperson mit einer Mindestdauer von 20 Minuten (bei Diabetes, Gestationsdiabetes oder Zustand nach Pankreatektomie) – einschließlich Evaluation zur Qualitätssicherung unter diabetologischen Gesichtspunkten zum Erlernen und Umsetzen des Behandlungsmanagements, einschließlich der Bewertung eines standardisierten Fragebogens. Die Leistung ist innerhalb eines Jahres höchstens dreimal berechnungsfähig.
A 33	Ausgedehnte Ernährungsberatung und strukturierte Ernährungsschulung einschließlich Evaluation zur Qualitätssicherung unter ernährungstherapeutischen Gesichtspunkten zum Erlernen und Umsetzen des Behandlungsmanagements, einschließlich der Bewertung eines standardisierten Fragebogens. Die Leistung ist innerhalb eines Jahres höchstens dreimal berechnungsfähig.

Für den niedergelassenen Arzt stellt sich natürlich die Frage, ob es für ihn überhaupt sinnvoll ist, in der eigenen Praxis Patientenschulungen mit mehreren Patienten durchzuführen. Es wird schwierig sein, Patienten für eine Schulung in der Gruppe zu motivieren. Die Schwierigkeit ergibt sich aber sicherlich nicht durch fehlendes Interesse seitens der Patienten, sondern eher durch die Kosten, die vom GKV-Patienten zu tragen sind. Für Privatversicherte ist die Schulung in der Gruppe kein Problem, da die GOÄ-Ziffer 33 für die Schulung in der Gruppe angesetzt werden kann – der GKV-Versicherte allerdings erhält eine Privatliquidation. Der Patient kommt in diesem Fall zwar unter Vorlage seiner Krankenversichertenkarte (und damit als GKV-Patient) in die Praxis, wünscht aber Leistungen, die der Leistungskatalog der Gesetzlichen Krankenversicherung nicht umfasst – beispielsweise die Teilnahme an einer Gruppenschulung zur Nikotinentwöhnung. Das ist dann eine individuelle Gesundheitsleistung (IGeL).

Praxistipp

Zu den Grundlagen einer komplementärmedizinisch ausgerichteten Arztpraxis zählen auch umfangreiche Beratungen, individuelle Patientenschulungen und die intensive Gesprächstherapie. Da diese Leistungen sehr aufwendig sind, empfehle ich Ihnen, für die Ausübung der komplementären Heilmethoden eine Spezialsprechstunde mit eigenen Behandlungszeiten einzuführen.

11.3 Die Abrechnung der körperlichen Untersuchung

Auch für die körperliche Untersuchung in der Komplementärmedizin stehen nach der GOÄ verschiedene Abrechnungsziffern zur Verfügung. Die GOÄ-Ziffer 5 beschreibt eine symptombezogene Untersuchung und ist sehr niedrig bewertet. Sie kann neben anderen Leistungen nur einmal im Behandlungsfall angesetzt werden, als alleinige Leistung gemeinsam mit der Ziffer 1 jedoch beliebig oft. Die GOÄ-Ziffern 6, 7 und 8 erfordern jeweils eine vollständige Untersuchung eines bestimmten Organsystems und können auch neben bestimmten Sonderleistungen abgerechnet werden. Weitere GOÄ-Ziffern sind die 800 (Neurologische Untersuchung); die 801 (Psychiatrische Untersuchung) und die GOÄ-Ziffer 831 (Vegetative Funktionsdiagnostik) (► Tab. 11-7). Auch bei den Untersuchungsziffern muss natürlich der im GOÄ-Text beschriebene Umfang der Untersuchung immer vollständig erbracht werden und es muss die medizinische Notwendigkeit für die jeweilige Untersuchung nachvollziehbar sein.
In der Traditionellen Chinesischen Medizin (TCM) lässt sich die vegetative Situation des Organismus vor allem durch die Puls- und Zungendiagnostik beurteilen. Die GOÄ-Ziffer 831 kann bei der Puls- und Zungendiagnostik zusätzlich zur eigentlichen Akupunktur abgerechnet werden, sofern dies medizinisch notwendig erscheint.

Tab. 11-7 Abrechnungsziffern nach GOÄ. Körperliche Untersuchung des Patienten

GOÄ-Ziffer	Leistungsbeschreibung
5	Symptombezogene Untersuchung.
6	Vollständige körperliche Untersuchung mindestens eines Organsystems (Auge, HNO-Bereich, Mund, Kiefer, Nieren, Harnwege, Gefäßstatus)
7	Vollständige körperliche Untersuchung mindestens eines Organsystems (Hautorgan, Stütz- und Bewegungsorgan, Brustorgane, Bauchorgane, weiblicher Genitaltrakt)
8	Untersuchung und Erhebung des Ganzkörperstatus
800	Eingehende neurologische Untersuchung
801	Eingehende psychiatrische Untersuchung
831	Vegetative Funktionsdiagnostik

11.3.1 Die Abrechnung der Therapie in der Komplementärmedizin

Bevor mit der Behandlung begonnen werden kann, sollte ein Therapieplan erstellt werden. Ebenso werden häufig auch Ernährungsratschläge gegeben, sowohl im Sinne der Ordnungstherapie als auch im Rahmen einer Behandlung nach der Traditionellen Chinesischen Medizin.

- **GOÄ-Ziffer 76**
  Schriftlicher Diätplan, individuell für den einzelnen Patienten aufgestellt
  Voraussetzung ist, dass der Diätplan schriftlich angefertigt und individuell für den Patienten erstellt wird.
- **GOÄ-Ziffer 77**
  Planung und Leitung einer Kur
  Die Ziffer kann als Analogziffer A 77 für die Erstellung eines naturheilkundlich begründeten Behandlungskonzepts angesetzt werden, ebenso beispielsweise zur Therapieplanung in der TCM.

Die Abrechnung der Akupunktur

Für die Akupunktur stehen zwei Abrechnungsziffern in der GOÄ zur Verfügung. Um diese abrechnen zu können, muss es sich um eine Akupunktur mit Nadeln handeln und der Patient muss an Schmerzen leiden. Bei der Abrechnung der Akupunkturziffer 269a muss die Akupunkturbehandlung mindestens 20 Minuten dauern (► Tab. 11-8). Die Gebührenordnung setzt hierbei jedoch keine bestimmte Akupunkturform voraus. Die Ziffer gilt sowohl für die Körperakupunktur als auch für die Ohrakupunktur.

Die chinesische Diagnostik führt zu einer differenzierten chinesischen Therapie, die die Punkteauswahl, die Stichtechnik der Akupunktur und die Technik der Nadelstimulation umfasst. Die chinesische Diagnostik beinhaltet neben der ausführlichen Anamnese, der Puls- und Zungendiagnostik auch die Bewertung der Yin-und Yang-Symptomatik und pathogener Faktoren. In China ist die Akupunktur immer Bestandteil eines umfangreichen TCM-Behandlungskonzepts, sodass auch diätetische und phytotherapeutische Maßnahmen sowie Bewegungsübungen und Tuina-Massagen verordnet werden.

Auch in meiner eigenen Praxis hat sich die Kombination mit anderen naturheilkundlichen und schulmedizinischen Verfahren sehr gut bewährt und wird

Tab. 11.8 Abrechnung der Akupunktur nach GOÄ bei Patienten mit Schmerzen

269	Akupunktur (Nadelstichtechnik) zur Behandlung von Schmerzen je Sitzung
269a	Akupunktur (Nadelstichtechnik) mit einer Mindestdauer von 20 Minuten zur Behandlung von Schmerzen, je Sitzung

von meinen Patienten auch gerne angenommen. Die beiden Ziffern 269 und 269a dürfen nur abgerechnet werden, wenn die Akupunktur eine Schmerzbehandlung ist und mit der Nadelstichtechnik ausgeführt wird – die Laserakupunktur darf nicht mit diesen Ziffern abgerechnet werden. Bei einer Akupunkturbehandlung wegen anderer Indikationen als einer Schmerzbehandlung (Allergien, Nikotinentwöhnung, Tinnitus etc.) muss analog abgerechnet werden.

Die Abrechnung der Wärmetherapie

Zu einer optimalen Akupunkturbehandlung – insbesondere in der Schmerztherapie – gehört selbstverständlich auch eine Wärmebehandlung. Wärme in jeder Form wirkt lindernd auf chronische Schmerzen der Stütz- und Bewegungsorgane. In diesem Sinne ist die Wärmetherapie indiziert und kann nach GOÄ berechnet werden:

- **GOÄ-Ziffer 535**
  Heißluftbehandlung eines Körperteils
- **GOÄ-Ziffer 536**
  Heißluftbehandlung mehrerer Körperteile

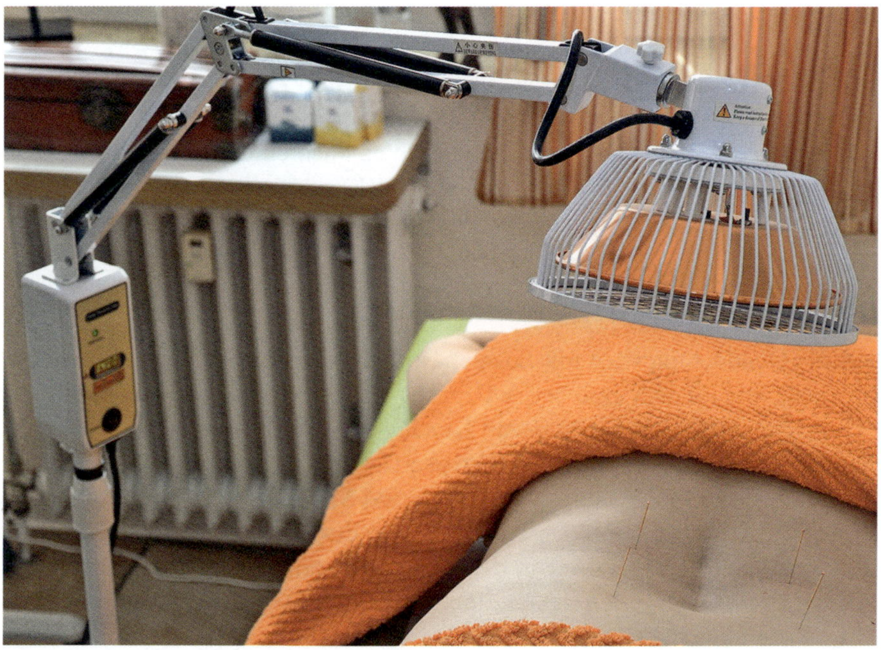

Abb. 11-1 Wärmetherapie mit einer Moxibustionslampe. Die Wärmeapplikation bei meiner Patientin erfolgt direkt über dem Areal mit den Akupunkturnadeln.

- **GOÄ-Ziffer 538**
  Infrarotbehandlung. Bei der Infrarotbehandlung wird kein sichtbares Licht abgegeben. Die Wärmestrahlung dringt tiefer in die Gewebe ein.
- **GOÄ-Ziffer 562**
  Reizbehandlung mehrerer Hautbezirke mit Ultraviolettlicht

In meiner Praxis nutze ich zur Wärmetherapie eine chinesische Moxalampe (► Abb. 11-1). Diese hat eine Heizplatte, die 33 verschiedene Mineralien enthält. Die Platte wird durch eine Heizspirale erwärmt, wobei die Patienten bei der Behandlung eine äußerst angenehme und wohltuende Wärme verspüren. Die Abrechnung erfolgt analog.

Die Abrechnung der Schröpftherapie

Die Schröpfbehandlung ist Bestandteil eines naturheilkundlichen Behandlungskonzepts und der TCM. Schröpfen ist in der GOÄ eine eigene Leistung und kann auch in Zusammenhang mit der Akupunktur angewendet und abgerechnet werden:

- **GOÄ-Ziffer 747**
  Setzen von Schröpfköpfen/Blutegeln/Saugapparaten, je Sitzung

Diese Abrechnungsziffer gilt für das trockene Schröpfen je Sitzung und ist unabhängig von der Anzahl der Schröpfköpfe. Ich nutze in meiner Praxis Schröpfköpfe aus Glas mit Gummiventil. Trockenes Schröpfen wirkt im Bereich der Reflexzone blutanziehend, ableitend und entschlackend und wirkt nach der TCM in Richtung von Qi- und Blutstagnation und damit den Schmerzen entgegen. Wird zum trockenen Schröpfen auch eine Schröpfkopfmassage durchgeführt, so kann zusätzlich die GOÄ-Ziffer 523 (Bindegewebsmassage/Periostmassage/manuelle Lymphdrainage) abgerechnet werden.

Die Abrechnung der Quaddel-Behandlung

Bei der Quaddelung wird mit Lokalanästhetika oberflächlich intradermal gequaddelt, worauf sich eine blasse Papel bildet. Bei chronischen und diffusen Schmerzen an der Wirbelsäule sind Quaddeln sinnvoll. Bei Narbenschmerzen und zur Störfeldsuche werden Narben gequaddelt und durch die Quaddeln tief infiltriert. Infiltrationen sind bei Gelosen und Myogelosen indiziert und auch Triggerpunkte werden infiltriert. Aber auch in der TCM spielt die Quaddelung eine Rolle, da die Behandlung in dem Raum wirksam wird, in dem das Qi zirkuliert. Hierdurch werden die tendinomuskulären Meridiane und die Abwehr positiv beeinflusst.

- **GOÄ-Ziffer 266**
  Intrakutane Reiztherapie (Quaddel-Behandlung), je Sitzung

- **GOÄ-Ziffer 267**
  Medikamentöse Infiltrationsbehandlung im Bereich einer Körperregion, auch paravertebrale oder perineurale oder perikapsuläre oder retrobulbäre Injektion und/oder Infiltration, je Sitzung
- **GOÄ-Ziffer 268**
  Medikamentöse Infiltrationsbehandlung im Bereich mehrerer Körperregionen (auch eine Körperregion beidseitig), je Sitzung

Die GOÄ-Ziffern 267 und 268 können nicht nebeneinander abgerechnet werden. Dagegen kann die GOÄ-Ziffer 266 durchaus mit der GOÄ-Ziffer 267 oder 268 kombiniert werden.

Die Abrechnung der Eigenbluttherapie

Die einfachste Variante der Eigenblutbehandlung besteht darin, das entnommene Blut unverändert wieder zu injizieren. Für diese Leistung existiert in der GOÄ eine eigene Abrechnungsziffer, die GOÄ-Ziffer 284. Die Ziffer beinhaltet sowohl die Blutentnahme als auch die Eigenblut-Reinjektion. Hierzu werden etwa 1 bis 2 ml venöses Blut entnommen, das dann entweder direkt oder nach Aufbereitung mit homöopathischen Arzneien beispielsweise intramuskulär (i. m.) reinjiziert wird.

Bei der Eigenblutbehandlung sind aber auch subcutane Injektionen (s. c.) geeignet, wobei der Vorteil einer gewissen Depotbildung und einer verlangsamten Resorption besteht. Im Allgemeinen wird mit einer intracutanen Injektion des Eigenbluts (i. c.) begonnen, bei guter Verträglichkeit auf die subcutane Injektion gewechselt und bei steigender Injektionsmenge schließlich intramuskulär injiziert. Für eine erfolgreiche Eigenblutbehandlung kann daher eine individuell dosierte Behandlungsserie mit zunehmender Blutmenge in festgelegten Intervallen erfolgen:

- An Tag 1 mit 0,1 ml Blut i. c. beginnen.
- Wird die Dosis vom Patienten gut vertragen und es treten keine wesentlichen Reaktionen auf wird die Blutmenge jeden 2. bis 3. Tag um 0,1 ml gesteigert bis auf 0,5 ml am Tag 5.
- Ab 0,5 ml Eigenblut dann s. c. injizieren, hierbei jeden 3. Behandlungstag um 0,1 ml steigern bis auf 1 ml Eigenblut.
- Ab 1 ml Eigenblut werden nun noch alle 5 Tage i. m. injiziert, wobei die Menge jeweils um 1 ml gesteigert wird, bis schließlich 5 ml Eigenblut erreicht sind – was dem Behandlungstag 40 entspricht.

Die Menge von 5 ml Eigenblut sollte zur Behandlung nicht überschritten werden. Grundsätzlich sind nur geringe Mengen Eigenblut nötig – in der Regel 0,5 bis 2 ml –, um im Organismus eine gewünschte Wirkung auszulösen. Bewährt hat sich auch die Anwendung in größeren Behandlungsintervallen mit kleinen Dosen, beispielsweise wöchentlich zwei Eigenblutbehandlungen.

Praxistipp

Die Eigenblutbehandlung umfasst neben Anamnese und orientierender körperlicher Untersuchung die Entnahme von 1 bis 2 ml venösen Blutes, das direkt oder nach Aufbereitung mit homöopathischen Arzneien reinijziert wird. Da die Eigenbluttherapie in der GOÄ ausdrücklich mit einer eigenen Abrechnungsziffer aufgeführt ist (GOÄ-Ziffer 284), wird die Eigenblutbehandlung in der Regel auch problemlos erstattet.

Die Eigenblutbehandlung ermöglicht – je nach Methode – eine *analoge* Bewertung:

- **GOÄ-Ziffer 284**
  Einfache Eigenblutbehandlung mit Blutentnahme und anschließender Reinjektion i. m./s. c./i. c.
- **GOÄ-Ziffer** *A* **285**
  Eigenblutbehandlung mit Ultraviolettbestrahlung des Blutes (UVB)
- **GOÄ-Ziffer** *A* **286 und** *A* **567**
  Hämatogene Oxidationstherapie (HOT)
- **GOÄ-Ziffer** *A* **567**
  UV-aktivierte Eigenbluttherapie (UVE)

Die Eigenbluteinspritzung – einschließlich der Blutabnahme – wird mit der GOÄ-Ziffer 284 berechnet. Die GOÄ-Ziffer 284 umfasst sowohl die Blutentnahme als auch die Eigenbluteinspritzung. Leider gehört die GOÄ-Ziffer 284 zu den Leistungen, neben denen die GOÄ-Ziffer 1 (Beratung) und 5 (symptombezogene Untersuchung) nur einmal im Behandlungsfall berechnungsfähig sind.

Die Eigenblutbehandlung kann ausnahmslos mit anderen Therapieverfahren angewendet werden. Eine medikamentöse Infiltrationsbehandlung beispielsweise kann – im Bereich einer Körperregion – je Sitzung zusätzlich mit der GOÄ-Ziffer 267 abgerechnet werden, die intracutane Reiztherapie (Quaddel-Behandlung) mit der GOÄ-Ziffer 266.

11.4 Die Abrechnung von Individuellen Gesundheitsleistungen (IGeL)

Individuelle Gesundheitsleistungen (IGeL) können die verschiedensten medizinischen Leistungen beinhalten. In den Bereich der IGeL gehören alle Leistungen, die nicht in das Leistungsspektrum der gesetzlichen Krankenversicherungen (GKV) fallen. Zu IGeL zählen diagnostische und therapeutische Verfahren und Maßnahmen sowohl der Schulmedizin als auch der Komplementärmedizin. Der Begriff IGeL bezeichnet demnach in erster Linie eine von

GKV-Patienten gewünschte Leistung, die von der gesetzlichen Krankenversicherung nicht übernommen wird.

Bedenken Sie bitte aber auch, dass bei Privatpatienten ebenfalls individuelle Gesundheitsleistungen möglich sind, die von der Privaten Krankenversicherung (PKV) des Patienten nicht erstattet werden. Das bedeutet: Werden von einem Patienten Leistungen aus der Komplementärmedizin gewünscht und diese nicht von seiner Krankenversicherung (GKV oder PKV) erstattet, so handelt es sich um eine gewünschte Individuelle Gesundheitsleistung (IGeL), die vom Patienten – ob gesetzlich oder privatversichert – selbst zu bezahlen ist. Deshalb ist auch für PKV-Patienten ein schriftlich vorgefertigter IGeL-Vertrag zu empfehlen, in dem die Leistungen, alle voraussichtlich anfallenden Gebührenpositionen, die zu erwartenden Steigerungsfaktoren und der voraussichtliche Gesamtpreis ausgewiesen wird. Vor Behandlungsbeginn sollte der Patient diesen Behandlungsvertrag seiner privaten Krankenversicherung und/oder der Beihilfe vorlegen, um die Erstattungsfrage schon im Vorfeld zu klären. Lehnt die Versicherung eine Erstattung ab und der Patient entscheidet sich dennoch für die Leistungen, so hat er die Kosten der Behandlung selbst zu begleichen. Beachten Sie darüber hinaus bitte, dass auch für Privatpatienten nicht alle Leistungen in der GOÄ durch entsprechende Abrechnungsziffern repräsentiert werden. Beispielsweise kann die Akupunkturleistung bei Schmerzpatienten mit der GOÄ-Ziffer 269 – Akupunktur (Nadelstich-Technik) zur Schmerzbehandlung, je Sitzung – oder mit der GOÄ-Ziffer 269a – Akupunktur zur Schmerzbehandlung (Mindestdauer 20 Minuten), je Sitzung – abgerechnet werden.

Wenn nun aber ein anderes Leiden vorliegt, beispielsweise eine allergische Rhinokonjunktivitis, Schlafstörungen oder Tinnitus, und Ihr Patient wünscht eine Akupunktur zur Linderung dieser Beschwerden, muss die Abrechnung *analog* erfolgen. Hierüber sollte der Patient informiert werden, um die Erstattungsfrage mit seiner Versicherung vorab zu klären.

Merke

Individuelle Gesundheitsleistungen sollen auf freiwillige Nachfrage des Patienten erbracht werden. Die Abrechnung erfolgt nach den Kriterien der GOÄ. Vor jeder Behandlung sollte mit dem Patienten eine Erklärung und Honorarvereinbarung besprochen werden; die Erklärung ist vom Patienten bei Einwilligung zu unterschreiben. Auch bei privatversicherten Patienten empfiehlt sich eine schriftliche Honorarvereinbarung. Zusätzlich sollte schon im Voraus mit der PKV geklärt werden, ob die vorgesehenen Leistungen erstattet werden.

Transparenz in der Rechnungsstellung und eine verständliche Übersicht der zu erwartenden Kosten fördern das Vertrauen Ihrer Patienten in die von Ihnen empfohlenen Leistungen.

11.5 Komplementärmedizin in der Gesetzlichen Krankenversicherung (GKV) – Einheitlicher Bewertungsmaßstab (EBM)

Leistungen der Komplementärmedizin finden in der aktuell gültigen GOÄ kaum eine entsprechende Berücksichtigung und auch in der Abrechnung nach dem einheitlichen Bewertungsmaßstab (EBM) der gesetzlichen Krankenversicherung ist die Komplementärmedizin nur unzureichend repräsentiert. Lediglich Akupunktur, Manuelle Therapie, Psychosomatische Grundversorgung, Übende Verfahren (Autogenes Training und Muskelentspannung nach Jacobsen) sowie Hypnose sind im EBM mit eigenen Abrechnungsziffern aufgeführt.

Akupunktur

Die Akupunktur ist lediglich mit zwei Diagnosen – chronische Schmerzen der Lendenwirbelsäule und chronische Schmerzen in einem Kniegelenk durch Gonarthrose, die länger als 6 Monate bestehen – in die Regelversorgung der Gesetzlichen Krankenversicherung (GKV) integriert und kann über entsprechende Abrechnungsziffern des EBM abgerechnet werden:

- **EBM-Ziffer 30790**
  Eingangsdiagnostik und Abschlussuntersuchung zur Behandlung mittels Körperakupunktur. Bei chronischen Schmerzen der Lendenwirbelsäule und/oder chronischen Schmerzen eines und/oder beider Kniegelenke durch Gonarthrose. Einmal im Behandlungsfall, Dauer mindestens 40 Minuten.
- **EBM-Ziffer 30791**
  Durchführung einer Körperakupunktur und ggf. Revision des Therapieplans bei chronischen Schmerzen der Lendenwirbelsäule und/oder chronischen Schmerzen eines und/oder beider Kniegelenke durch Gonarthrose. Verweildauer der Akupunkturnadeln von mindestens 20 Minuten. Je dokumentierter Indikation bis zu zehnmal, mit besonderer Begründung bis zu 15-mal im Behandlungsfall.

Für alle übrigen Indikationen ist die Akupunktur als vertragsärztliche Leistung ausgeschlossen und muss für gesetzlich versicherte Patienten als privatärztliche Leistung und demnach als IGeL abgerechnet werden.

Merke

Die Leistungen der Akupunktur dürfen nur Ärzte erbringen und nach dem EBM abrechnen, welche die vorgeschriebenen Qualifikationen erbracht *und* eine Genehmigung der Kassenärztlichen Vereinigung (KV) zur Abrechnung dieser Leistungen erhalten haben.

Manuelle Therapie – Chirotherapie

Die Manuelle Therapie hat sich bei vielen Beschwerden am Bewegungsapparat bewährt. Sie wird von vielen Patienten geschätzt und ist auch zu einem wesentlichen Bestandteil der Schmerztherapie geworden. Die Abrechnung der Manuellen Therapie nach dem EBM setzt eine besondere ärztliche Qualifikation, die entsprechende Zusatzbezeichnung und eine Genehmigung der zuständigen Kassenärztlichen Vereinigung voraus.

- **EBM-Ziffer 30200**
  Chirotherapeutischer Eingriff an einem oder mehreren Extremitätengelenken, je Sitzung. Die Gebührenordnungsposition ist im Behandlungsfall höchstens zweimal berechnungsfähig.
- **EBM-Ziffer 30201**
  Chirotherapeutischer Eingriff an der Wirbelsäule. Die Gebührenordnungsposition ist im Behandlungsfall zweimal berechnungsfähig. Im Ausnahmefall mehrfach, allerdings nur mit Begründung.

Psychosomatische Grundversorgung

Die Teilnahme des Arztes an der Psychosomatischen Grundversorgung setzt eine qualifizierte Fortbildung zum Erwerb der speziellen Fähigkeiten voraus. Dies muss in Form eines qualifizierten Nachweises erfolgen, damit die Genehmigung zur Abrechnung durch die Kassenärztliche Vereinigung erteilt wird.

- **EBM-Ziffer 35100**
  Differenzialdiagnostische Klärung psychosomatischer Krankheitszustände und schriftlicher Vermerk über ätiologische Zusammenhänge. Dauer mindestens 15 Minuten.
- **EBM-Ziffer 35110**
  Verbale Intervention bei psychosomatischen Krankheitszuständen. Systematische Nutzung der Arzt-Patienten-Interaktion, Dauer mindestens 15 Minuten. Maximal 3-mal am Tag abrechenbar.

Übende und suggestive Verfahren in der Psychosomatischen Grundversorgung können einzeln oder in der Gruppe durchgeführt werden. Voraussetzung für ihre Anwendung ist zusätzlich eine entsprechende Qualifikation für übende und suggestive Verfahren (die Genehmigung zur Abrechnung der Psychosomatischen Grundversorgung reicht zur Abrechnung dieser Ziffern jedoch nicht aus) und die Genehmigung der Kassenärztlichen Vereinigung zur Abrechnung der jeweiligen EBM-Ziffer.

- **EBM-Ziffer 35111**
  Übende Verfahren (Autogenes Training, Muskelrelaxation nach Jacobsen) als Einzelbehandlung. Dauer mindestens 25 Minuten.

- **EBM-Ziffer 35112**
  Übende Verfahren (Autogenes Training, Muskelrelaxation nach Jacobsen) als Gruppenbehandlung bei Erwachsenen. Dauer mindestens 50 Minuten. Mindestens 2, höchstens 10 Teilnehmer, je Teilnehmer.
- **EBM-Ziffer 35113**
  Übende Verfahren (Autogenes Training, Muskelrelaxation nach Jacobsen) als Gruppenbehandlung bei Kindern und Jugendlichen. Dauer mindestens 30 Minuten. Mindestens 2, höchstens 6 Teilnehmer, je Teilnehmer.
- **EBM-Ziffer 35120**
  Behandlung einer Einzelperson durch Hypnose. Dauer mindestens 15 Minuten.

Die für die jeweilige Weiterbildung zu einer Zusatzbezeichnung erforderlichen Inhalte werden von der Bundesärztekammer festgelegt. In der Regel werden diese Kriterien von den Landesärztekammern übernommen. Nach bestandener Prüfung erteilen dann die Landesärztekammern die Zusatzbezeichnung. Die Zusatzbezeichnungen dürfen nur zusammen mit der jeweiligen Facharztbezeichnung geführt werden. Von den Ärztekammern sind die folgenden Bereiche der Komplementärmedizin mit entsprechenden Weiterbildungsvorschriften zum Erwerb der jeweiligen Zusatzbezeichnung festgelegt worden:

- Akupunktur
- Manuelle Therapie – Chirotherapie
- Homöopathie
- Naturheilverfahren

Nach bestandenem Abschluss der Weiterbildung darf der Arzt als Qualifikationsnachweis die jeweilige erworbene ärztliche Zusatzbezeichnung tragen und auf Rezepten und dem Praxisschild deutlich machen. Dieser Qualifikationsnachweis ist in vielen Fällen Voraussetzung dafür, dass die entsprechenden Leistungen erbracht und nach den Kriterien des EBM abgerechnet werden dürfen.

Homöopathie und Rehabilitationswesen

Eine Besonderheit betrifft die Abrechnung der *Homöopathie*. Im EBM finden sich keine Abrechnungsziffern zur Homöopathie. Folglich können Leistungen zur Homöopathie auch nicht gegenüber der KV abgerechnet werden. Einzelne gesetzliche Krankenkassen allerdings haben Selektivverträge vereinbart, um ihren Versicherten eine homöopathische Behandlung zu ermöglichen. Das bedeutet für den qualifizierten Arzt, dass er homöopathische Leistungen nur als Teilnehmer eines solchen Selektivvertrags mit der jeweiligen Krankenkasse abrechnen kann. Zu beachten ist aber auch, dass Selektivverträge zur Homöopathie nicht von allen Krankenkassen angeboten werden und auch nicht für alle KV-Regionen gelten.

Auch für die Abrechnung nach dem Erwerb der Zusatzbezeichnung „*Rehabilitationswesen*" existieren im EBM keine eigenen Abrechnungsziffern. Lediglich für die ärztliche Verordnung der Rehabilitation existiert eine eigene EBM-Ziffer:

- **EBM-Ziffer 01611**
  Verordnung von medizinischer Rehabilitation unter Verwendung des Vordrucks Muster 61

Diese Leistung kann nur von Vertragsärzten berechnet werden, die über eine entsprechende rehabilitationsmedizinische Qualifikation verfügen. Sie dürfen mit der Zusatzbezeichnung auch Reha-Anträge für den Rentenversicherungsträger ausstellen. Es stellt sich daher natürlich die Frage, ob der teure und zeitaufwendige Erwerb der Zusatzbezeichnung „Rehabilitationswesen" sich unter diesen Bedingungen überhaupt rechnet und angegangen werden sollte.

11.6 Zusammenfassung

- In der Komplementärmedizin sind individuelle Behandlungskonzepte die Regel.
- Ob Privatpatient oder IGeL: Der Arzt ist verpflichtet, nach der Gebührenordnung für Ärzte (GOÄ) abzurechnen.
- Da die GOÄ viele Leistungen der Komplementärmedizin nicht aufführt und für die erbrachte Leistung keine Ziffer enthält, ist für diese Leistungen eine analoge Abrechnung vorzunehmen.
- Pauschalen zu vereinbaren ist bei der Abrechnung einer ärztlichen Leistung untersagt.
- Bei einer analogen Abrechnung ist eine Ziffer der GOÄ abzurechnen, die nach Art, Kosten- und Zeitaufwand der erbrachten Leistung gleichwertig ist.

12 Ärztliche Spezialisierung

Überzeugende Erfolge verdanken Sie einer Reihe richtiger Entscheidungen, die gewissenhaft und Schritt für Schritt umgesetzt werden. Das erste und wichtigste Prinzip ist, neben einem plausiblen Praxiskonzept, die Konzentration auf eine adäquate ärztliche Weiterbildung. Eine qualifizierte Fortbildung bietet vielfältige Chancen, um einzelne Bausteine der Komplementärmedizin als Ergänzung in das eigene Portfolio zu integrieren – entsprechend den Neigungen und Fähigkeiten des Arztes. Dieses Kapitel zeigt das Spektrum sinnvoller Weiterbildungsmöglichkeiten, die zur Zusatzbezeichnung führen und für den Arzt und seine Patienten wichtig sind – denn eine Zusatzbezeichnung ist nicht nur ein Qualitätsmerkmal des Arztes und der Arztpraxis, sondern dokumentiert auch den zu erwartenden Qualitätsanspruch.

Das Spektrum der Komplementärmedizin reicht von weitgehend etablierten Verfahren, für die eine Zusatzbezeichnung nach den Weiterbildungsordnungen der Ärztekammern erlangt werden kann (z. B. Akupunktur oder Naturheilverfahren), über solche, die vereinzelt in universitären Kursen erlern- und zertifizierbar sind wie die Anthroposophische Medizin oder die Traditionelle Chinesische Medizin (TCM), bis zu Verfahren, deren Ausbildung von privaten Vereinen und Gesellschaften organisiert wird.

Im Jahre 2011 führten rund 61 000 Ärztinnen und Ärzte jeweils eine oder mehrere Zusatzbezeichnungen in der Komplementärmedizin. Dazu gehören Akupunktur, Balneologie und Medizinische Klimatologie, Naturheilverfahren, Physikalische Therapie und Balneologie, Manuelle Medizin-Chirotherapie sowie Rehabilitationswesen. Die Zusatzbezeichnung für Homöopathie hatten 6 933 Ärzte und Ärztinnen erworben.

> Akupunktur, Homöopathie und Naturheilverfahren wurden in die Weiterbildungsordnung der Ärztekammern aufgenommen und dürfen nach erfolgreich abgelegter Prüfung als Zusatzbezeichnungen geführt werden. Damit sind wesentliche Bereiche der Komplementärmedizin behördlich begründete *qualitätsgesicherte ärztliche Medizin*.

Die ärztliche Weiterbildung dient der Spezialisierung und der Vertiefung ärztlichen Wissens auf einem begrenzten Fachgebiet. Mit der Weiterbildung zur Erlangung einer Zusatzbezeichnung kann erst begonnen werden, wenn eine Anerkennung zum Führen einer Gebietsbezeichnung mit Patientenbezug vorhanden ist.

12.1.1 Weiterbildung Naturheilverfahren

In der Weiterbildungsordnung für Ärzte sind die Bedingungen zum Führen der Zusatzbezeichnung „Naturheilverfahren" definiert. Dem Lehrinhalt des dabei geforderten 160-stündigen Weiterbildungskurses liegt ein Curriculum der Bundesärztekammer zugrunde, das in Zusammenarbeit mit der Hufelandgesellschaft formuliert wurde. Voraussetzungen zum Erwerb der Zusatzbezeichnung Naturheilverfahren sind eine Weiterbildung von drei Monaten bei einem Weiterbilder für Naturheilverfahren *oder* wahlweise die Teilnahme an einem supervidierten 80-stündigen Fallseminar.

Synopsis Weiterbildung Naturheilverfahren

1. Anerkennung zum Führen einer Gebietsbezeichnung mit Patientenbezug
2. 160 Stunden Weiterbildungskurs in Naturheilverfahren
3. 3 Monate Weiterbildung bei einem Weiterbildungsbefugten *oder* 80 Stunden Fallseminare einschließlich Supervision
4. Nach erfolgter Weiterbildung erteilt die Ärztekammer die Zusatzbezeichnung „Naturheilverfahren".

Die Naturheilkunde ist weit mehr als Medizin mit ein wenig Natur. Schulmedizin und Naturheilkunde ergänzen sich ausgezeichnet, da die Naturheilverfahren nicht nur eine Vielzahl zusätzlicher therapeutischer Optionen bieten, sondern auch ein großes Potenzial in der Behandlung chronischer Erkrankungen haben.

12.1.2 Weiterbildung Akupunktur

Die Akupunktur erfordert theoretische Kenntnisse und praktische Fertigkeiten, die in strukturierten Kursen von hierfür qualifizierten Weiterbildern vermittelt werden. Mit der Einführung der Zusatzbezeichnung „Akupunktur" werden ein bestimmtes Grundwissen der Traditionellen Chinesischen Medizin (TCM) sowie praktische Kenntnisse in der Akupunktur für eine qualifizierte Anwendung garantiert. Durch entsprechende Weiterbildungen kann der Arzt das A-Diplom, die Zusatzbezeichnung „Akupunktur" und das B-Diplom erwerben. Für den Erwerb des *A-Diploms* sind 140 Unterrichtseinheiten (UE) Kursweiterbildung notwendig, für den Erwerb der *Zusatzbezeichnung „Akupunktur"* 200 UE Weiterbildung und obligatorisch eine Abschlussprüfung vor der Ärztekammer. Die Ausbildung zum Erhalt des *B-Diploms* umfasst insgesamt 350 Unterrichtseinheiten und schließt ebenfalls mit einer Abschlussprüfung ab.

Für die kassenärztliche Abrechnung von Akupunkturleistungen nach den Abrechnungsziffern des Einheitlichen Bewertungsmaßstabs (EBM) ist neben der Zusatzbezeichnung „Akupunktur" eine Weiterbildung in Spezieller

Schmerztherapie von 80 UE und zusätzlich in Psychosomatischer Grundversorgung – ebenfalls von 80 UE Dauer – Voraussetzung. Zudem ist die regelmäßige Teilnahme an einem anerkannten Qualitätszirkel notwendig, der 4 Fallkonferenzen pro Jahr zum Thema chronischer Schmerz beinhaltet.

Der Gemeinsame Bundesausschuss hat bisher nur zwei Indikationen zur vertragsärztlichen Behandlung zugelassen, weshalb derzeit nur die folgenden beiden Akupunkturleistungen über den EBM abgerechnet werden können:

- Chronische Schmerzen der Lendenwirbelsäule
- Chronische Schmerzen in mindestens einem Kniegelenk durch Gonarthrose, seit mindestens sechs Monaten bestehend

Beide Indikationen können innerhalb von zwölf Monaten bis zu zehnmal und mit besonderer Begründung bis zu fünfzehnmal im Krankheitsfall abgerechnet werden. Eine erneute Akupunktur ist frühestens zwölf Monate nach Abschluss einer Akupunkturbehandlung möglich. Andere Indikationen der Akupunktur müssen bei gesetzlich Versicherten als Individuelle Gesundheitsleistung (IGeL) privatärztlich abgerechnet werden, da sie keine Leistungen der gesetzlichen Krankenversicherungen (GKV) sind.

Synopsis Weiterbildung Akupunktur

1. Anerkennung zum Führen einer Gebietsbezeichnung mit Patientenbezug
2. Für die Erlangung des A-Diploms sind 140 Unterrichtseinheiten (UE) notwendig.
3. Nach insgesamt 200 UE Weiterbildung und einer Abschlussprüfung vor der Ärztekammer kann die Zusatzbezeichnung „Akupunktur" beantragt werden.
4. Zur Abrechnungsqualifikation gegenüber den gesetzlichen Krankenkassen nach dem EBM müssen zusätzlich die vorgeschriebenen Curricula in Schmerztherapie mit 80 UE und Psychosomatischer Grundversorgung mit 80 UE nachgewiesen werden. Weiterhin sind jährlich 4 Fallkonferenzen in einem anerkannten Qualitätszirkel notwendig.
5. Die Ausbildung zum B-Diplom umfasst insgesamt 350 Unterrichtseinheiten und schließt ebenfalls mit einer Abschlussprüfung ab.

Die Weiterbildung umfasst den Erwerb von Kenntnissen, Erfahrungen und Fertigkeiten bezüglich der neurophysiologischen und humoralen Grundlagen sowie der klinischen Forschungsergebnisse zur Akupunktur einschließlich der Theorien der Funktionskreise. Außerdem werden Systematik und Topografie der Leitbahnen und ausgewählter Akupunkturpunkte samt Extra- und Triggerpunkte sowie Punkte außerhalb der Leitbahnen besprochen.

Die chinesische Medizin kennt insgesamt 11 Organe, davon werden 6 der Yang-Polarität und 5 der Yin-Polarität zugeordnet. Diese Organe entsprechen aber nicht unserer anatomischen Vorstellung von Organen, sondern sie bezeichnen *Funktionskreise*. Die Yin- bzw. Zang-Organe sind die Speicher für die

Lebensenergie Qi und die 6 Yang- bzw. Fu-Organe sind Hohlorgane. Jeweils ein Yin- und ein Yang-Organ, also ein Zang-Fu-Organpaar, bilden eine funktionelle Einheit. Die Akupunkturpunkte liegen meist auf verschiedenen Meridianen. Durch die Akupunkturpunkte kann man therapeutische Wirkungen sowohl auf die Meridiane als auch auf die Organe und somit auf die gestörte Funktion ausüben. Die chinesische Medizin beschreibt 12 Hauptmeridiane und ein komplexes System von Sekundärmeridianen. Wenn Sie diesen Teil der Ausbildung absolviert haben, können Sie bereits einen Teil der insgesamt 361 Akupunkturpunkte benennen und den anatomischen Strukturen zuordnen.

Anschließend lernen Sie die Indikation und Einbindung der Akupunktur in unterschiedliche chinesische Behandlungskonzepte und bestimmen die Auswahl der Akupunkturpunkte sowie deren Lokalisation unter akupunkturspezifischen und differenzialdiagnostischen Gesichtspunkten. Des Weiteren müssen Sie sich mit den unterschiedlichen Stichtechniken und Stimulationsverfahren der Akupunkturnadeln befassen und die Durchführung der Akupunktur, besonders im Rahmen der Schmerztherapie, erlernen. Da nur „Übung den Meister macht“, ist auch die Teilnahme an speziellen Fallseminaren zur Vertiefung und Ergänzung von Theorie und Praxis der Akupunktur vorgeschrieben. Nach erfolgter Prüfung geht es schließlich in die Praxis, wo Sie das neu erworbene Wissen nun anwenden und weiter vertiefen können.

Zu einer modernen Akupunkturpraxis gehören eine gute Ausbildung des Arztes, die qualitätsgesicherte Behandlung und eine Praxisorganisation ohne Wartezeiten. Eine ansprechende Praxiseinrichtung sollte ebenso selbstverständlich sein wie mehrere Behandlungszimmer, eine Ausstattung mit qualitativ hochwertigen Akupunkturnadeln sowie raucharmes Moxakraut. Patienten wünschen häufig auch Tücher, Decken oder Kissen zur bequemeren Lagerung.

Damit Sie Akupunkturbehandlungen bei Ihrer Kassenärztlichen Vereinigung (KV) nach dem EBM abrechnen können, müssen Sie neben dem Erwerb der Zusatzbezeichnung „Akupunktur“ zusätzlich an Kursen über interdisziplinäre Schmerztherapie und Psychosomatische Grundversorgung mit je 80 Unterrichtsstunden (UE) teilgenommen haben (s. Kap. 12.1.5).

12.1.3 Weiterbildung Homöopathie

Wenn man die Homöopathie neu in seine Praxis aufnehmen möchte, steht an erster Stelle natürlich ebenfalls eine gute Ausbildung. Struktur und Lernziele der hierfür erforderlichen Weiterbildung wird ebenfalls durch die Bundesärztekammer in der Musterweiterbildungsordnung (MWBO) festgelegt. Nach erfolgter Weiterbildung und bestandener Prüfung vor der Ärztekammer darf der Arzt dann die Zusatzbezeichnung „Homöopathie“ führen.

Die Weiterbildung für Homöopathie beginnt mit dem *Kurs A*, in dem die Grundlagen der homöopathischen Medizin und die Therapie akuter Erkrankungen vermittelt werden. Im anschließenden *Kurs B* wird die Anamneseführung – speziell bei chronisch kranken Patienten – bearbeitet und die Dokumentation dargestellt. Hierbei kommt es besonders darauf an, die vom Patienten beschriebenen Krankheitssymptome vollständig zu erfassen und entsprechend zu bewerten. Im nächsten Schritt wird dann anhand der Symptome nach dem adäquaten homöopathischen Arzneimittel gesucht. *Kurs C* vermittelt diese Methodik der Arzneifindung. Zur Erleichterung der Suche nach einer homöopathischen Arznei werden unterschiedliche Nachschlagewerke – die Repertorien – zu Rate gezogen. Das Repertorium hilft, die homöopathische Arznei zu finden, die den charakteristischen Symptomen des Patienten möglichst ähnlich ist. Am Ende von Fallanalyse und Repertorisation steht dann die Auswahl der homöopathischen Arznei mittels eines Materia-medica-Abgleichs und abschließend die Verordnung der homöopathischen Arznei in der angemessenen Dosierung und der korrekten Potenz. Im *Kurs D* werden schließlich die Wirkungen der homöopathischen Arzneien, die für eine bestimmte Symptomatik verabreicht wurden, besprochen und beurteilt. Diese Verlaufsbeobachtung dient der Entscheidung zur weiteren differenzierten Verordnung. Außerdem werden die Wirksamkeit der homöopathischen Arzneien sowie weitere Aspekte einer homöopathischen Behandlung thematisiert.

Synopsis Weiterbildung Homöopathie

1. Anerkennung zum Führen einer Gebietsbezeichnung mit Patientenbezug
2. 4 Kurse (Kurs A-D) mit je 40 Unterrichtseinheiten (UE). Die aufeinander aufbauenden Kurse vermitteln die wesentlichen theoretischen Grundlagen der Homöopathie.
3. Fallseminare einschließlich Supervision: 100 Unterrichtsstunden praktische Weiterbildung in Arbeitsgruppen unter Leitung eines Arztes/einer Ärztin mit entsprechender Weiterbildungsbefugnis *oder* 6 Monate kontinuierliche Weiterbildung in einer Praxis oder Klinik unter der Leitung eines Arztes/einer Ärztin mit entsprechender Weiterbildungsbefugnis
4. Selbstständige Ausarbeitung von 50 Krankheitsfällen im Fallseminar bzw. der Praxisassistenz und schriftliche Dokumentation von 10 eigenen Krankheitsfällen aus der praktischen Tätigkeit, davon mindestens 5 chronische Fälle mit mindestens einjähriger Beobachtung nach der ersten homöopathischen Mittelgabe
5. Abschluss mit einer Prüfung vor der Ärztekammer, welche nach erfolgreich bestandener Prüfung die Zusatzbezeichnung „Homöopathie" erteilt

Die ausführliche und detaillierte homöopathische Anamnese ist die Basis einer guten homöopathischen Behandlung. Homöopathie ist für den behandelnden Arzt eine systematische, gründliche und zeitintensive Behandlung.

12.1.4 Fortbildung Anthroposophische Medizin

Die Ausbildung zum anthroposophisch arbeitenden Arzt zielt auf eine geisteswissenschaftliche Erweiterung der Menschen- und Naturkunde. Anthroposophischer Arzt ist, wer nach Maßgabe der Anerkennung zur Verwendung des Tätigkeitsschwerpunktes „Anthroposophische Medizin" berechtigt ist. Da die Beschreibung dieses ärztlichen Tätigkeitsschwerpunkts markenrechtlich geschützt ist, kann den Hinweis auf den Tätigkeitsschwerpunkt „Anthroposophischer Arzt" nur führen, wer die Fortbildung erfolgreich absolviert hat. Außerdem muss diese von der „Gesellschaft Anthroposophischer Ärzte in Deutschland e. V." (GAÄD) anerkannt werden.

Merke

Eine Zusatzbezeichnung „Anthroposophische Medizin" im Sinne der (Muster-)Weiterbildungsordnung für Ärzte besteht derzeit noch nicht.

Kein Arzt ist daran gehindert, ohne die entsprechende Anerkennung der GAÄD nach den Grundsätzen der Anthroposophischen Medizin zu arbeiten und seine Patienten dementsprechend zu behandeln.

Synopsis Fortbildung Anthroposophische Medizin

Es bestehen mehrere Möglichkeiten, um als anthroposophischer Arzt ausgebildet zu werden:

- Curriculum-basierte Ausbildung von mindestens 160 Unterrichtsstunden (UE) in einem Ärzteseminar für Anthroposophische Medizin *oder*
- Ausbildung in einer zertifizierten Klinikabteilung für Anthroposophische Medizin *oder*
- Individualstudium entsprechend den Inhalten der Ausbildungsstufen mit Dokumentation.

Voraussetzung für die Beantragung der Anerkennung als anthroposophischer Arzt sind eine mindestens zweijährige ärztliche Tätigkeit und 100 mentorierte Praxisstunden. Ein Antrag auf Anerkennung wird schriftlich bei der Geschäftsstelle der GAÄD gestellt. Diesem sollten folgende Unterlagen beigefügt werden:

- Nachweis der Ausbildung und der mentorierten Praxisstunden
- Drei ausgearbeitete Krankengeschichten von eigenständig behandelten Patienten *oder* wissenschaftliche Arbeiten zur Anthroposophischen Medizin
- Lebenslauf mit besonderer Berücksichtigung der bisherigen ärztlichen Tätigkeit und des individuellen Weges zur Anthroposophischen Medizin.

Abschließend erfolgt ein kollegiales Anerkennungsgespräch und der Antragsteller erhält das Anerkennungszertifikat der GAÄD sowie das internationale Zertifikat der Medizinischen Sektion am Goetheanum.

12.1.5 Weiterbildung Schmerztherapie und Psychosomatische Grundversorgung

Entspannungstechniken wie z. B. Autogenes Training werden außerhalb der Fortbildung zur psychosomatischen Grundversorgung entsprechend den Richtlinien für Psychotherapie erworben. Besonders Patienten mit dauerhaften Schmerzen neigen zur Chronifizierung, vor allem wenn die Schmerztherapie ungenügend ist. Die Behandlung durch geeignete Maßnahmen führt häufig zur Besserung der Schmerzsymptomatik und zur Restitution weiterer Beschwerden. Voraussetzungen für die Erlangung der Zusatzbezeichnung „Spezielle Schmerztherapie" sind in den Weiterbildungsordnungen der Landesärztekammern festgelegt.

Synopsis Weiterbildung Spezielle Schmerztherapie

1. Anerkennung zum Führen einer Gebietsbezeichnung mit Patientenbezug
2. Zwölfmonatige ganztätige Weiterbildung an einer Weiterbildungsstätte mit der Befugnis zur Weiterbildung in Spezieller Schmerztherapie
3. Teilnahme an einem von der Ärztekammer anerkannten interdisziplinären Kurs über Schmerztherapie von 80 Stunden Dauer
4. Abschluss der Weiterbildung mit einer Prüfung

Auch für die Abrechnung von Akupunkturbehandlungen bei der Kassenärztlichen Vereinigung ist neben dem Erwerb der Zusatzbezeichnung „Akupunktur" (s. Kap. 12.1.2) eine Teilnahme an Kursen über interdisziplinäre Schmerztherapie und Psychosomatische Grundversorgung mit je 80 Unterrichtsstunden (UE) notwendig.

12.1.6 Weiterbildung Medikamentöse Tumortherapie

Voraussetzung zum Erwerb der Bezeichnung „Medikamentöse Tumortherapie" ist die Anerkennung als Facharzt in den Gebieten Chirurgie, Innere Medizin oder Allgemeinmedizin, Frauenheilkunde und Geburtshilfe, Hals-Nasen-Ohren-Heilkunde, Haut- und Geschlechtskrankheiten, Mund-Kiefer-Gesichtschirurgie, Neurochirurgie, Neurologie oder Urologie. Die Zusatzweiterbildung „Medikamentöse Tumortherapie" umfasst – in Ergänzung zur Facharztkompetenz – die Anwendung und Überwachung der medikamentösen Therapie solider Tumorerkrankungen einschließlich supportiver Maßnahmen und der Therapie auftretender Komplikationen.

Synopsis Weiterbildung Medikamentöse Tumortherapie

- 12 Monate Weiterbildung bei einem Weiterbildungsbefugten für Medikamentöse Tumortherapie oder Innere Medizin und Hämatologie und Onkologie. Davon können 6 Monate während einer Weiterbildung in den

Gebieten der unmittelbaren Patientenversorgung bei einem Weiterbildungsbefugten für Medikamentöse Tumortherapie abgeleistet werden.

- Während der Weiterbildung sollen Kenntnisse, Erfahrungen und Fertigkeiten erworben werden in der Indikationsstellung, der Durchführung und Überwachung der zytostatischen, immunmodulatorischen, antihormonellen sowie supportiven Therapie bei soliden Tumorerkrankungen einschließlich der Beherrschung auftretender Komplikationen und der Durchführung von Chemotherapiezyklen einschließlich nachfolgender Überwachung.

12.1.7 Weiterbildung Rehabilitationswesen

Die Zusatzweiterbildung „Rehabilitationswesen" umfasst in Ergänzung zu einer Facharztkompetenz die Einleitung und Koordination von Rehabilitationsmaßnahmen zur beruflichen und sozialen (Wieder-)Eingliederung im Rahmen interdisziplinärer Zusammenarbeit. Ziel der Zusatzweiterbildung ist die Erlangung der fachlichen Kompetenz im Rehabilitationswesen nach Ableistung der vorgeschriebenen Weiterbildungszeit und Weiterbildungsinhalte sowie der Weiterbildungskurse. Voraussetzung zum Erwerb der Bezeichnung ist die Facharztanerkennung.

Synopsis Weiterbildung Rehabilitationswesen

1. 12 Monate Weiterbildung bei einem Weiterbildungsbefugten für Rehabilitationswesen oder für Physikalische und Rehabilitative Medizin,
2. 160 Stunden Grundkurs in Rehabilitationswesen *oder* Sozialmedizin, anschließend
3. 160 Stunden Aufbaukurs in Rehabilitationswesen.

Die Weiterbildung dient unter anderem dem Erwerb von Kenntnissen, Erfahrungen und Fertigkeiten in den Grundlagen der Rehabilitationsmedizin, der Koordination im multiprofessionellen Team einschließlich der interdisziplinären Zusammenarbeit auch mit den verschiedenen Rehabilitationsinstitutionen und den Rehabilitationsträgern.

12.1.8 Weiterbildung Manuelle Medizin-Chirotherapie

Die Manuelle Medizin erfordert theoretische Kenntnisse und Fertigkeiten, die in strukturierten Kursen von hierfür qualifizierten Weiterbildern vermittelt werden. Voraussetzung zum Erwerb der Zusatzweiterbildung „Manuelle Medizin-Chirotherapie" ist die Facharztanerkennung. Ziel der Zusatzweiterbildung ist die Erlangung der fachlichen Kompetenz in Manueller Medizin nach Ableistung der vorgeschriebenen Weiterbildungszeit und Weiterbildungsinhalte sowie der Weiterbildungskurse. Die Weiterbildung für diesen Bereich erfolgt im Kurssystem.

Synopsis Weiterbildung Manuelle Medizin-Chirotherapie

1. Grundkurs von 120 Stunden, in dem Grundkenntnisse und Grundfertigkeiten der Manuellen Medizin vermittelt werden, anschließend
2. Aufbaukurs von 200 Stunden, der vertiefende Fähigkeiten und Fertigkeiten der Manuellen Medizin vermittelt, die in strukturierten und in ihrer Reihenfolge festgelegten Abschnitten durchgeführt werden, um so einem modularen Aufbau der Inhalte vom Einfachen zum Komplizierten zu entsprechen.

Die Zusatzweiterbildung „Manuelle Medizin-Chirotherapie" soll Ärzten, die sich mit der Erkennung und Behandlung von Funktionsstörungen am Bewegungssystem und mit der Schmerztherapie befassen, das notwendige Rüstzeug vermitteln und ihre diagnostische und therapeutische Palette durch die Möglichkeiten der gesamten Manuellen Medizin erweitern.

12.2 Zusammenfassung

- In Deutschland sind für alle Angelegenheiten ärztlicher Weiterbildung die Landesärztekammern als Körperschaften des öffentlichen Rechts zuständig.
- Die von der Bundesärztekammer erarbeitete (Muster-)Weiterbildungsordnung hat für die Landesärztekammern nur empfehlenden Charakter.
- Für jeden Arzt/jede Ärztin ist immer nur die Weiterbildungsordnung der zugehörigen Landesärztekammer rechtsverbindlich, deren Mitglied er/sie ist. Gleiches gilt für die (Muster-)Richtlinien, die (Muster-)Kursbücher und die (Muster-)Logbücher. Eine Musterweiterbildungsordnung finden Sie auf der Internetseite der Bundesärztekammer (www.bundesaerztekammer.de).

13 Kurz und wichtig

Wer Methoden der Komplementärmedizin in seiner Arztpraxis anbieten möchte, sollte sich gut und ausreichend vorbereiten und die Patienten frühzeitig über das erweiterte therapeutische Angebot informieren. Dabei gilt es, ein tragfähiges Konzept zu entwickeln, um die Praxisabläufe den neuen Gegebenheiten sukzessive anpassen zu können und die nötigen persönlichen Voraussetzungen zeitgerecht zu erfüllen:

- Erwerb einer oder mehrerer Zusatzbezeichnungen (Naturheilverfahren, Akupunktur, Homöopathie etc.). Besuch von Fortbildungsveranstaltungen zu unterschiedlichen komplementärmedizinischen Themen
- Schulung der Mitarbeiter/Mitarbeiterinnen zu den neuen Praxisbesonderheiten, zur Anwendung der Hydrotherapie, zu Tee-Zubereitungen, Massagen und Einreibungen. Mehr Verantwortung zu übernehmen fördert die Motivation.
- Umgestaltung der Praxisräume. Ein angenehmes und übersichtliches Ambiente ist für eine naturheilkundliche Praxis quasi ein „Muss".
- Optimierung der Praxisorganisation und der Zeitplanung unter Berücksichtigung der erweiterten therapeutischen Möglichkeiten
- Erwerb neuer Materialien wie z. B. Akupunkturnadeln, Moxakraut, Schröpfköpfe, BIA-Messgerät, Informations- und Dokumentationsmaterialien
- Klärung von Abrechnungsfragen und einer Kostenübernahme durch die GKV oder Privatversicherungen. Nachfrage bei den Krankenkassen bezüglich bestehender Selektivverträge wie beispielsweise zur Homöopathie oder der Versorgung mit anthroposophisch oder naturheilkundlich erweiterter Medizin im Rahmen von regionalen Modellprojekten
- Klärung von möglichen ärztlichen Kooperationsformen

Je nach persönlichem Interesse und den speziellen Kenntnissen können einzelne oder mehrere Bereiche der Komplementärmedizin in der Arztpraxis angeboten werden, beispielsweise Akupunktur, Homöopathie, Mind-Body-Medizin und ausleitende Verfahren zur Schmerzbehandlung und bei onkologischen Patienten. Sie können sich auch in der naturheilkundlichen Ernährungsmedizin spezialisieren und zusätzlich die Ernährungstherapie der Traditionellen Chinesischen Medizin oder von Ayurveda integrieren.

Naturheilkundliche Wickel und Packungen lassen sich in der Praxis durchführen, medizinische Wannenbäder zuhause durch den Patienten als Teil- oder Vollbad nach Anleitung durch den Arzt. Wärmebehandlungen (Moxibustionslampe, Mikrowellentherapie) lassen sich ebenso in der Arztpraxis durchführen wie die Elektrotherapie (Reizstrom, TENS, Akupunktur mit Elektrostimulationsgerät). Traditionelle Verfahren wie Schröpfen, auch mit lebenden Blutegeln, Kantharidenpflaster und Aderlass sind in der Praxis möglich. Sie können Kurse zum Autogenen Training belegen und anschließend die Patienten in diesem Verfahren schulen. Ein weiteres Kursangebot für die Patienten ist Stressbewältigungstraining, aber auch Yoga, Tai-Chi und Qigong. In diesem Falle bietet sich die Kooperation mit entsprechend ausgebildetem Fachpersonal (Yoga-Lehrer, Tai-Chi-Lehrer, Physiotherapeut) an.

Durch eine Kombination aus Entspannungsverfahren, Verhaltenstherapie und Stressbewältigung können Beschwerden in vielen Fällen gelindert und eine Besserung von chronischen Erkrankungen eingeleitet werden. Als sinnvolle Ergänzung zur konventionellen Medizin kommen auch Phytotherapie, die Neuraltherapie nach Huneke und die mikrobiologische Therapie infrage.

Praxistipp

Das Entscheidende für Ihre künftigen Schwerpunkte in der Komplementärmedizin sind eine stressfreie Behandlung ohne größere Wartezeiten und sehr gute Behandlungsergebnisse.

Der Erfolg einer Arztpraxis steht und fällt mit der Motivation und Qualifikation des Arztes und seiner Mitarbeiter/Mitarbeiterinnen. Da der größte Engpass einer Arztpraxis in der Regel die Behandlungszeit ist – komplementäre Therapien sind häufig sehr zeitaufwendig – sollte eine optimale Verfügbarkeit der Behandlungszimmer und der Termine erfolgen. Idealerweise werden die Wartezeiten kürzer und die Behandlungszeiten länger.

13.1 Zusammenfassung

- Komplementärmedizin ist nicht nur unverzichtbar, sondern ein wesentlicher Teil unserer modernen Medizin.
- Sie umfasst neben einer Vielzahl hochwirksamer Behandlungsmethoden auch ein umfangreiches diagnostisches und therapeutisches Repertoire.
- Die Wirkungen der komplementärmedizinischen Verfahren beruhen auf verschiedenen unspezifischen Mechanismen. Sehr häufig sind es Reiz-Reaktionsmuster, die bei wiederholter Anwendung zu entsprechenden Reaktionen des Körpers führen.
- Die große Kunst für den Arzt ist es, die vielfältigen Behandlungsmöglichkeiten der Komplementärmedizin optimal aufeinander abzustimmen und zu dosieren.

Anhang

Literatur

Aamodt S, Wang S. Welcome to your Brain. Ein respektloser Führer durch die Welt des Gehirns. 2. Aufl. München: DTV 2010.

Angell M, Kassirer JP. Alternative medicine – the risks of untested and unreglulated remedies (editorial). New Engl J Med 1998; 339: 839–41.

Antonovsky A. Unraveling the Mystery of Health. How People Manage Stress and Stay Well. San Francisco: Jossey-Bass 1987.

AWMF-Leitlinie. Therapie der Migräne – Stand September 2012; gültig bis 31. Dezember 2015. AWMF-Registriernummer 030–057, www.awmf.org. (Zugriffsdatum 1.8.2014).

Bartecci CT, MacKenzie TD, Schrier RW. The global tobacco epidemic. Scientific American Magazin 1995; May, pp 26–33.

Bakewell S. Wie soll ich leben oder das Leben Montaignes in einer Frage und zwanzig Antworten. 2. Aufl. München: C. H. Beck 2012.

Beck H, Martin E, Motsch I. Schmerztherapie. Stuttgart: Thieme 2002.

Beckermann M. Postmenopausale Therapie mit und ohne Hormone: Was in der Praxis heute zählt. Dtsch Arztebl 2012; 109 (33–34): A-1700/B-1378/C-1356.

Bellavite P, Conforti A, Piasere V et al. Immunology and homeopathy. 1. Historical background. eCAM 2005; 2(4): 441–52.

Benson H, Klipper M. The Relaxation Response. New York: Avon Books 1999.

Beuth J. Integrative Onkologie. Therapieoptimierung durch komplementäre Maßnahmen. Dtsch Z Integr Onkol 2004; 1: 6–11.

Biesalski (2008) In: Die Welt vom 5.12.2008.

Bilkey W. Confusion, fear, and chauvinism: perspectives on the medical sociology of chronic pain. Persp Biol Med 1995; 39: 270–80.

Bleif M. Krebs. Die unsterbliche Krankheit. Stuttgart: Klett-Cotta 2013.

Bopp A, Nagel D, Nagel G. Was kann ich selbst für mich tun? Patientenkompetenz in der modernen Medizin. Zürich: Rüffer & Rub 2005.

Breton D L. Schmerz. Eine Kulturgeschichte. Zürich, Berlin: Diaphanes 2003.

Brinkhaus B, Witt CM, Jena S et al. Integration of complementary and alternative medicine into medical schools in Austria, Germany and Switzerland: results of a cross-sectional study. Wien Med Wochenschr 2011; 161(1–2): 32–43.

Brock F. E (Hrsg.) mit Beitr. von Auer A et al. Handbuch der Naturheilkundlichen Medizin. Ausbildung, Klinik, Praxis. Landsberg: ecomed 1998.

Büntzel J, Glatzel M, Bruns F, Kisters K. Use of complementary/alternative therapy methods by patients with breast cancer. Forsch Komplementärmed Klass Naturheilkd 2003; 10: 304–8.

Büssing A. Inanspruchnahme unterstützender komplementärmedizinischer Verfahren bei Tumorpatienten in der späteren Phase. Dtsch Z Onkol 2007; 39: 162–8.

Carstensen, B. (Begr.). Fortgef. von Ulrich Busse. unter Mitarb. Von Regina Schmude. Anglizismen-Wörterbuch: der Einfluß des Englischen auf den deutschen Wortschatz nach 1945. Band 1. A-E. Berlin: De Gruyter 2001

Chao LF. The efficiacy of acupoint stimulation for the management of therapy related adverse events in patients with breast cancer: a systematic review. Breast Cancer Res Treat 2009; 118: 255–67.

Chen ML, Lin LC, WU SC et al. The effectiveness of acupressure in improving the quality of sleep of institutionalized residents. J. Gerontol. A. Biol. Sci. Med. Sci. 1999; 54(8): M 389–94.

Dibble SL, Chapman J, Mack KA et al. Acupressure for nausea: results of a pilot study. Oncol Nurs Forum 2000; 27: 41–7.

Dibble SL, Luce J, Cooper BA et al. Acupressure for chemotherapy-induced nausea and vomiting: a randomized clinical trial. Oncol Nurs Forum 2007; 34(4): 813–20.

Doll R, Peto R. The causes of cancer: quantitative estimates of avoidable risks of cancer in the United States today. J Natl Cancer Inst 1981; 66: 1191–308.

Doll R, Peto R, Wheatley K, Gray R, Sutherland I. Mortality in relation to smoking: 40 years' observations on male British doctors. BMJ 1994; 309(6959): 901–11.

Dörner K. Der gute Arzt. Lehrbuch der ärztlichen Grundhaltung. Stuttgart: Schattauer 2003.

Eckart WU. Illustrierte Geschichte der Medizin. Von der französischen Revolution bis zur Gegenwart. Berlin: Springer 2011.

Ekman P. Gefühle lesen. Wie Sie Emotionen erkennen und richtig interpretieren. 2. Auflage; Heidelberg: Spektrum Akademischer Verlag 2010.

Engel G.L. Psychogenic pain and the pain prone patient. Amer J Med 1959; 26(1): 899–918.

Ernst E, Schmidt K, Steuer-Vogt MK. Mistletoe for cancer? A systematic review of randomised clinical trials. Int J Canc 2003; 107: 262–7.

Ezzati M, Lopez AD. Estimates of global mortality attributable to smoking in 2000. Lancet 2003; 362: 847–852.

Faller H. Krankheitsbewältigung und Überlebenszeit bei Krebskranken. Literaturübersicht und Ergebnisse einer Untersuchung mit Lungenkrebspatienten. Psychotherapeut 2001; 46: 20–35.

Fintelmann V. Intuitive Medizin. Stuttgart: Hippokrates 2007.

Flaubert G. Lehrjahre des Gefühls. Frankfurt: Insel 2005.

Fontanarosa PB, Lundberg GD. Alternative medicine meets science (editorial). JAMA 1998; 280: 1618–9.

Gerber B, Scholz C, Reimer T et al. Complementary and alternative therapeutic approaches in patients with early breast cancer: a systematic review. Breast Cancer Res Treat 2006; 95: 199–209.

Gerlach FM. Leitlinien in der Medizin – Zwischen Patientenindividualität und Standardisierung medizinischer Behandlung. Berliner Medizinethische Schriften. Beiträge zu ethischen und rechtlichen Fragen der Medizin. Bd. 28, Dortmund: Humanitas 1998.

Gigerenzer G, Muir Gray JA (Hrsg.). Bessere Ärzte, bessere Patienten, bessere Medizin. Aufbruch in ein transparentes Gesundheitswesen. Berlin: Medizinisch Wissenschaftliche Verlagsgesellschaft 2013.

Goldacre B. Die Pharma-Lüge. Wie Arzneimittelkonzerne Ärzte irreführen und Patienten schädigen. Köln: Kiepenheuer & Witsch 2013.

Greenhalgh T. Einführung in die Evidence-based Medicine: Kritische Beurteilung klinischer Studien als Basis einer rationalen Medizin. Göttingen: Huber 2000.

Gross R, Löffler M. Prinzipien der Medizin. Eine Übersicht ihrer Grundlagen und Methoden. Heidelberg: Springer 1997.

Grossmann P, Niemann L, Schmidt S et al. Mindfulness-based stress reduction and health benefits: a meta-analysis. J Psychosom Res 2004; 57(1): 35–43.

Hahnemann S. Organon der Heilkunst. 6. Aufl. Stuttgart: Hippokrates 1982.

Hammes MG, Flatau B, Backer M et. al. Untersuchungen zur Wirkung der Akupunktur auf die affektive und sensorische Schmerzbewertung bei Schmerzpatienten in unterschiedlichen Chronifizierungsstadien. Schmerz 2002; 16(2): 103–13.

Han E, Johnson N, DelaMelena T et al. Alternative therapy used as primary treatment for breast cancer negatively impacts outcomes. Ann Surg Oncol 2011; 18(4): 912–6.

Harrer M. Stärkung der inneren Achtsamkeit. In: Likar R, Bernatzky G, Märkert D, Ilias W (Hrsg.). Schmerztherapie in der Pflege. Schulmedizin und komplementäre Methoden. Wien: Springer 2009.

Härtel U, Volger E. Inanspruchnahme und Akzeptanz klassischer Naturheilverfahren und alternativer Heilmethoden in Deutschland – Ergebnisse einer repräsentativen Bevölkerungsstudie. Forsch Komplementärmed Klass Naturheilkd 2004; 11(6): 327–34.

Hufelandgesellschaft (Hrsg.). Hufeland-Leistungsverzeichnis der Besonderen Therapierichtungen. 6., überarbeitete und erweiterte Auflage. Stuttgart: Haug 2012.

Hecker HU, Streveling A, Peuker ET (Hrsg.). Lehrbuch und Repetitorium. Ohr-, Schädel-, Mund-, Handakupunktur. Behandlung über das Somatotop. 3. Aufl. Stuttgart: Hippokrates 2002.

Heping Y. Zungendiagnostik. 6. Aufl. München: Elsevier, Urban & Fischer 2010.

Hermann I. Schmerzarten. Prolegomena einer Ästhetik des Schmerzes in Literatur, Musik und Psychoanalyse. Reihe Siegen. Beiträge zur Literatur-, Sprach- und Medienwissenschaft, Band 151. Heidelberg: Universitätsverlag Winter 2006.

Heydt I. von der. Rauchen Sie? Verteidigung einer Leidenschaft. Köln: Dumont 2005.

Horneber MA, Bueschel G, Huber R et al. Mistletoe therapy in oncology. Cochrane Database Syst Rev 2008; 16(2) (update in Issue 3, 2009).

Huneke F. Neuraltherapie, Sekundenphänomen und Chirurgie. Therapiewoche 1955; 5: 286–94.

Hübner J. Komplementäre Onkologie. Supportive Maßnahmen und evidenzbasierte Empfehlungen. Stuttgart: Schattauer 2008.

International association for the Study of Pain (IaSP). Subcommittee on taxonomy. Classification of chronic pain. Descriptors of chronic pain syndromes and definition of pain terms. Pain 1986; 3 (suppl):S1-S225. Jenicek M. Evidence-based medicine: fifteen years later. Golem the good, the bad, the ugly in need of a review? Med Sci Monit 2006; 12: 241–51.

John U, Hanke M. [Tobacco smoking attributable mortality in Germany.] Tabakrauch-attributable Mortalität in den deutschen Bundesländern. Gesundheitswesen 2001; 63: 363–69.

Kabat-Zinn J, Lipworth L, Burney R et al. Four year follow-up of a meditation-based program for the self-regulatuion of chronic pain: Treatment outcomes and compliance. Clin J Pain 1986; 2: 159–73.

Kahneman D. Schnelles Denken, langsames Denken. München: Siedler 2012.

Keßler CS, Michalsen A. Ayurveda – Traditionelle Indische Medizin: Mehr als ein Wellnesstrend. Dtsch Ärztebl 2013; 110(37): A1678–9.

Kienle GS, Berrino F, Büssing A et al. Mistletoe in cancer – a systematic review on controlled clinical trials. Eur J Med Res 2003; 8:109–19.

Kienle GS, Glockmann A, Schink M et al. Viscum album L. extracts in breast and gynaecological cancers: a systematic review of clinical and preclinical research. J Exp Clin Cancer Res 2009; 28: 79.

Kienle GS, Kiene H. Die Mistel in der Onkologie. Fakten und konzeptionelle Grundlagen. Stuttgart: Schattauer 2003.

Kleijnen J, Knipschild P. Mistletoe treatment for cancer: review of controlled trials in humans. Phytomedicine 1994; 1: 255–60.

Kraft K, Stange R (Hrsg.) mit Beitr. von Adler M. Lehrbuch Naturheilverfahren. Stuttgart: Hippokrates 2010.

Kroll G, Breuer E, Goecke C et al. Qualitässicherung bei Diagnostik, Therapie und Nachsorge des Mammakarzinoms. Köln: Deutscher Ärzteverlag 2005.

LaCroix AZ, Lang J, Scherr P et al. Smoking and mortality among older men and women in three communities. N Engl J Med 1991; 324(23): 1619–25.

Laotse. Tao te king. Das Buch vom Sinn und Leben. München: C.H. Beck 2010.

Leistikow BN, Martin DC, Jacobs J, Rocke DM, Noderer K. Smoking as a risk factor for accident death: a meta-analysis of cohort studies. Accid Anal Prev 2000; 32: 397–405.

Linker WJ. Kommunikative Kompetenz: Weniger ist mehr! Die Mikromuster der Impuls-Kommunikation. Offenbach: Gabal 2009.

Löllgen H. Primärprävention kardialer Erkrankungen. Dtsch Ärzteblatt 2003; 100: C773–9.

Maciocia G. Leitbahnen der Akupunktur. Klinischer Einsatz der Sekundärleitbahnen und Außerordentlichen Gefäße. München: Elsevier, Urban & Fischer 2009.

Mancuso G, Warburton DM, Melen M et al. Selective effects of nicotine on attentional processes. Psychopharmacology (Berl) 1999; 146: 199–204.

Mansky PJ, Wallerstedt DB, Sannes T et al. NCCAM/NCI phase I study of mistletoe extract and gemcitabine in patients with advanced solid tumors. Evid Based Complement Alternat Med. 2013; 2013:964592.

Markmann S, Gerber B, Freitag U et. al. Integrative Medizin bei Brustkrebs. Unsere Patientinnen verlangen nach mehr. Frauenarzt 2013; 54(7): 674–81.

McGinnis JM, Foege WH. Actual causes of death in the United States. JAMA 1993; 270: 2207–2212.

McTiernan A, Kooperberg C, White E et al. Recreational physical activity and the risk of breast cancer in postmenopausal women. The Women's Health Initiative Cohort Study. JAMA 2003; 290(10): 1331–6.

Mehrabian A, Ferris S. Inference of attitudes from nonverbal communication in two channels. Journal of Consulting Psychology 1967; 31: 248–252.

Micke O, Bruns F, Glatzel M et al. Predictive factors for the use of complementary and alternative medicine (CAM) in radiation oncology. Eur J Integr Med 2009; 1: 22–30.

Morris DB. Geschichte des Schmerzes. Frankfurt: Suhrkamp 1996.

Münstedt K, Schroter C, Brüggmann D et al. Use of complementary and alternative medicine in departments of obstetrics in Germany. Forsch Komplementmed 2009; 16(2): 111–6.

Nefiodow LA. Der sechste Kondratieff. Wege zur Produktivität und Vollbeschäftigung im Zeitalter der Information. Die langen Wellen der Konjunktur und ihre Basisinnovation. 6. Aufl. Sankt Augustin: Rhein-Sieg Verlag 2007.

Nesse RM, Berridge KC. Psychoactive drug use in evolutionary perspective. Science 1997; 278(5335): 63–6.

Neumann NU, Frasch K. Neue Aspekte zur Lauftherapie bei Demenz und Depression – klinische und neurowissenschaftliche Grundlagen. Dtsch Z Sportmed 2008; 59: 28–33.

Ornish D, Scherwitz LW, Billings JH et al. Intensive lifestyle changes for reversal of coronary heart disease. JAMA 1998; 280: 2001–7.

Ornish D, Weidner G, Fair WR et al. Intensive lifestyle changes may effect the progression of prostate cancer. J Urol 2005; 174: 1065–70.

Park S, Knopick C, McGurk S et al. Nicotine impairs spatial working memory while leaving spatial attention intact. Neuropsychopharmacology 2000; 22(2): 200–9.

Peto R, Lopez AD, Boreham J, Thun M. Mortality from smoking in developed countries 1950–2010. University Press Oxford, Oxford 2004.

Pioch E. Schmerzdokumentation in der Praxis. Klassifikation, Stadieneinteilung, Schmerzfragebögen. Heidelberg: Springer 2005.

Porter R. Die Kunst des Heilens. Eine medizinische Geschichte der Menschheit von der Antike bis heute. Berlin: Spektrum Akademischer Verlag 2003.

Rech KL, Bachmann RM. Naturheilkunde – Medizin mit Zukunft. J Pharmakol Ther 2003; 18–21.

Reiber M. Kulturgeschichtliche Aspekte des Schmerzes. Schweizerische Ärztezeitung 2000; 81(47): 2652–5.

Rohen JW. Morphologie des menschlichen Organismus. Stuttgart: Freies Geistesleben 2000.

Rosenberg L, Kaufman DW, Helmrich SP, Shapiro S. The risk of myocardial infarction after quitting smoking in men under 55 years of age. N Engl J Med 1985; 313(24): 1511–14.

Rostock M, Naumann J, Guethlin C et al. Classical homeopathy in the treatment of cancer patients – a prospective observational study of two independent cohorts. BMC Cancer 2011; 11: 19. Sackett DL, Rosenberg WMC, Gray JA et. al. Evidence based medicine: what it is and why it isn't. BMJ 1996; 312: 71–2.

Sackett D, Richardson W, Haynes R. Evidence Based Medicine. How to Practice and Teach EBM. London: Livingstone 1997.

Schmincke C. Chinesische Medizin für die westliche Welt. 4. Aufl. Heidelberg: Springer 2012.

Simonton C. Wieder gesund werden. Hamburg: rororo 2001.

Son GS, Ryu WS, Kim HY et al. Immunologic response to mistletoe extraxt (Viscum album L.) after conventional treatment in patients with operable breast cancer. J Breast Cancer 2010; 13(1): 14–8.

Spitzer M, Bertram W. Hirnforschung für Neu(ro)gierige. Braintertainment 2.0. Stuttgart: Schattauer 2010.

Stratton TD. Evaluating CAM education in health professions programs. Acad Med 2007; 82: 956–61.

Stux G, Stiller N, Bermann B. et al. Akupunktur Lehrbuch und Atlas. 7. Aufl. Heidelberg: Springer 2008.

Sutherland S. Several therapies may prevent or reduce the severity of oral mucositis associated with cancer treatment. Evid Based Dent 2006; 7: 104–5.

Svevo I. Zenos Gewissen. Roman. Aus dem Italienischen von Barbara Kleiner. Mit einem Nachwort von Maike Albath. München: Manesse 2011.

Taylor D, Miaskowski C, Kohn J. A randomized clinical trial of the effectiveness of an acupressure device (relif brief) for managing symptoms of dysmenorrhea. J. Altern. Complement. Med. 2002; 3:357–70.

Tress W, Kruse J, Ott J. Psychosomatische Grundversorgung. Kompendium der interpersonellen Medizin. 3. Aufl. Stuttgart: Schattauer 2004.

Tröger W, Galun D, Reif M et al. Quality of life of patients with advanced pancreatic cancer during treatment with mistletoe – a randomised controlled trail. Dtsch Arztebl Jg. 111, Heft 29–30, 21. Juli 2014. Int 2014; 111:493–502. DOI: 10.3238/arztebl.2014.0493.

Uehlke B. Naturheilverfahren und Traditionelle Europäische Medizin TEM: Ergebnisse einer Experten-Umfrage (Delphi-Methode). Schweiz Z Ganzheitsmed 2007; 19(4): 199–203.

Uhlenhoff R. Anthroposophie in Geschichte und Gegenwart. Berlin: Berliner Wiss.-Verlag 2011.Unschuld PU. Traditionelle Chinesische Medizin. München: C. H. Beck 2013.

US Department of Health and Human Services. Clinical practice guideline: Treating to- bacco use and dependence. Publication No. 00–0032, 2000.

Vademecum Anthroposophische Arzneimittel. Herausgegeben von der Gesellschaft Anthroposophischer Ärzte in Deutschland 2008.

V. Troschke J. Die Kunst, ein guter Arzt zu werden. Anregungen zum Nach- und Weiterdenken. Göttingen: Hans Huber 2001.

Van Ess H. Der Daoismus. Von Laozi bis heute. München: C. H. Beck 2011.

Wentoft E, Dykes A K. Effect of acupressure on nausea and vomiting during pregnancy. A randomized placebo-controlled pilot study. J Reprod Med 2001; 46 (9): 835–839.

Wetzel MS. Courses involving complementary and alternative medicine at US medical schools. JAMA 1998; 280: 784–7.

Weiß C. Medizinische Statistik. 6. Aufl. Heidelberg: Springer 2013.

Willich SN, Girke M, Hoppe JD et. al. Schulmedizin und Komplementärmedizin: Verständnis und Zusammenarbeit müssen vertieft werden. Dtsch Ärztebl 2009; 101(19): A-1314/B-1087/C-1051.

Internetadressen

- www.akutschmerz.de
  - Der Arbeitskreis Akutschmerztherapie der Deutschen Schmerzgesellschaft hat einen zweitägigen Akutschmerzkurs entwickelt, der seit einigen Jahren an verschiedenen Orten Deutschlands nach einheitlichem Muster durchgeführt wird. Der Kurs soll die Teilnehmer in die Lage versetzen, ein Konzept zur Akutschmerztherapie zu erstellen.
- www.amt-herborn.de
  - Bei der Symbioselenkung gibt es unterschiedliche Therapiekonzepte. Umfassende Informationen erhalten Sie beim Arbeitskreis für Mikrobiologische Therapie.
- www.awmf.org
  - Die *Arbeitsgemeinschaft wissenschaftlich medizinischer Fachgesellschaften (AWMF)* veröffentlicht auf ihrer Homepage Leitlinien zu unterschiedlichen Themen, wenn sie bestimmten Qualitätsanforderungen genügen. Dabei werden die Qualitätsniveaus S1 (Expertenkonsens) bis S3 (systematische Entwicklung, evidenzbasiert, interdisziplinär erstellt) unterschieden. Leitlinien zur Schmerztherapie finden Sie auf der Homepage der AWMF.
- www.bundesaerztekammer.de
  - Über die Weiterbildungsordnung der Bundesärztekammer ist der Erwerb der Zusatzbezeichnungen geregelt. Dadurch wurde eine wichtige Voraussetzung für die Integration dieser ausgewählten Verfahren in das schulmedizinisch dominierte Gesundheitswesen geschaffen. Für jeden Arzt/jede Ärztin ist immer nur die Weiterbildungsordnung der zugehörigen Landesärztekammer rechtsverbindlich, deren Mitglied er/sie ist. Gleiches gilt für die (Muster-)Richtlinien, die (Muster-)Kursbücher und die (Muster-)Logbücher. Eine Musterweiterbildungsordnung finden Sie auf der Internetseite der Bundesärztekammer (www.bundesaerztekammer.de/downloads/20130628-MWBO_V6.pdf).
- www.cam-quest.org
  - Das Internetportal liefert Studien aus der klinischen Forschung zur Komplementärmedizin. Etwa 16.000 Originalarbeiten und Kasuistiken werden berücksichtigt. Die Expertenrecherche richtet sich an Fachkreise und unterstützt eine Volltextsuche nach klinischer Forschung in der Literaturdatenbank der Carstens-Stiftung, der umfangreichsten Literatursammlung zur Komplementärmedizin in Europa.
- www.cambase.de
  - Datenbankverbund zur Komplementärmedizin der Universität Witten/Herdecke. Hauptziel ist, Literatur zur Komplementärmedizin zugänglich zu machen.

- www.charite.de
  - Die Abteilung für Naturheilkunde an der Charité in Berlin bietet ein vielfältiges Behandlungsangebot im Bereich der Komplementärmedizin an. Die Abteilung Naturheilkunde ist der Klinik für Innere Medizin zugeordnet. In der Charité werden akute und chronische Erkrankungen mit Komplementärmedizin nach dem Prinzip der Integrativen Medizin und nach wissenschaftlichem Ansatz behandelt.
- www.carstens-stiftung.de
  - Eine umfassende Expertenrecherche in klinischer Forschungsliteratur auf dem gesamten Gebiet der Komplementärmedizin ermöglicht Ihnen ein Recherche-Portal (www.cam-quest.org) der Carstens-Stiftung, welches umfassende Informationen und klinische Studien zur Verfügung stellt.
- www.cam-cancer.org
  - Complementary and Alternative Medicine for Cancer.
- www.cancer.gov/CAM
  - Office of *Cancer Complementary and Alternative Medicine* (OCCAM) des National Cancer Institutes.
- www.cochrane.de
  - Die *Cochrane Collaboration* hilft dem Arzt dabei, die bestmögliche Evidenz für eine Therapieentscheidung zur finden. Sie ist eine internationale Organisation, deren Ziel die Erstellung, Verbreitung und regelmäßige Aktualisierung systematischer Übersichtsarbeiten zu diagnostischen und therapeutischen Fragestellungen ist.
- www.gaed.de
  - Internetangebot der ärztlich-wissenschaftlichen Gesellschaft für die Anthroposophische Medizin.
  - Neben den Komplexmitteln gibt es in der Anthroposophischen Medizin auch bewährte Einzelpräparate, die in der Arztpraxis eingesetzt werden können. Ausführliche Präparatbeschreibungen und Indikationen finden Sie im *Vademecum Anthroposophische Arzneimittel*, herausgegeben von der Gesellschaft Anthroposophischer Ärzte.
- www.krebsinformationsdienst.de
  - Der Krebsinformationsdienst des Deutschen Krebsforschungszentrums in Heidelberg bietet einen umfangreichen Überblick zu unterschiedlichen Themen in Zusammenhang mit onkologischen Erkrankungen und Hinweisen zur Fachliteratur und umfangreiches Informationsmaterial auch für Patienten.
- www.nccam.nih.gov
  - Ein entscheidender Schritt für die internationale Anerkennung der Komplementärmedizin war 1998 die Gründung des US-amerikanischen *National Center for Complementary and Alternative Medicine* (NCCAM). In seiner Agenda mit dem Titel „Expanding Horizons of Healthcare" führt

das NCCAM mehrere Projekte auf, um die Entwicklung der Komplementärmedizin im Kontext der Medizin weiter voranzutreiben. Weitere Informationen unter: http://nccam.nih.gov/sites/nccam.nih.gov/files/about/plans/2005/strategicplan.pdf
  - Das NCCAM hat auch ein Portfolio erarbeitet, das die *Complementary and Alternative Medicine* (CAM) strukturiert und die verschiedenen Methoden kategorisiert: http://nccam.nih.gov/health/whatiscam/
- www.tcm-apo.de
  - Die Verordnung chinesischer Arzneimittel setzt eine genaue chinesische Diagnose und grundlegende Kenntnisse der chinesischen Arzneimitteltherapie voraus. Hierzu bedarf es eines speziell ausgebildeten Arztes, der die Kunst der richtigen Arzneimittelwahl beherrscht, und einer spezialisierten Apotheke, die Einzelverordnungen nach den Kriterien der TCM zusammenstellt und den Patienten bei auftretenden Fragen auch entsprechend beraten kann. Weitere Informationen finden sich bei der Arbeitsgemeinschaft deutscher TCM-Apotheken, die im Internet eine regelmäßig aktualisierte Liste anbietet.
- www.tcmnet.de
  - Gesellschaft für die Dokumentation von Erfahrungsmaterial der Chinesischen Arzneimitteltherapie.
- www.uni-essen.de
  - Die Klinik für Naturheilkunde und Integrative Medizin an den Kliniken Essen-Mitte bietet ein breites Spektrum an komplementärmedizinischen Verfahren als Ergänzung zur konventionellen Medizin auf wissenschaftlicher Basis und im Sinne einer integrativen Medizin.

Sachverzeichnis

A

B

C

D

E

N

O

P

Q

R

S

T

U

V

W

Y

Z